快读慢活

陪伴女性终身成长

尿酸管理

[日] 谷口敦夫 [日] 牧野直子 [日] 大越乡子 ◎ 编著
崔斌 ◎ 译

天津出版传媒集团
天津科学技术出版社

读者须知：医学是随着科学技术的进步与临床经验的积累不断发展的。本书中所述的知识与各项建议均是作者结合自己的专业和多年的经验审慎提出的，但图书不能替代医疗咨询。因本书相关内容可能造成的直接或间接不良影响，作者和出版方均不予担责。

天津市版权登记号：图字02-2025-069号

图书在版编目（CIP）数据

尿酸管理 /（日）谷口敦夫，（日）牧野直子，（日）大越乡子编著；崔斌译. -- 天津：天津科学技术出版社，2025. 7. -- ISBN 978-7-5742-3003-3

Ⅰ. R589. 7

中国国家版本馆 CIP 数据核字第 2025J0E721 号

尿酸管理
NIAOSUAN GUANLI
责任编辑：张建锋
责任印制：兰　毅
出　　版：天津出版传媒集团
　　　　　天津科学技术出版社
地　　址：天津市西康路35号
邮　　编：300051
电　　话：(022)23332400
网　　址：www.tjkjcbs.com.cn
发　　行：新华书店经销
印　　刷：天津联城印刷有限公司

开本 710×1 000　1/16　印张 12.5　字数 197 000
2025年7月第1版第1次印刷
定价：65.00元

目录

第 3 部分　高尿酸血症、痛风的并发症

第 4 部分　日常生活中降低尿酸值的诀窍

第 5 部分　通过饮食降低尿酸值的要点

第 6 部分　两周降尿酸

本书的特点与食谱的使用方法

〈一日份菜单〉

一天的营养价值

- 一天的热量与盐分摄入量一目了然。
- 为消除导致高尿酸血症、痛风的危险因素——内脏脂肪型肥胖，并预防高血压，要养成注意一天摄入热量与盐分总量的习惯。

一个人的分量一目了然

- 照片显示的是一个人吃的分量。
- 可将其作为自己能吃多少的标准。

小贴士

- 介绍减少热量的烹饪法、发挥食材特点的烹饪法等，提供更有效果的食疗法。

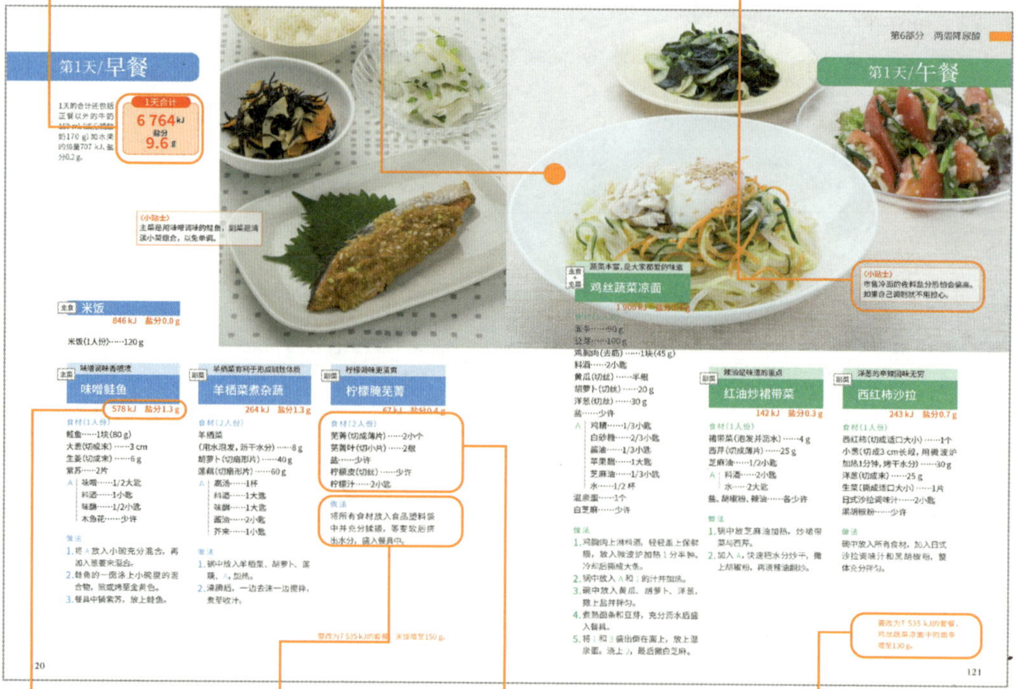

单品的营养价值

- 这里显示了每道菜的营养价值。
- 根据单品的营养价值，还可以与其他菜谱结合，创造出新的菜单，这样就能让饮食更丰富。

“做法”简洁易懂

- 因为每餐都要做，所以“做法”的说明都是简洁易懂的。而且，还在说明中贴心地突出了要点。

食材原则上是一人份的

- 6 697 kJ 套餐是 1 人份的量。
- 原则上还一并介绍了食材的切法，这样不用看“做法”部分也能准备食材。
- 除了食材的标准量外，必要时还标注了重量。这样就能尽量接近参考的营养价值，实践起来也更有效果。

7 535 kJ的套餐怎么做

- 本书中的套餐基本是 6 697 kJ 的，可通过增加主食，如米饭、面包、面条等的量来达到 7 535 kJ。
- 标注了从 6 697 kJ 增加到 7 535 kJ 所需的食材及其分量。

〈单品举例〉

分别介绍209 kJ左右与126 kJ以下的副菜

· 为了能结合营养价值和食材变更菜单，我们将副菜分为 209 kJ 左右的和 126 kJ 以下的副菜。想多吃一个菜的时候可以选 126 kJ 以下的副菜。

为便于确定一餐的菜单，介绍单品菜谱

· 为方便搭配主菜、副菜、汤等单品，确定一餐的菜单，我们在介绍单品菜谱的同时还标注了单品的营养价值。

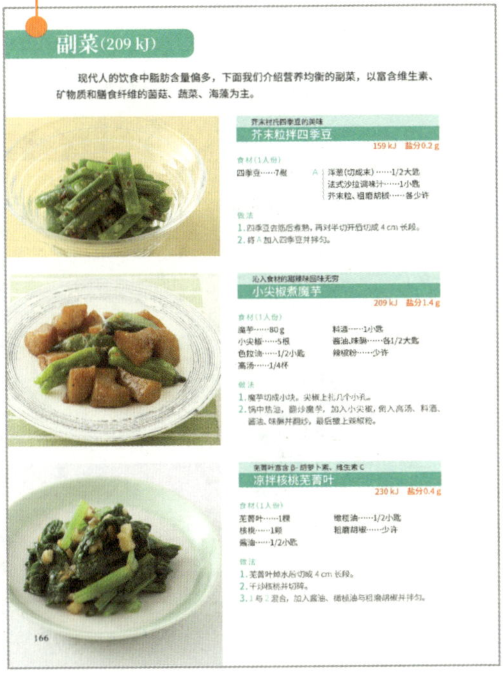

副菜(209 kJ)

现代人的饮食中脂肪含量偏多，下面我们介绍营养均衡的副菜，以富含维生素、矿物质和膳食纤维的菌菇、蔬菜、海藻为主。

芥末衬托四季豆的美味

芥末粒拌四季豆

159 kJ 盐分0.2 g

食材(1人份)

四季豆……7根

A 洋葱(切成末)……1/2大匙
法式沙拉调味汁……1小匙
芥末粒、粗磨胡椒……各少许

做法

1. 四季豆去筋后煮熟，再对半切开后切成 4 cm 长段。
2. 将 A 加入四季豆并拌匀。

沁入食材的甜辣味回味无穷

小尖椒煮魔芋

209 kJ 盐分1.4 g

食材(1人份)

魔芋……80 g
小尖椒……5根
色拉油……1/2小匙
高汤……1/4杯
料酒……1小匙
酱油、味醂……各1/2大匙
辣椒粉……少许

做法

1. 魔芋切成小块。尖椒上扎几个小孔。
2. 锅中热油，翻炒魔芋，加入小尖椒，倒入高汤、料酒、酱油、味醂并翻炒，最后撒上辣椒粉。

芜菁叶富含β-胡萝卜素、维生素C

凉拌核桃芜菁叶

230 kJ 盐分0.4 g

食材(1人份)

芜菁叶……1棵
核桃……1颗
酱油……1/2小匙
橄榄油……1/2小匙
粗磨胡椒……少许

做法

1. 芜菁叶焯水后切成 4 cm 长段。
2. 干炒核桃并切碎。
3. 1 与 2 混合，加入酱油、橄榄油与粗磨胡椒并拌匀。

166

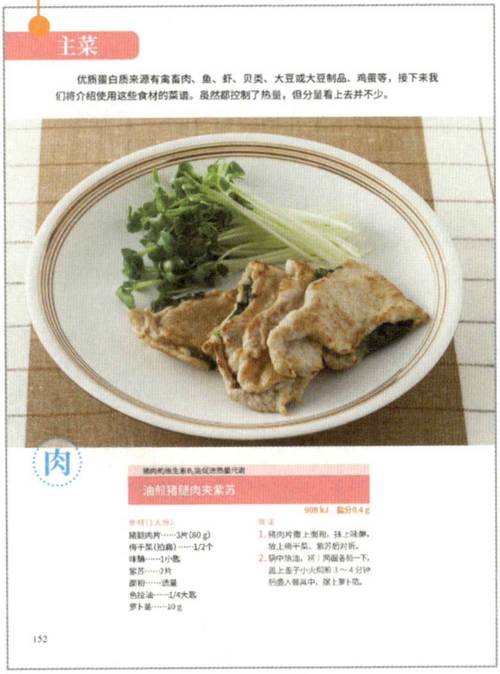

主菜

优质蛋白质来源有禽畜肉、鱼、虾、贝类、大豆或大豆制品、鸡蛋等，接下来我们将介绍使用这些食材的菜谱。虽然都控制了热量，但分量看上去并不少。

肉

猪肉的维生素B_1能促进热量代谢

油煎猪腿肉夹紫苏

908 kJ 盐分0.4 g

食材(1人份)

猪腿肉片……3片(80 g)
梅干菜(拍扁)……1/2个
味醂……1小匙
紫苏……2片
面粉……适量
色拉油……1/4大匙
萝卜苗……10 g

做法

1. 猪肉片撒上面粉，抹上味醂，放上梅干菜、紫苏后对折。
2. 锅中热油，将 1 两面各煎一下，盖上盖子小火焖煎 3～4 分钟后盛入餐具中，摆上萝卜苗。

152

本书说明

· 饮食疗法需要精确计量食材，因此一定要做好计量、遵守书中规定的分量。计量时的工具一般是量勺、量杯。
· 用量勺时是按平勺计量，小勺=5 mL，大勺=15 mL。量杯的1杯=200 mL。
· 小勺不到1/5的分量，或只需要取少量时，标示为“少许”。
· 微波炉的加热时间以功率500 W为基准。如果功率是400 W，加热用时需增加20%；如果功率是600 W，加热用时则减少20%。
· 书中的食材按1人份计算（有的是便于烹饪的份数），如果一起吃饭的人的分量也要一并做出来，可以乘以相应的人数以增加食材的用量。

高尿酸血症的种类与病程发展

高尿酸血症是指体内尿酸增加过量的状态。高尿酸血症发展下去就会变成痛风。那么，尿酸是如何增加，发展为痛风前经过了什么样的过程呢？

病因尚未明确的高尿酸血症

导致尿酸值上升的危险因素

30 岁以上

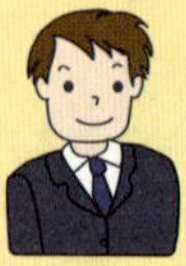

30—60 岁男性易发

男性

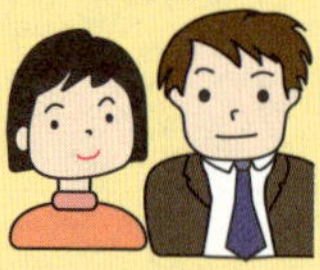

患痛风的人中有 95% 以上是男性

内脏脂肪型肥胖

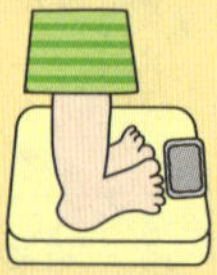

尿酸值高的人与痛风发作的人多是内脏脂肪型肥胖

饮食过量、饮酒过量

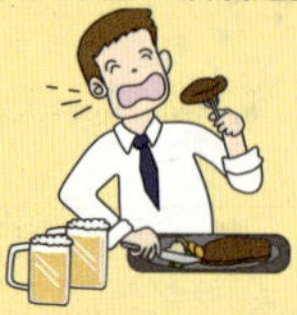

如饮食过量导致发胖，尿酸值容易升高。此外，常喝酒，特别是啤酒的人也容易患痛风

果糖摄入过剩

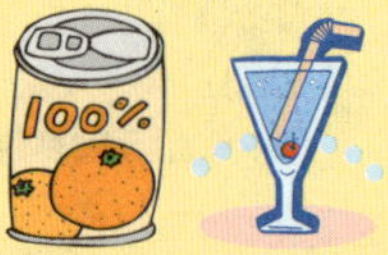

过量摄入果糖会导致尿酸值上升

压力过大

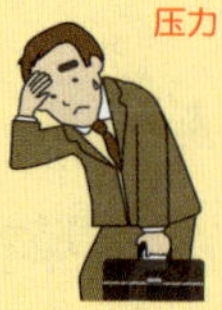

精力充沛的人工作积极，但也容易积攒压力

病因已研究清楚的高尿酸血症

主要原因

治疗疾病的药物

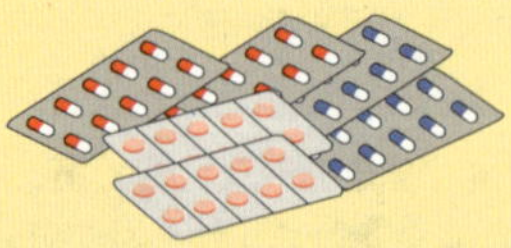

利尿药物等药物的副作用会使尿酸值上升

肾脏疾病等

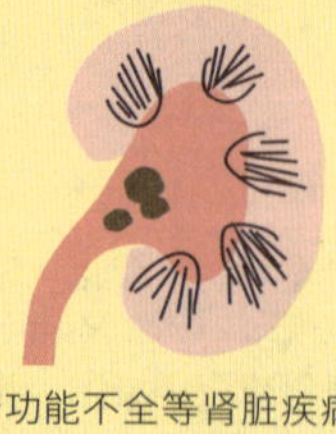

患有肾功能不全等肾脏疾病的人排泄尿酸能力低，尿酸值容易上升

出现并发症

尿酸值上升导致高尿酸血症

（尿酸值超过7.0 mg/dL）

无症状高尿酸血症期

尿酸值超过正常值，但尚未出现痛风的症状。

几年之后

痛风发作期

脚拇指根部等关节处剧痛的痛风发作，约2周后康复，这一过程反复出现。

最初痛风发作的几年到十年后

慢性结节性痛风期

如果痛风发作未得到恰当的治疗，痛风会进一步恶化，发生痛风的关节处会形成肿块状结节（痛风石）。

出现并发症

痛风还会伴有肾功能障碍（慢性肾病）、尿路结石等并发症。此外，还容易发生心血管疾病（心绞痛、心肌梗死）、脑血管疾病（脑出血、脑梗死）、糖尿病等。

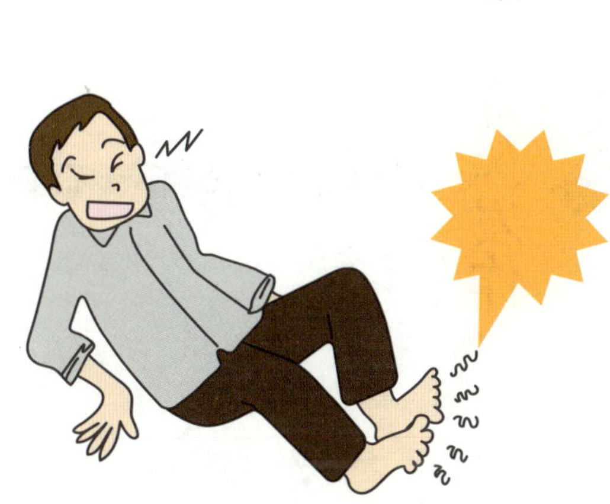

高尿酸血症、痛风的治疗标准

高尿酸血症、痛风的治疗方案是由有无痛风发作、尿酸值高低、有无并发症等多个因素决定的。如果还没有发作，首先要改善生活习惯。这一过程中如果痛风发作，或尿酸值未能下降，就要采取药物治疗。

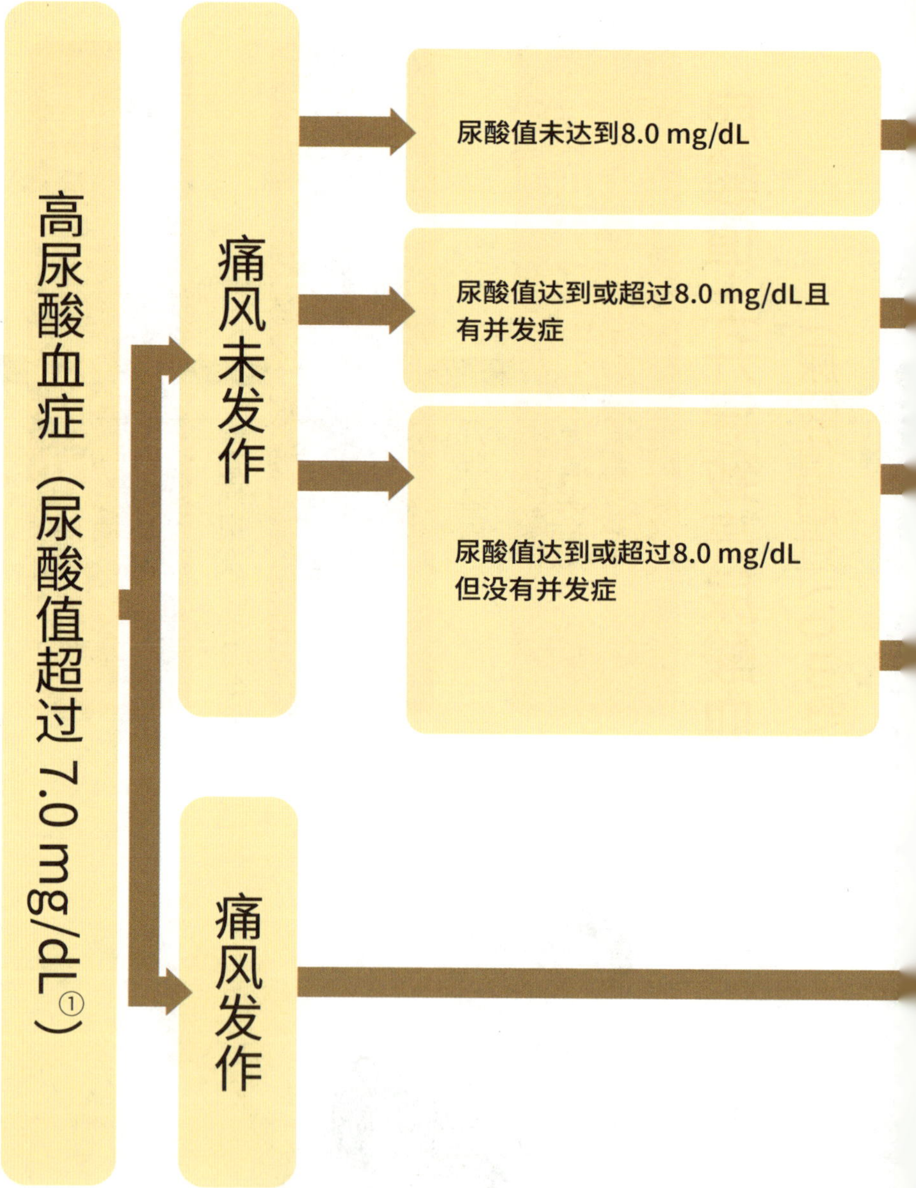

注①：本书采用的单位为 mg/dL，如需换算成μmol/L，可乘以59.48。

改善生活习惯

改善生活习惯
+
考虑药物治疗

尿酸值不到
9.0 mg/dL

改善生活习惯

尿酸值达到或
超过9.0 mg/dL

改善生活习惯
+
考虑药物治疗

改善生活习惯
+
考虑药物治疗

目标尿酸值为 6.0 mg/dL 及以下

无并发症时
也要预防并
发症

已有并发症
时还要治疗
并发症

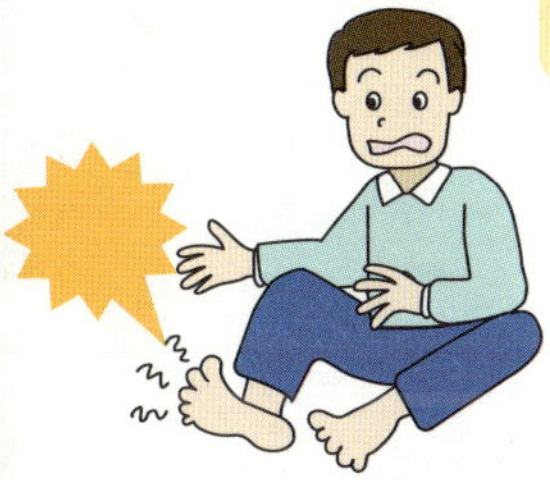

自我检查

目前我们已知，高尿酸血症引发的痛风与代谢综合征有着密切关系。检查一下你的饮食习惯与运动习惯吧。分别查看“饮食习惯检查表”与“运动习惯检查表”中列出的各项，数一数你符合的有多少项。

饮食习惯检查

- □ 一定要吃到撑才感觉舒服
- □ 常有人说你“吃饭好快”
- □ 没有吃早餐的习惯，晚餐吃很多
- □ 经常吃盒饭或在外就餐
- □ 经常喝酒
- □ 喜欢高油高盐的菜
- □ 常吃动物内脏
- □ 不怎么吃蔬菜、菌菇、海藻
- □ 喜欢喝含糖饮料（果汁）
- □ 餐后必吃蛋糕等甜食

判定

● 1 项及以下

你患痛风或高尿酸血症的可能性很低。不过，符合的项应予以改善。

● 2～5 项

目前还不至于对健康造成恶劣影响，但如果保持这种饮食习惯，患痛风或高尿酸血症的风险就会大大增加。符合的项要立即加以改善。

● 6 项及以上

患痛风或高尿酸血症的风险很高。符合的项应从今天起就加以改善。

运动习惯检查

☐ 在地铁站或公司从不爬楼梯，只乘坐电梯或扶梯

☐ 通勤或购物时多乘坐汽车

☐ 工作以伏案工作为主

☐ 休息日多在家待着，不怎么外出

☐ 只要稍微跑几步就上气不接下气

☐ 最近几乎没有做什么日常运动

☐ 没有健走或游泳等运动习惯

☐ 最近肌肉量在下降

☐ 习惯在运动结束后立刻吃东西

☐ 学生时代是体育社团的运动健将

判定

- **2 项及以下**

  你已经养成了运动习惯，患痛风或高尿酸血症的可能性较低。请继续保持你的运动习惯。

- **3 ～ 5 项**

  有运动不足之嫌。今后可以从健走等轻松的运动开始，养成运动习惯，预防尿酸值上升。

- **6 项及以上**

  运动量严重不足。请先拿出一周 2 ～ 3 天的时间进行健走或游泳等有氧运动，将运动纳入日常生活中。

专栏 为什么女性很少患高尿酸血症或痛风

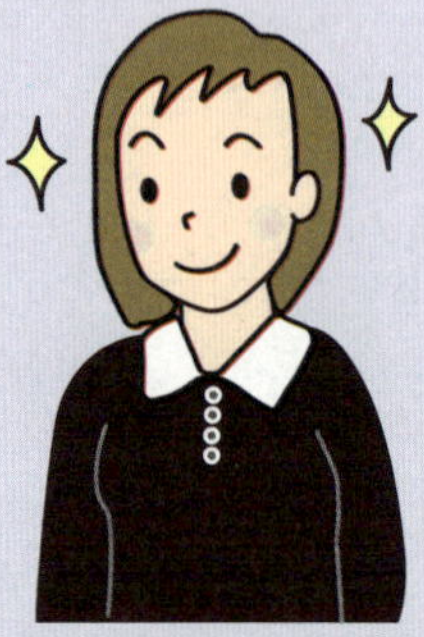

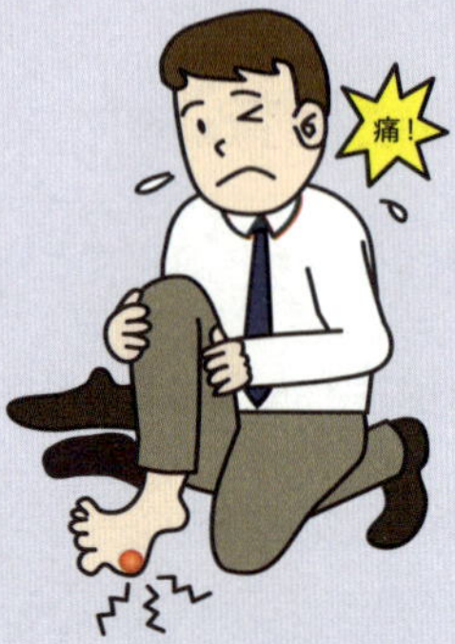

罹患高尿酸血症、痛风的患者中，男性患者占绝大多数。

日本东京女子医科大学进行的调查结果显示，男性痛风患者高达98%，而女性患者则仅占2%。男女差别如此之大，在其他疾病中实属少见。

那么，为什么女性不容易患高尿酸血症和痛风呢?

截至目前，研究结果显示，女性极少患高尿酸血症或痛风可能与雌性激素有关。

雌性激素具有促进肾脏过滤体内尿酸、将尿酸与尿液一起排泄至体外的作用。

然而，女性在绝经后雌性激素分泌量骤降，会导致尿酸值出现升高的倾向。但大多这样的女性也并不会患痛风。不过，女性尿酸值高，则需要注意与高尿酸血症有密切关系的代谢综合征、糖尿病、高血压等生活方式病。

另一方面，也有人认为雄性激素具有提高尿酸值的性质，不过这一观点尚未得到科学论证。

第 1 部分

关于高尿酸血症、痛风的基础知识

高尿酸血症、痛风的患者在急剧增加

这是一种谁都可能得的生活方式病

“饱食时代”的代表性生活方式病

过去，痛风在大吃大喝、穷奢极侈的王公贵族身上多发，因此，又被称为“帝王病”或“奢侈病”等。

曾有报道称，在从埃及挖掘出来的木乃伊的关节中发现了痛风发作的病因——尿酸盐结晶。此外，据说亚历山大大帝、路易四世、莱昂纳多·达·芬奇、歌德、牛顿、达尔文等名垂青史的伟人都曾饱受痛风的折磨。

那么，号称“长寿之国”的日本情况如何呢？于明治时代来到日本、为日本近代医学做出巨大贡献的德国医生巴尔茨曾表示，日本没有痛风。从那之后直到距今约60年前，痛风对日本人来说都是一种罕见的疾病。

然而，20世纪50年代以后，日本步入经济高速发展时期，患痛风的日本人也开始增加。研究表明，其原因是伴随经济发展，人们的饮食生活更加丰富，且饮食内容也逐渐欧美化。

痛风是饱食时代——即无论何时何地，总能吃上想吃的东西的时代——的代表性疾病。如今，它和高血压、糖尿病、脂质代谢异常一样，已经成为现代人常见的生活方式病。

痛风预备军约有1 300万人，30年间迅速增加3倍

日本厚生劳动省《2022年国民生活基础调查》显示，日本的痛风患者（去医院就诊者）已超过130万人。

与高血压、糖尿病患者人数相比，这个数字似乎并不算大，但据调查，有痛风发作风险的痛风预备军，即高尿酸血症患者的人数是因痛风发作去医院就诊者的10倍，也就是说，痛风预备军超过了1 300万人。在人们的印象中，痛风是40岁到60岁的男性才会得的“中年疾病”，但如今，从20岁到80岁，各个年龄层的患者都在增加。从1992年到2022年的30年间，这一数字迅速增加了3倍，成为成年男性中最多见的关节炎疾病。

谁都有可能得高尿酸血症或痛风

患高尿酸血症的人，除非有一天突然痛风发作并伴随剧痛，否则几乎都没有自觉症状。因此，虽然体检结果显示“尿酸高”，医生提醒“有可能会引起痛风”，仍有不少人自以为“无所谓”。

然而，在如今我们身处的社会环境中，不仅饮食生活发生了变化，人们还容易运动不足、承受过大的压力。这些因素都被认为是导致尿酸值上升的原因。

患上高尿酸血症的人，若因为没有自觉症状而一直得不到恰当的治疗，就很可能发展为痛风。因此，如果查出高尿酸血症，就需要加以治疗，同时改善自己的生活习惯。

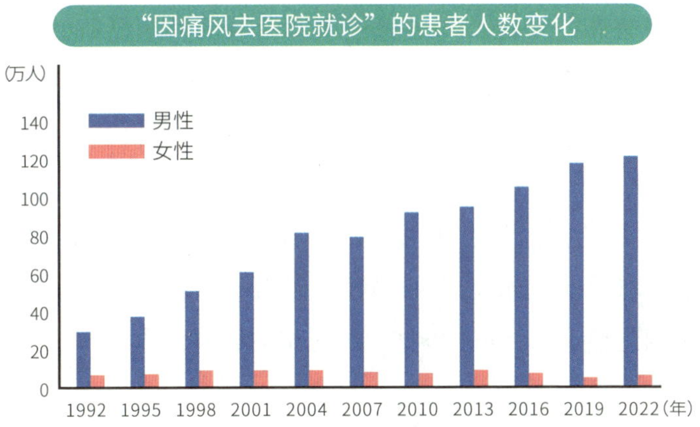

根据日本厚生劳动省《2022年国民生活基础调查》制作

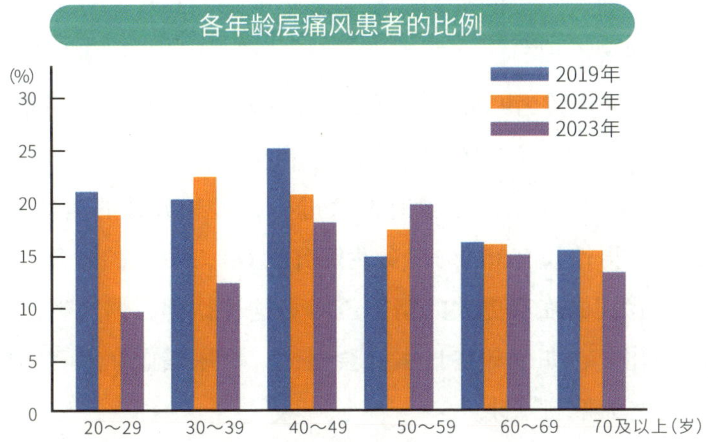

根据日本厚生劳动省《2023年国民健康和营养调查》制作

生活方式的改变是导致高尿酸血症的原因

对高尿酸血症放任不管，患痛风的风险会升高

生活方式的改变导致高尿酸血症患者增加

导致痛风的直接原因是高尿酸血症，而由饮食过量（特别是摄入动物性脂肪等高热量食物过多）、饮酒过量、运动量不足导致的代谢综合征，以及高血压、糖尿病等生活方式病，精神压力过大等，都容易引起高尿酸血症。

高尿酸血症患者的迅速增加与生活方式改变所带来的疾病有着密切的关系。据日本厚生劳动省公布的《2023年国民健康和营养调查》显示，总摄入热量中脂肪的摄入占比在逐年攀升。比较适宜的摄入占比是20%～25%，然而20—29岁人群的脂肪摄入占比已达到30.8%，30—39岁人群的比例为29.7%，40—49岁人群的比例为29.6%，均超过了适宜值。

再者，关于酒精的摄入量，虽然年轻一代有饮酒习惯的人（每周3天以上、一天饮酒180 mL以上）呈逐年减少的趋势，但由于饮酒过量患导致生活方式病风险提高的男性比例达14.1%，40—49岁人群的比例最高，达23.6%。

运动量不足与压力也是尿酸值上升的原因

交通发达、汽车普及导致通勤、购物等日常生活中的运动量减少，消耗的热量也有所下降。普通人一天的平均步数呈逐年下降的趋势。日本厚生劳动省以预防生活方式病为宗旨而倡导的“健康日本21”计划中，建议成年男性在日常生活中应达到的日均目标步数为9 000步，女性为8 500步。然而，2023年成年男性的日均步数仅为6 628步，女性为5 659步，均低于目标步数。

另外，有运动习惯（每周至少有两天进行超过30分钟的运动，并坚持1年以上）的人中，成年男性仅有36.2%，女性仅有28.6%。而且，社会环境日益复杂，经济低迷等导致我们面临着更大的精神压力。这种饮食习惯与生活习惯的变化以前被称为“欧美化”，如今却在日本社会固化。高尿酸血症患者的增加，正在为将来痛风患者的增加敲响警钟。

30—59岁导致尿酸值升高的因素在增加

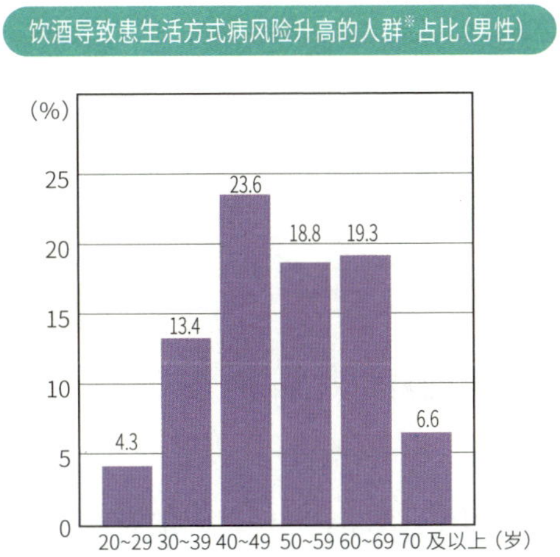

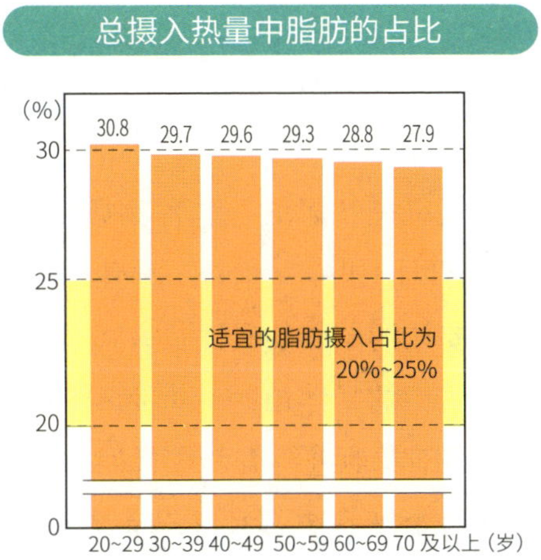

※指日均摄入纯酒精超过40g的人。

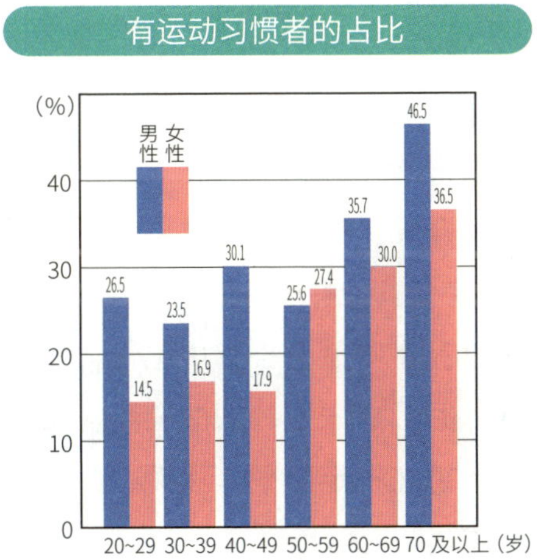

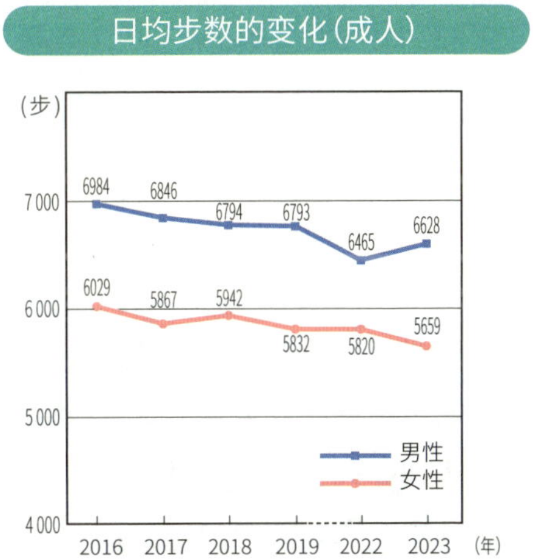

以上图表均根据日本厚生劳动省《2023年国民健康和营养调查》制作
（部分调查于2020、2021年中止）

尿酸是在人体内由嘌呤产生的

尿酸是无法再分解的最终代谢产物

尿酸是新陈代谢的最终代谢产物

痛风是“尿酸”这种物质在体内过度增加、超过限度而引发的疾病。那么，导致痛风的尿酸究竟是一种什么物质呢?

要认清尿酸的真面目，需要先了解嘌呤。

我们的身体由约60万亿个细胞构成。人体内时刻都有老细胞坏死、新细胞产生，即不断地进行着新陈代谢，生命由此得以维系。

每个细胞中都存在携带着遗传信息，构成DNA、RNA核心物质的核酸。而构成核酸的成分之一就是嘌呤。在老细胞坏死、核酸分解的过程中嘌呤会产生尿酸。尿酸是细胞新陈代谢的最终代谢产物。

所谓最终代谢产物，就是指体内无法再分解的物质。几乎所有的哺乳动物体内都有能够分解尿酸的尿酸氧化酶，它能将尿酸分解为一种名为尿囊素的物质。然而，人类等灵长类动物经过进化后，体内却无法产生尿酸氧化酶了。

构成能量来源的物质、食品中也含有嘌呤

能驱动身体运动、大脑活动的能量物质腺嘌呤核苷三磷酸（ATP）中也含有嘌呤。ATP会通过能量代谢被分解，通常会被再次合成。然而，在进行剧烈运动等大规模能量代谢时，ATP来不及再次合成，嘌呤就会被分解成尿酸。

此外，很多食品特别是动物性食品、高热量食品、啤酒等食物中也都含有大量的嘌呤。这些嘌呤会通过血液循环集中到肝脏，并形成尿酸。尿酸会溶入尿液被排泄到体外，如此一来，体内的尿酸含量就会保持在一定水平。然而，如果由于某些原因导致体内尿酸过剩，就可能引起痛风发作。

嘌呤产生尿酸的过程

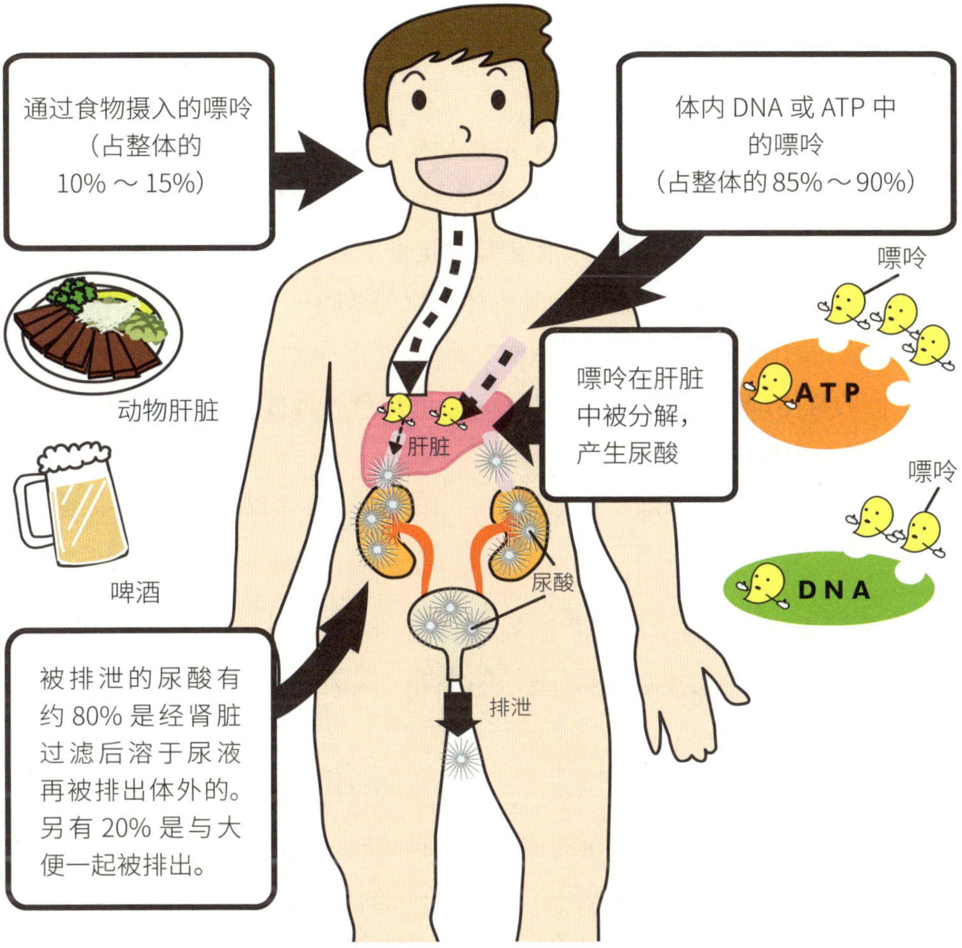

食物中含有的嘌呤与 DNA、ATP 中的嘌呤在肝脏中被分解为尿酸。

排泄尿酸的途径

通常，体内的尿酸量保持在 1 200 mg 左右

体内总是存在一定量的尿酸

健康人的体内通常存在约1 200 mg的尿酸，这被称为“尿酸池”。到目前为止，我们一直把尿酸当成引起痛风发作的“坏东西”，但尿酸本身并不坏。问题的根本还是在于尿酸过度增加、在体内超过定量。

研究表明，尿酸具有抑制癌症和身体老化的诱因——活性氧的作用。从这一点来说，我们的体内需要一定量的尿酸。

我们的身体每天由嘌呤产生500～600 mg尿酸，此外，食物中含有的嘌呤也会被身体分解为尿酸。

为了将尿酸池中的尿酸总量保持在一定的量，体内增加的尿酸主要通过尿液被排出体外。

尿酸主要经肾脏过滤后随尿液被排出体外

血液中的尿酸是经肾脏过滤后随尿液排出体外的，在此期间要经历一段复杂的过程。

流入肾脏的血液会先在肾小球处经过粗略的过滤，然后连接肾小球的肾小管再对其中的必要成分和可再利用的成分进行再吸收。这时，几乎所有的尿酸都会被重新吸收，尿液中所含的尿酸只占被过滤尿酸的10%左右。

为什么要经过这么复杂的过程再排泄，其中的原因至今未知。一般认为尿酸难以溶于水可能是其中一个原因。

尿液中如果含有大量尿酸的话，尿路就容易形成结石。因此，也有观点认为，减少尿液中尿酸含量，就不会发生尿路结石。

被排泄出去的尿酸大部分是同尿液一起被排出的，但也有一部分是在肝脏中产生的，这部分经过肠道与大便一同被排出体外。

维持在一定量的尿酸是如何产生与排泄的

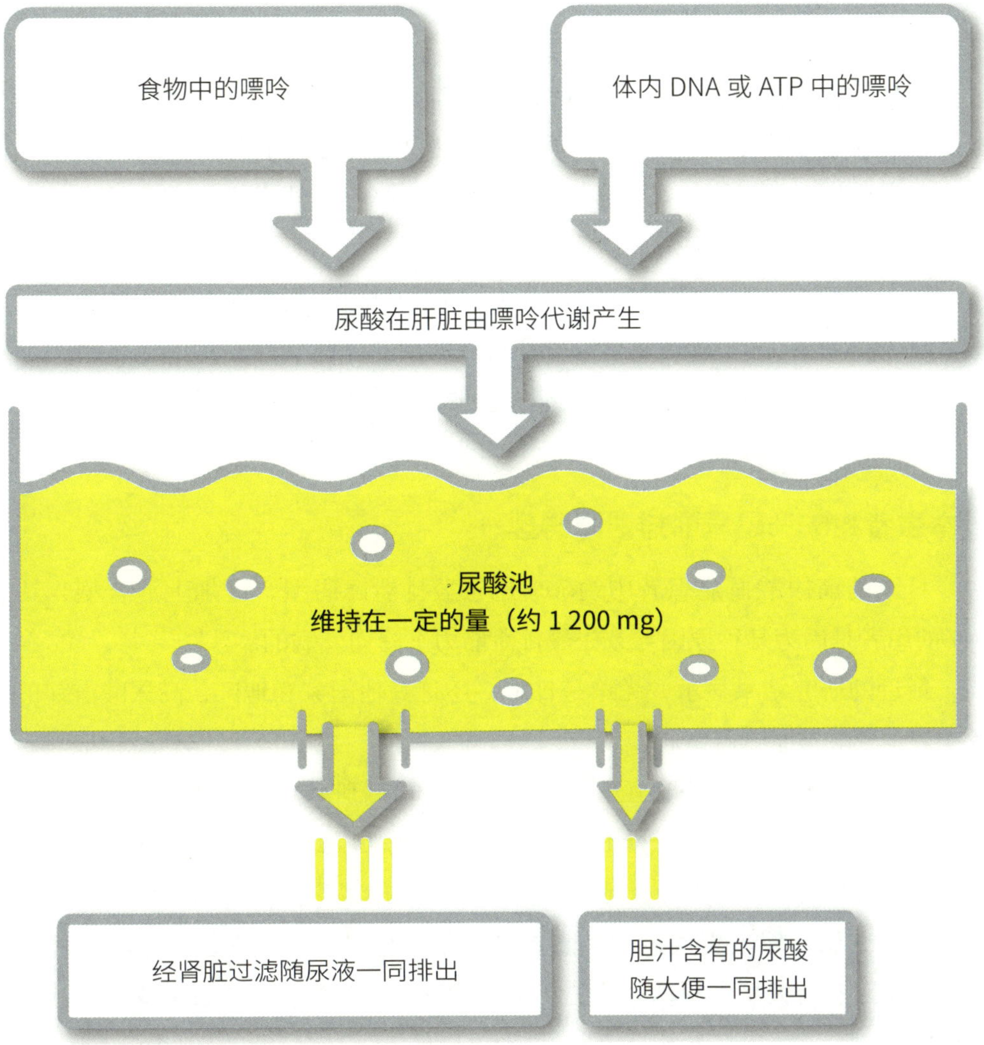

高尿酸血症分为两种类型

主要分“尿酸排泄障碍型”与“尿酸生成过多型”

尿酸生成与排泄的平衡被打破后……

要使存在于体内尿酸池中的尿酸保持定量、不使血液中的尿酸值升高，新生成的尿酸量与随尿液、大便排泄出的尿酸量之间必须保持平衡。

生成的尿酸量过多，或排泄出去的尿酸量减少，会导致尿酸池积满，血液中尿酸浓度上升，引发高尿酸血症。

根据病因，高尿酸血症可大致分为“尿酸排泄障碍型”与“尿酸生成过多型”两种。另外，还有兼具这两种类型特点的“混合型”。

一般认为，会患哪种高尿酸血症，主要取决于体质、生活习惯、药物等因素的相互影响。

日本患者约60%是尿酸排泄障碍型

日本的高尿酸血症患者中约60%是尿酸排泄障碍型，再加上混合型，约有90%的患者是因为某种原因导致尿酸排泄能力下降而发病的。

最近的研究结果显示，无论是日本，还是其他国家和地区，高尿酸血症的患者中都是尿酸排泄障碍型居多。

此外，动脉硬化、高血压、糖尿病、肾炎等肾脏疾病也会成为诱因，这些疾病都会造成肾脏功能下降，从而妨碍尿酸的排泄。因此，患有高血压或糖尿病的人除了要治疗高尿酸血症外，还要尽快治疗这些成为高尿酸血症诱因的疾病。

另一方面，尿酸生成过多型患者虽然尿酸排泄能力正常，但尿酸生成量过多，其原因多为大量食用动物肝脏、鱼干等富含嘌呤的食品，过量饮酒，过量摄入果糖等。

在治疗过程中，高尿酸血症的类型可能会发生转变，因此，要认真遵医嘱开展治疗。

高尿酸血症的类型

尿酸值正常的人

尿酸的生成与排泄达到平衡。

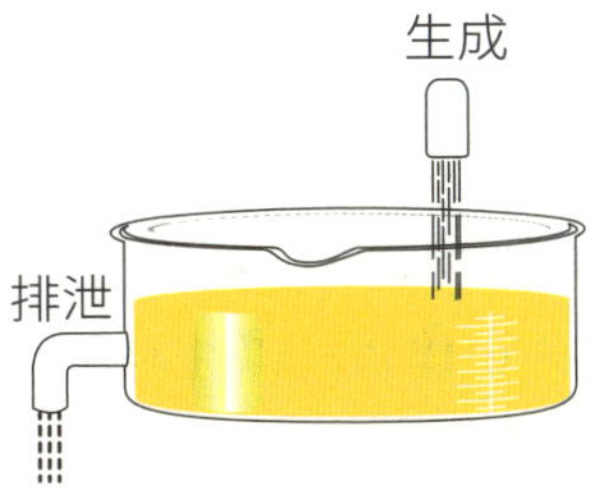

尿酸排泄障碍型

尿酸的生成是正常的，但排泄能力下降，尿酸池积满溢出。

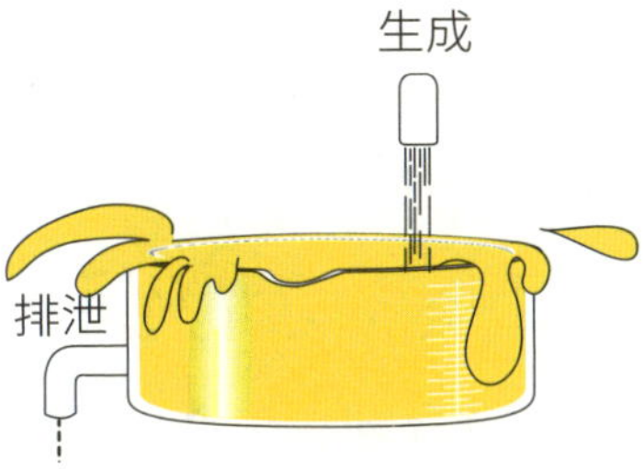

尿酸生成过多型

尿酸的排泄是正常的，但生成过多，尿酸池积满溢出。

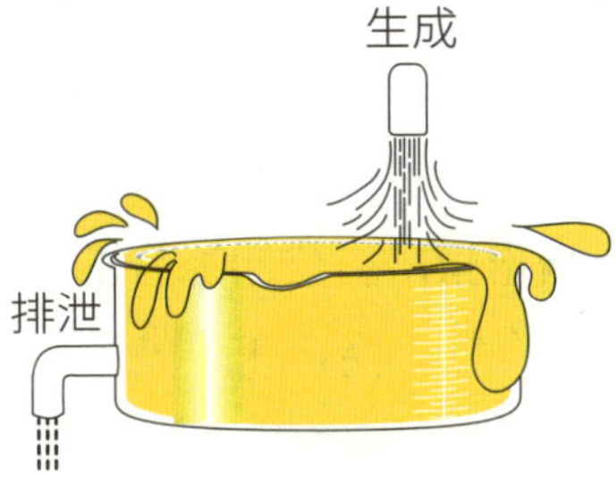

混合型

尿酸生成过多，且排泄能力不足，尿酸池积满溢出。

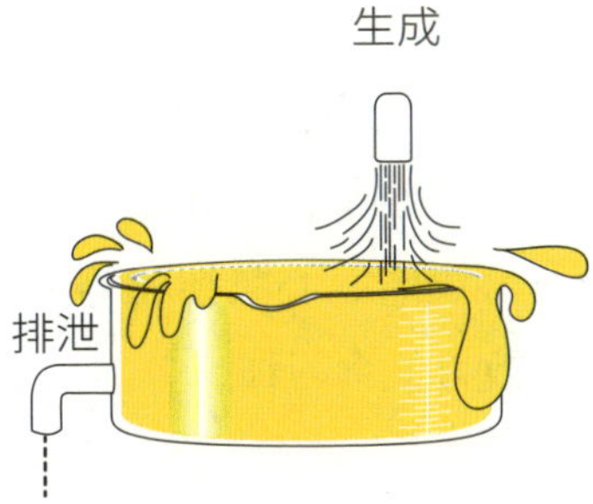

肥胖与尿酸值上升密切相关

肥胖会造成尿酸值升高

肥胖者中尿酸值偏高的人很多

“体重比20岁时增加了10 kg以上”“腰带又往外移了一个孔”“BMI超过了25 kg/m^2”……体重比以往有所增加或明显肥胖的人，其尿酸值往往高于正常值。

当然，并不是所有肥胖者都会得高尿酸血症或痛风。但是，肥胖，特别是脂肪在内脏堆积的内脏脂肪型肥胖与高尿酸血症之间有着密切关系。

这也是为什么肥胖且患有高尿酸血症的人经过节食或运动减肥后，尿酸值大多也会下降。

代谢综合征会导致尿酸值上升

我在后文谈到高尿酸血症、痛风的并发症时，会详细介绍代谢综合征，此处先简单提及一下。大多数痛风患者都是典型的内脏脂肪型肥胖。日本痛风与核酸代谢学会于2018年编写的《高尿酸血症与痛风治疗指南（第3版）》中明确指出，代谢综合征是引发高尿酸血症的危险因素。

该指南指出，代谢综合征与尿酸值的关系尚未完全明确，但尿酸值的确会随着代谢综合征（高血压、糖尿病、脂质代谢异常等）的身体指标的增加而上升。另外，尿酸值上升时，患代谢综合征的风险也随之升高。此外，随着内脏脂肪的积累，尿酸值也会有所上升。

代谢综合征不仅会导致尿酸值升高，还会让高血压、糖尿病、脂质代谢异常恶化，引起动脉硬化（即血液的通道——动脉内腔变狭窄的状态），并导致罹患脑梗死、心绞痛、心肌梗死等致命疾病的风险升高。如果检查出尿酸值偏高，要立刻开始改善饮食习惯，并养成运动习惯。

肥胖者的比例

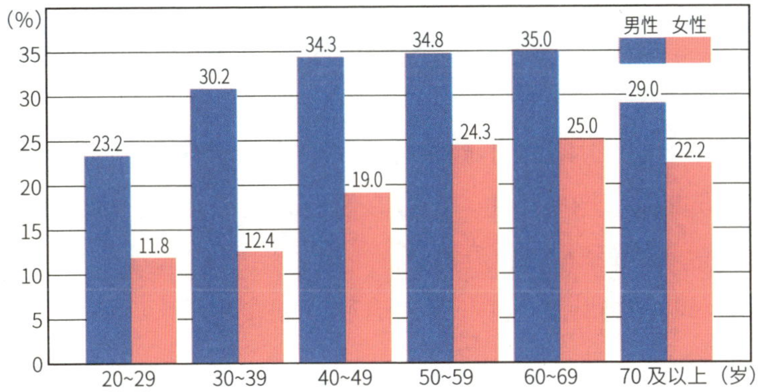

根据日本厚生劳动省《2023年国民健康和营养调查》制作

肥胖者的判定基准

BMI	判定
BMI ＜ 18.5	体重偏轻
18.5 ≤ BMI ＜ 25.0	普通体重
25.0 ≤ BMI ＜ 30.0	1 度肥胖
30.0 ≤ BMI ＜ 35.0	2 度肥胖
35.0 ≤ BMI ＜ 40.0	3 度肥胖
40.0 ≤ BMI	4 度肥胖

根据日本肥胖学会的判定基准制作

BMI的计算方法

BMI＝体重（kg）÷身高^2（m^2）

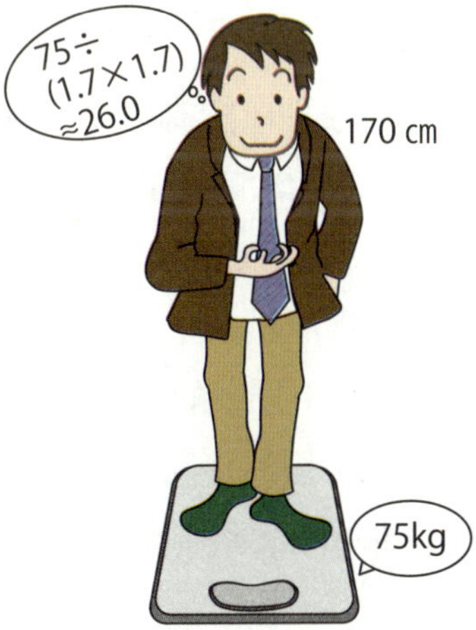

导致尿酸值上升的各种原因

除了过量进食、过量饮酒等，肾脏疾病有时也会成为导火索

过量进食、过量饮酒、摄入过量果糖都是尿酸生成过多型的成因

尿酸生成过多型的成因在于不健康的饮食生活。能够生成尿酸的嘌呤除了会在细胞新陈代谢或能量代谢中产生，还存在于各种食品之中。因此，一旦过量摄入富含嘌呤的食品就会导致尿酸值升高。

饮食中需要限制动物肝脏、鱼干等富含嘌呤的食品摄入，还要注重营养均衡的膳食搭配。

另一种与嘌呤一样需要多加注意的是果糖。果糖大量存在与水果、蜂蜜中，砂糖（蔗糖）就是葡萄糖与果糖结合而成的。果糖在被分解的过程中，会增加尿酸生成。

酒精也会增加尿酸的生成量。而且，酒精在肝脏内的代谢（分解）过程中还会产生乳酸，阻碍尿酸的排泄。

在做剧烈运动，特别是短跑或力量训练等无氧运动时，ATP无法顺利得到补充，尿酸值就会上升。同时，剧烈运动也会产生大量乳酸，阻碍尿酸的排泄。

肾功能障碍、高血压药会导致尿酸排泄障碍

导致尿酸排泄障碍的一个原因是肾功能障碍。过滤尿酸的肾脏如果不能正常工作，尿酸就无法顺利随尿液排出体外，而会大量累积。

有的人虽然没有肾功能障碍，但仍属于无法顺利排泄尿酸的体质。这种体质导致尿酸排泄量减少，再加上肥胖或饮酒导致尿酸生成量过多，尿酸值就会升高。不过，其中详细的原理仍有很多不明之处。

另外，服用治疗高血压的药物也是一个原因。除此之外，阿司匹林、抗结核病药物等也可能会阻碍尿酸排泄，使尿酸值升高。

尿酸生成过多型的主要成因

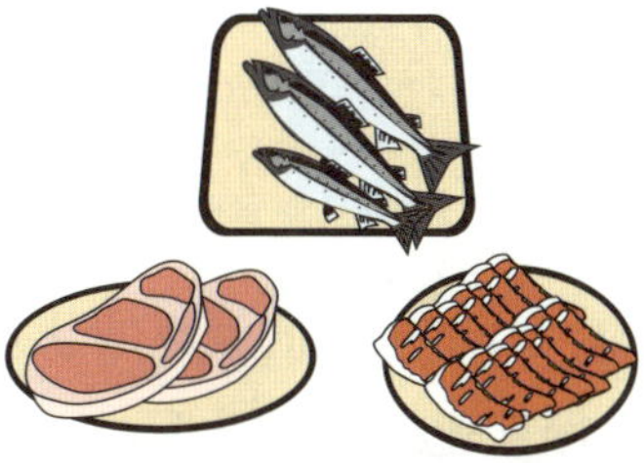

大量摄入嘌呤含量高的食品
（猪肝、牛肝、鸡肝、鱼干等）

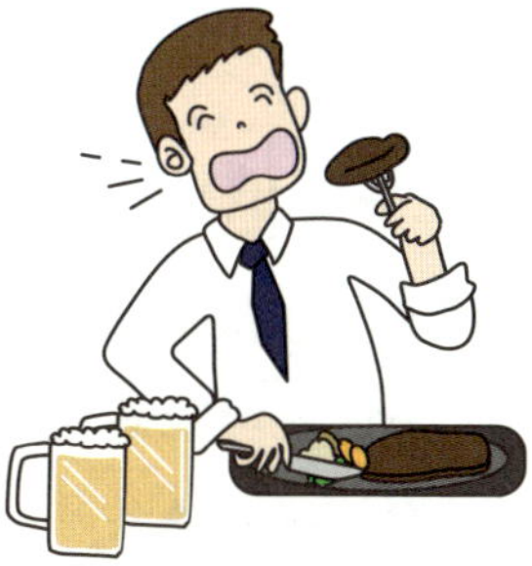

过量进食

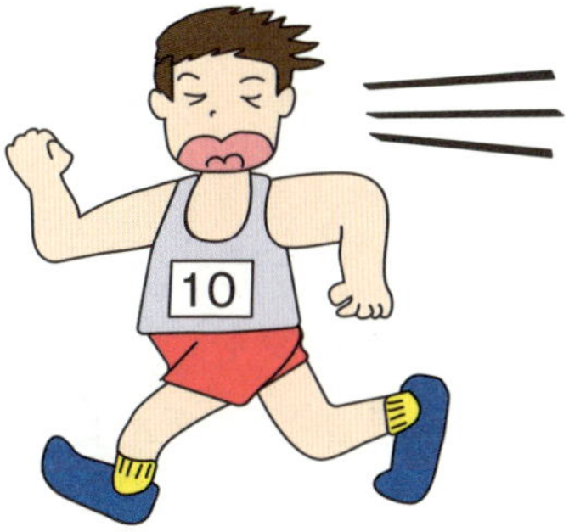

剧烈运动

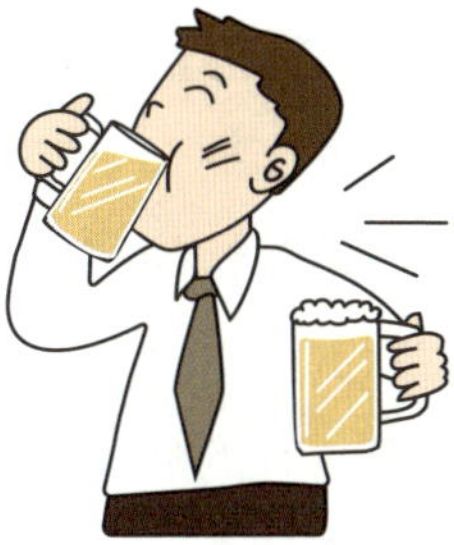

过量饮酒

尿酸排泄障碍型的主要成因

尿酸排泄功能下降
（排泄尿酸的肾脏功能异常）

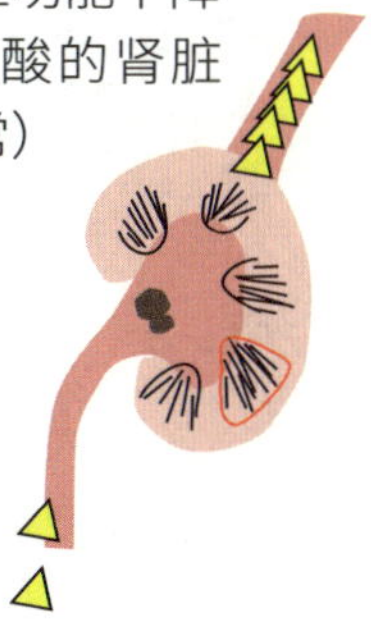

服用阻碍尿酸排泄的药物
（用于治疗高血压、心力衰竭的药物，阿司匹林等）

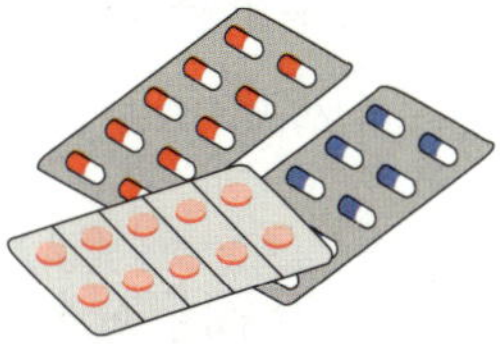

肾功能障碍

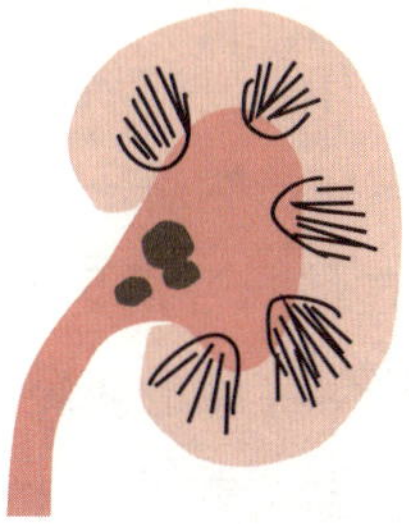

高尿酸血症、痛风的发展过程

高尿酸血症、痛风分为 3 个阶段

初期即使尿酸值高也不会出现症状

痛风是从尿酸值偏高的高尿酸血症开始的。对于尿酸值偏高的状态，如果放任不管，不久就可能痛风发作，进一步恶化、慢性化后，还会形成一种肿块——痛风石。慢性化后还会并发高血压、糖尿病、脂质代谢异常等生活方式病或肾功能障碍。

高尿酸血症向痛风演变的过程大致分为以下3个阶段：

- 无症状高尿酸血症期
- 痛风发作期
- 慢性结节性痛风期

无症状高尿酸血症期 体检时检查出“尿酸值偏高”的结果，但痛风等症状还没有出现。有的病患因为未定期接受体检，不知道自己尿酸偏高，直到痛风发作才知道自己以前是高尿酸血症患者。

这个阶段可谓“暴风雨前的宁静”。虽然在例行体检中被检查出高尿酸血症，但因为没有出现自觉症状，就放任不管，这样发生痛风的风险只会一路攀升。

因此，在无症状高尿酸血症期，就要尽早接受医生的指导，改善生活习惯。

如果慢性化，并发症的风险会提高

痛风发作期 某一天，脚拇指根部等处的关节突然感到剧痛。这个阶段痛风会反复发作。发作后即使不治疗，症状也会在两周左右消失，直到下次发作前都不会再疼痛。然而，尿酸值高的状态不会发生改变，其后痛风也会反复发作。

慢性结节性痛风期 如果痛风发作期未进行恰当的治疗，症状会进一步加重，疼痛等症状也会慢性化。

尿酸盐会在关节、皮下沉积，从而形成肿块状的痛风石。另外，引发各种并发症的风险也会提高。

高尿酸血症、痛风的 3 个阶段

无症状高尿酸血症期

体内尿酸呈过剩状态，但完全没有自觉症状，可以说是“暴风雨前的宁静”。

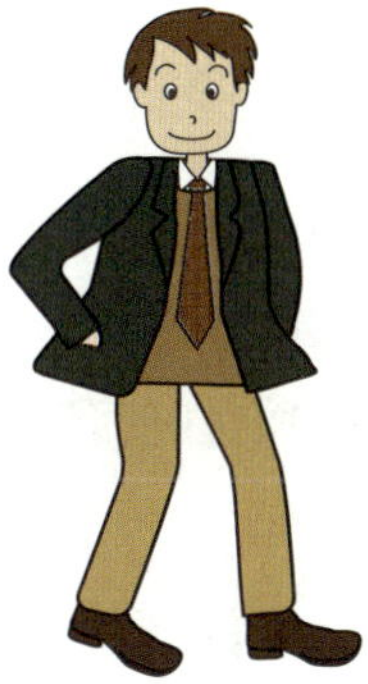

痛风发作期

没有任何预兆，某一天脚拇指根部突发剧痛。疼痛持续两周左右就会消失，但尿酸值高的状态并没有得到消除，如果不加以治疗、放任不管，就会反复发作。

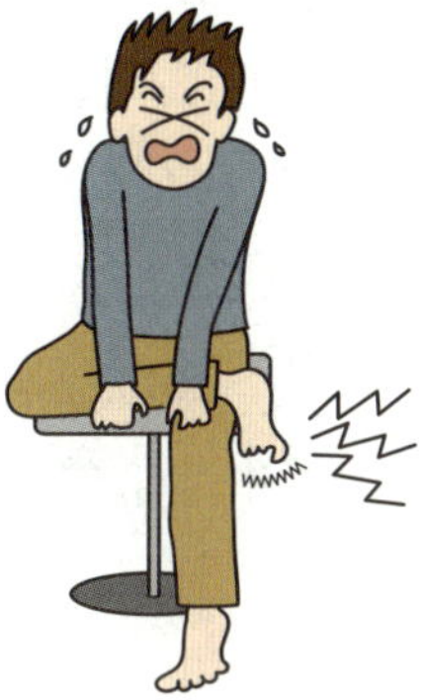

慢性结节性痛风期

痛风发作期间未进行恰当的治疗、一直放任不管，疼痛就会慢性化，并形成肿块状的坚硬痛风石，同时引发高血压、糖尿病等生活方式病，肾功能障碍等并发症的风险也会提高。

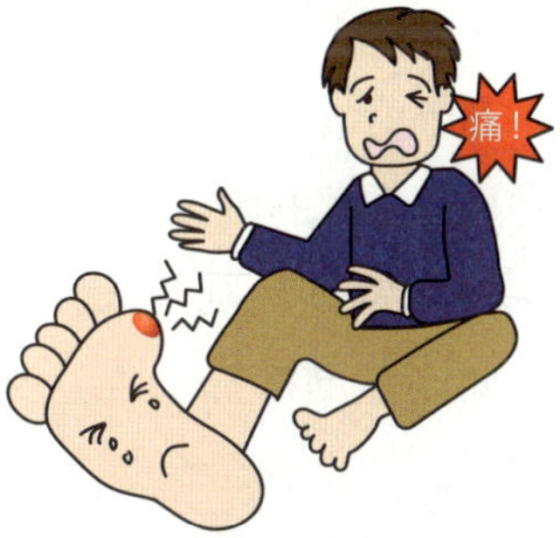

痛风发作①

痛风发作的原理

过多的尿酸结晶形成的尿酸盐是痛风产生剧痛感的真凶

痛风发作是身体试图排除异物的炎症反应

体内过多的尿酸引发的高尿酸血症会成为痛风发作的导火索。

痛风发作的特征是某一天突然袭来的剧烈疼痛与伴随着肿胀的严重关节炎。因为几乎没有任何预兆就突然发作，所以也被称为急性痛风性关节炎。

有说法认为，痛风这一疾病的名称源自于“痛风发作的部位只要有风吹到就会疼”，其实这是错误的。“风”是形容疼痛来得快如一阵风，故由此得名。

体内尿酸超过一定量、达到饱和状态后，尿酸盐就会结晶化。结晶化主要发生在关节内。尿酸盐对我们的身体来说是异物，因此免疫细胞中的白细胞会做出反应，试图将其吞噬、摧毁。

然而，与此同时，白细胞还会释放出引发炎症的物质，该物质会对周围的关节组织造成影响，引起炎症。

另外，白细胞释放的这种物质还会导致其他部位的白细胞集中到发生炎症的部位。集中起来的白细胞会进一步吞噬尿酸盐结晶，释放出炎症物质，从而使炎症加剧。

痛风发作的原理其实就是这种炎症反应的反复。

伴随发作的剧烈疼痛约两周就会消失

虽然存在个体差异，不过一般而言，疼痛会随时间越来越剧烈，发作后的24小时是最难熬的阶段。

痛风发作快则几天，最多两周就会自然消失，就像从未发生过一样。为什么如此剧烈的疼痛会在这么短的时间内凭空消失呢？这其中的原因至今尚未完全明了。

痛风患者康复后，高尿酸血症的状态并不会就此消除。尿酸盐结晶会继续在关节中累积，如果不尽快进行恰当的治疗，痛风还会再次发作。

痛风发作的原理

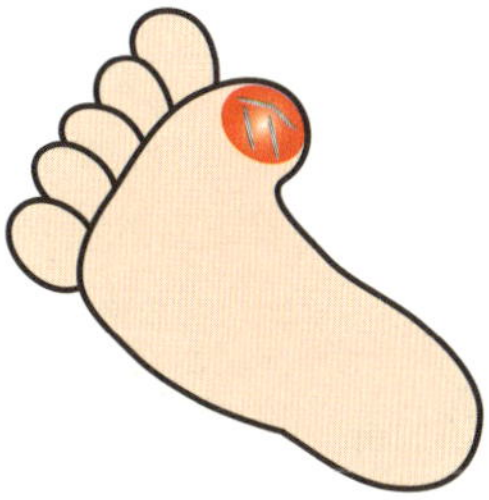

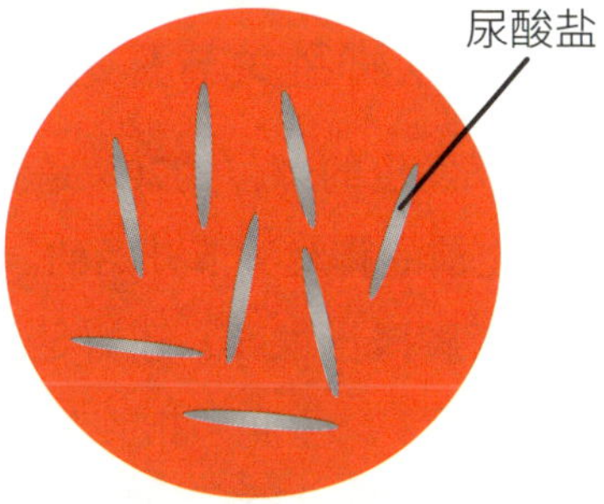

体内尿酸达到饱和状态，无法再溶入血液中，就会在关节中以尿酸盐的形式结晶化。

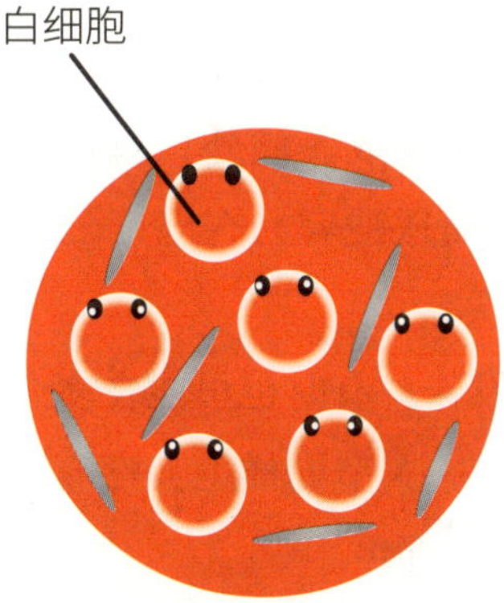

白细胞将尿酸盐当成异物，并开始攻击（炎症作用）。

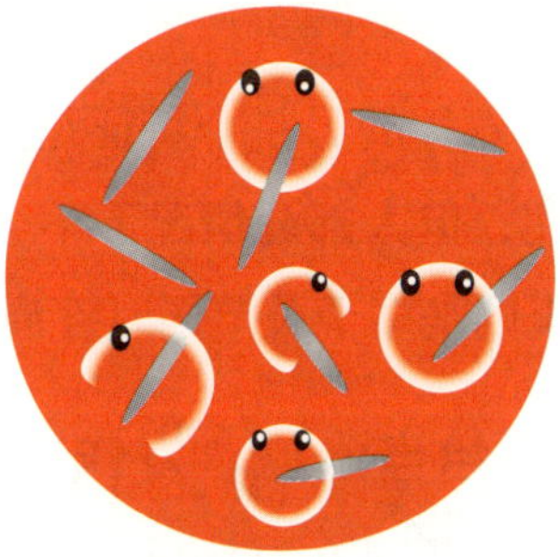

白细胞吞噬尿酸并企图将其摧毁。

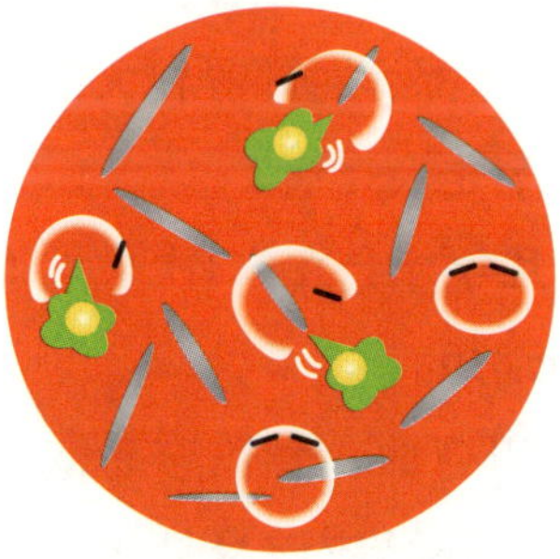

白细胞释放出引起炎症的物质，从而引发炎症。

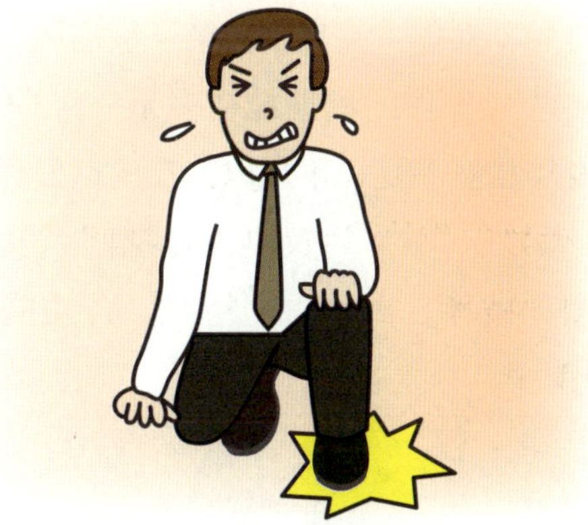

约70%的痛风发作是从脚拇指根部开始的

痛风发作引起的关节炎只会发生在一个关节上

痛风容易从脚趾关节开始发作

痛风发生的部位约70%是在脚拇指根部。据统计，最初发作的部位约90%是从脚踝之前的脚趾关节开始的。

除了脚拇指根部，还有足关节、脚背、脚踝、跟腱周围、膝关节等部位。极罕见的情况下，手腕、指关节、肘关节也会有痛风发作。

为什么痛风容易在足部发作呢？脚拇指根部每天都要承受体重，关节的组织本来就容易疼痛。尿酸结晶特别容易在这样的部位形成。此外，脚位于身体的末端，因此这里的血液流动差，体温容易降低，而尿酸容易在温度低的部位结晶化。

痛风发作的另一个特征是基本上只有一处关节发作。有时也可能在多个关节引起炎症，但大部分情况下不会超过四处。与此相反，关节同样也会疼痛的风湿性关节炎则是多个关节同时疼痛，而且往往是左右关节都疼。

如不接受恰当治疗，发作周期会缩短

之前我们讲过，痛风发作即使放任不管，两周左右后也会康复。但疼痛虽然消失了，倘若不接受恰当治疗、放任不管，不久之后膝部、肘部等较大的关节也会有痛风发作。并且，与第一次痛风发作时不同的关节也会疼痛。

痛风发作的周期最初多是一年1～2次，有的人几年才会发作1次。然而，即使发作自然平复，不加以治疗的话发作的周期会有所缩短。

另外，在痛风反复发作期间，发作的关节会难以弯曲，骨骼容易变形，甚至遭到破坏。再严重的情况，肾功能会下降，因此，还是应该尽早接受正规的治疗。

痛风容易发作的部位

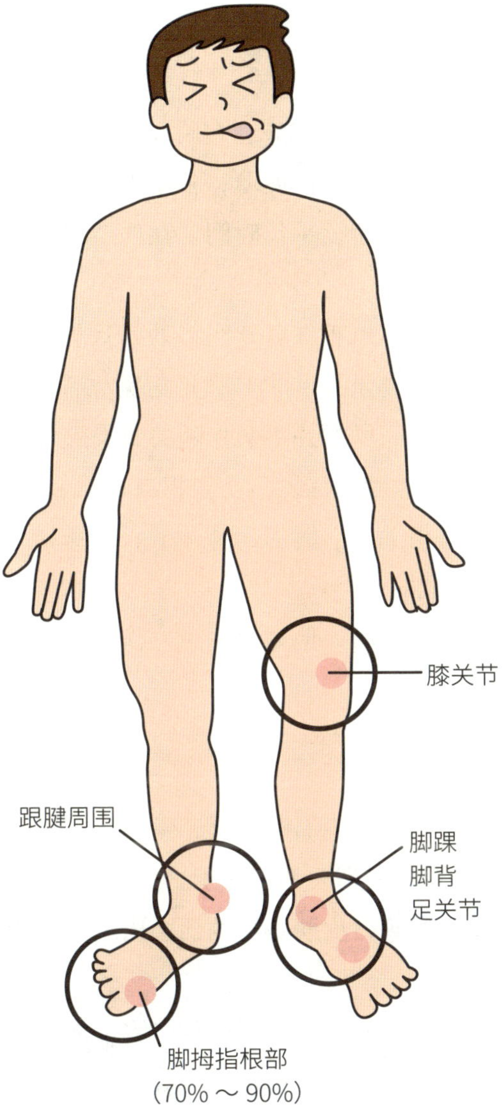

痛风发作的特征

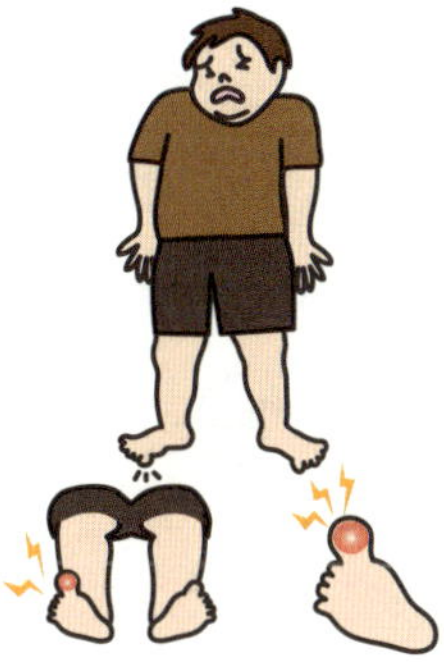

突然（有的人也会有预兆）发生剧烈疼痛。发作仅限于一处关节，会发红、鼓起较大的肿块。

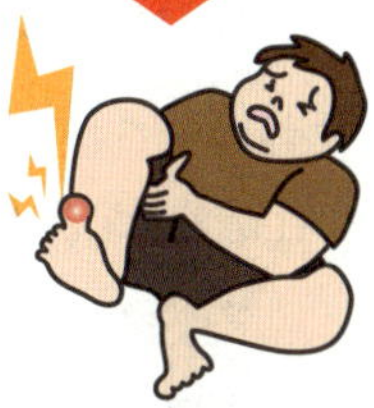

发作后 24 小时左右疼痛达到顶点。

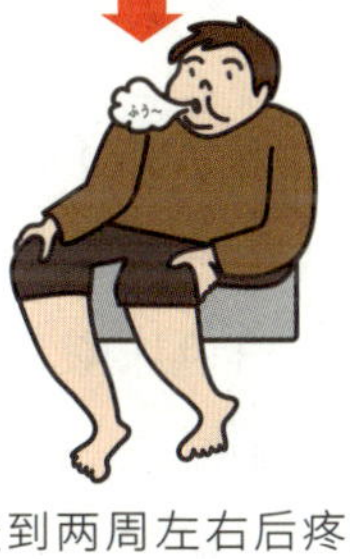

几天到两周左右后疼痛会自然消失。

痛风发作③

痛风放任不管会形成痛风石

不治疗的话，平均十年就会形成痛风石

尿酸盐在关节沉积，鼓起肿块

尽管痛风发作时会伴随难以忍受的疼痛，但疼痛会在两周左右消失。倒也不是说“好了伤疤忘了疼”，但如果剧烈疼痛的记忆淡薄，长期不加以治疗、放任不管，一度平复的痛风就会再次发作，且会持续更长时间。在此期间，还会形成痛风石。

痛风石是过多的尿酸盐在体内结晶化，沉积在各软组织处，日积月累形成的结节。不仅在关节，皮下也会有肿块状的痛风石形成。研究发现，痛风石是在最初痛风发作后几年乃至十几年后形成的。痛风石并不会伴随关节炎那样的剧烈疼痛。有的患者因为平时不怎么疼，发现时太晚，痛风石已经相当大了。

可能形成痛风石的部位有耳郭、手指关节、肘部、膝关节、脚拇指外侧等。也有的痛风石是在痛风发作的关节旁形成的。

虽然痛风慢性化后未必一定会形成痛风石，但如果痛风发作却不加以治疗，半数患者的病情最终都会发展成痛风石。

结节严重会破坏周边骨骼

痛风石中充满了结晶化的尿酸盐，从皮肤表面触摸会感觉凹凸不平、比较坚硬。因为风湿性关节炎也会有结节，所以有时需要加以区别。

沉积的白色尿酸盐有时能透过皮肤看到，皮肤破了的话会出现白色粉笔灰一样的结晶化尿酸盐。

痛风石的尿酸盐还会渗透到组织中。因此，痛风石一旦严重，尿酸盐沉积的那部分骨骼会遭到侵蚀甚至破坏。

病情发展到这个阶段，不仅关节会出现症状，肾脏等内脏的功能障碍也会凸显。

容易形成痛风石的部位

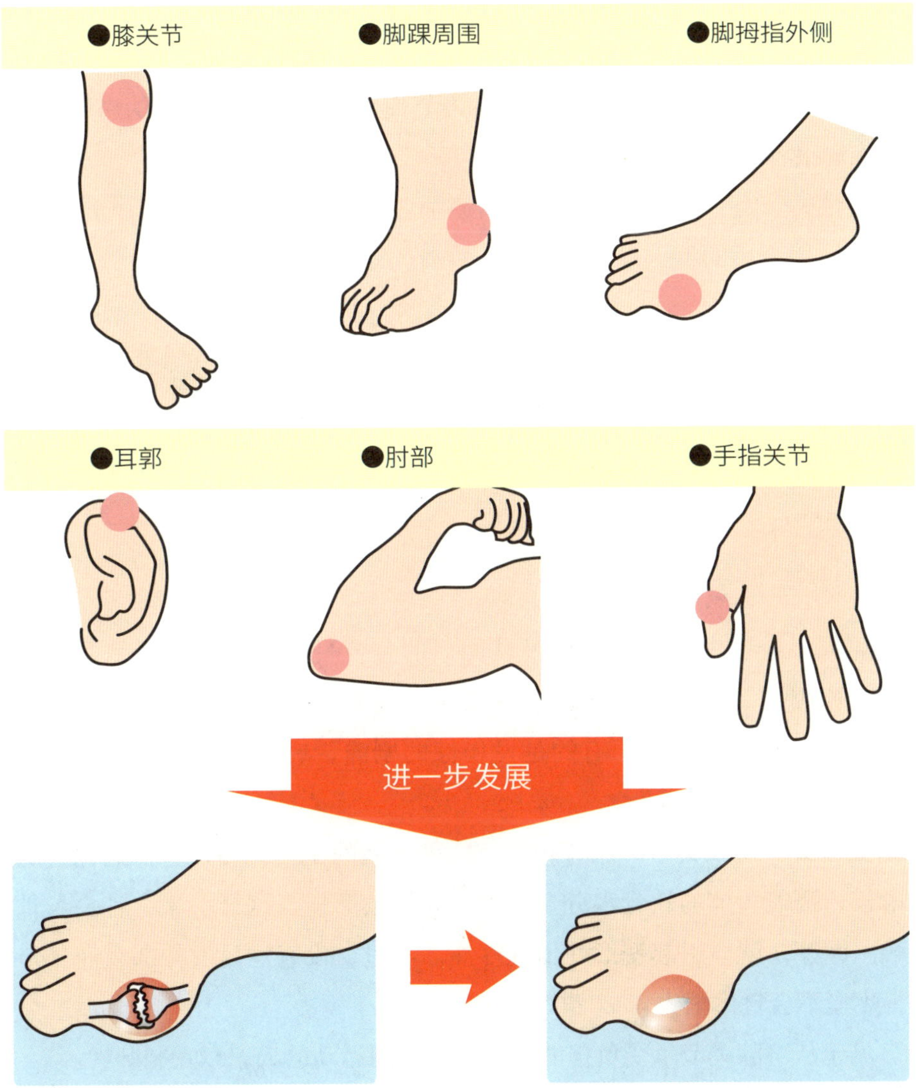

沉积的尿酸盐会破坏骨骼。

皮肤受外伤时，破裂的地方会出现尿酸盐。

容易与痛风混淆的疾病

为进行恰当的治疗，需要与其他疾病区分开来

风湿性关节炎会有多处关节疼痛

因为与痛风症状相似，因此风湿性关节炎、退变性关节病、伪痛风、脚拇指外翻等疾病很容易与痛风混淆。

风湿性关节炎 由于关节痛也是其症状之一，所以很容易与痛风混淆。

风湿性关节炎的特点是女性多发。此外，还有贫血、倦怠、疲劳、微热、体重下降等痛风所没有的全身症状。

痛风发作常常是只有一处关节痛的单关节炎，而风湿性关节炎则多为多处关节同时疼痛或相继出现左右对称的疼痛。

痛风发作的疼痛是突然发作的剧烈疼痛，而风湿性关节炎则是手指或脚趾的疼痛长期持续，然后一点点向多处关节扩散。

伪痛风的原因是焦磷酸钙

伪痛风 会引发与痛风发作极其相似的关节炎。痛风的原因是尿酸高，而伪痛风的原因则是焦磷酸钙在关节或软骨处堆积。发生关节炎的部位多是膝关节、脚腕等比较大的关节。有的是发作性的剧痛，有的则是慢性疼痛。其特点是老年患者多。

退变性关节病 关节肿胀、积水。这种疾病的主要原因是身体老化。随着年龄的增长，覆盖关节的软骨水分会减少，并持续磨损。这样一来，骨头与骨头直接接触、摩擦，就会引起变形并出现疼痛。不过，没有痛风发作那么痛。与痛风不同，疼痛不会自然消失。

多见于从事膝关节承受负担的工作或长时间运动的人，以及肥胖者。

脚拇指外翻 与痛风一样，都是脚拇指根部疼痛。脚拇指向第二个脚趾一侧极度弯曲，脚拇指根部关节承担缓冲作用的滑膜囊受到鞋子、骨头挤压或摩擦，从而引起炎症。

痛风与风湿性关节炎的区别

	痛风	风湿性关节炎
男女比例	绝大多数为男性	男性：女性为 1 ： 3
年龄层	30 ～ 59 岁	20 ～ 49 岁
发生关节炎的部位	单关节炎（多发于脚拇指根部等比脚踝靠前的部位）	多关节炎（手指、手腕、肘部、膝关节等全身的关节）
疼痛程度	发作性的剧烈疼痛	缓慢扩散、长期持续的疼痛
形成皮下结节的部位	耳郭、肘部、膝关节、脚拇指外侧、手指关节	肘关节
皮下结节的成分	结晶的尿酸盐	淋巴细胞等

退变性关节病的特征

身体老化是主因

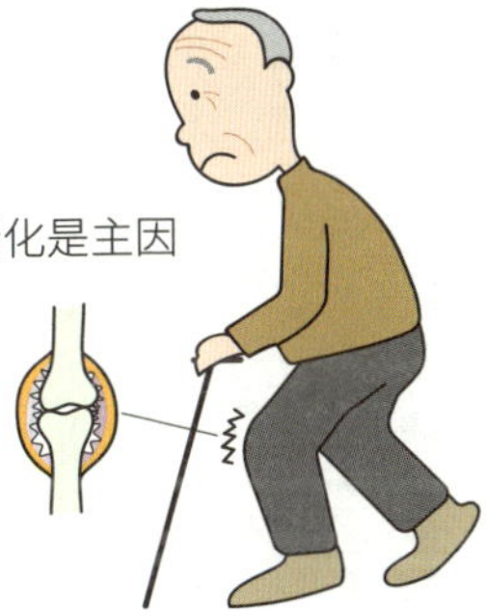

膝关节肿胀、积水

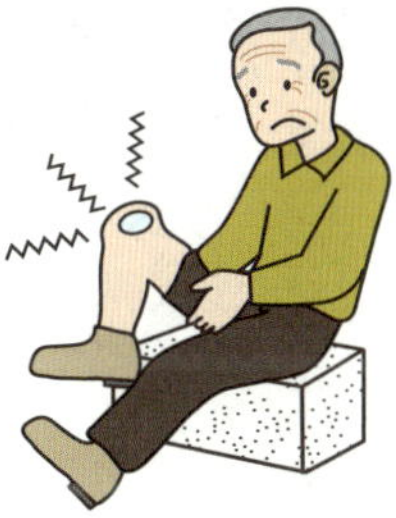

因工作或运动膝关节负担大的人多发

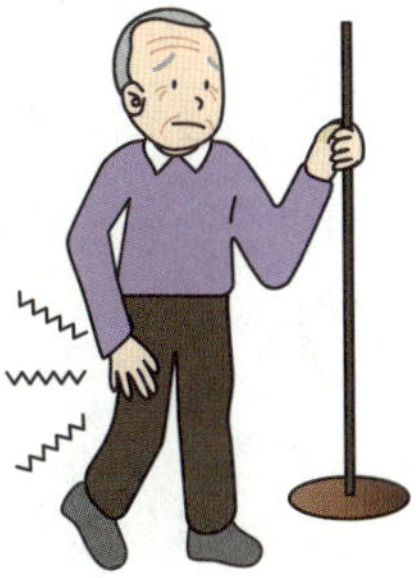

肥胖者多发

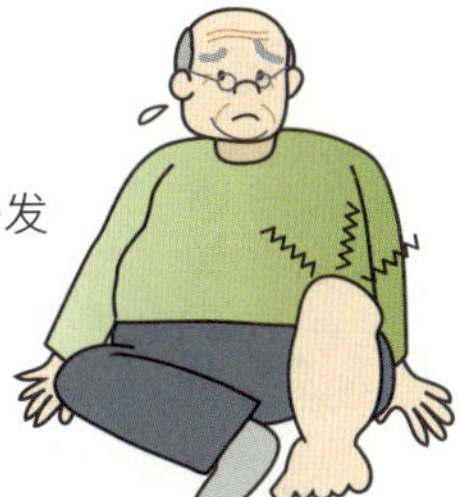

专栏　痛风发作时的紧急处理

以往经历过痛风发作的人如有发作预感，可先服用秋水仙碱（详见第56页）加以处理。可是，如果是某一天突然痛风发作，应该采取什么样的紧急处理措施呢？

如果附近有家人或朋友，可向其求助，请其带自己去医院。如果是一个人，就只能自己处理疼痛。

首先，如果穿了袜子要脱掉，然后可以找个塑料袋，放入冰块或保冷剂来冷敷疼痛的部位。注意，要让患病位置高于心脏，躺下并保持安静。

如果想立即止痛，服用止痛药时，需要注意药的种类。例如，代表性的止痛药阿司匹林有使症状恶化、延长病程的风险。此外，饮酒也可能会使症状更加严重，因此要严格禁酒。

采取紧急处理措施稍微稳定下来之后，可以请别人帮忙，尽早去医院检查，并接受治疗。

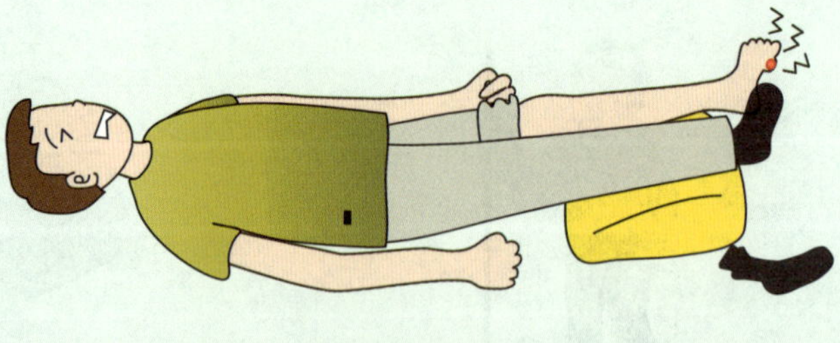

第 2 部分

高尿酸血症、痛风的诊断标准与药物治疗

医生说你“尿酸高”该怎么办

尿酸值超过 7.0 mg/dL 则可诊断为高尿酸血症

尿酸超过7.0 mg/dL就不能全部溶于血液

诊断引起痛风的导火索——高尿酸血症时，血液检查中的尿酸值是决定性的判断依据。尿酸值是指1dL血清中含有尿酸的数值（mg），也就是衡量尿酸浓度的标准。日本人的平均尿酸值为男性3.5 ~ 7.0 mg/dL、女性2.4 ~ 5.8 mg/dL。

由此可见，男女的平均尿酸值存在一定差异，不过根据日本痛风与核酸代谢学会的定义，不分性别与年龄，只要尿酸值低于或等于7.0 mg/dL即为正常，超过7.0 mg/dL就是高尿酸血症。

其根据是一旦尿酸值超过7.0 mg/dL，尿酸就无法全部溶于血液，多余的尿酸就会以尿酸盐的形式结晶化并在关节等软组织处沉积，从而引起痛风发作。

如果超过正常值，就要改变生活习惯

即使尿酸值超过7.0 mg/dL，被确诊为高尿酸血症，也并不是马上就需要开始药物治疗。这是因为即便尿酸达到异常值，多数情况下并不会立即出现痛风发作、形成痛风石。

尿酸值达到7.0 mg/dL左右时，如果痛风未发作，要首先接受医生的生活指导，如改善饮食习惯，培养运动习惯等。

改善饮食习惯基本就是要做到规律饮食，均衡摄取各种营养。培养运动习惯时，要尽量选择像健走、慢跑这样一边运动一边将氧气吸入体内的有氧运动。另外，还要积极摄入水、蔬菜、海藻等，将尿液碱化。

并发肾功能障碍、尿路结石，尿酸值上升到8.0 mg/dL左右时，可在改善生活习惯的同时采取药物治疗。并发缺血性心脏病或代谢综合征时，也要考虑药物治疗。另外，如果尿酸值超过9.0 mg/dL，就要通过药物治疗进行积极干预。

日本人的平均尿酸值与高尿酸血症的诊断标准

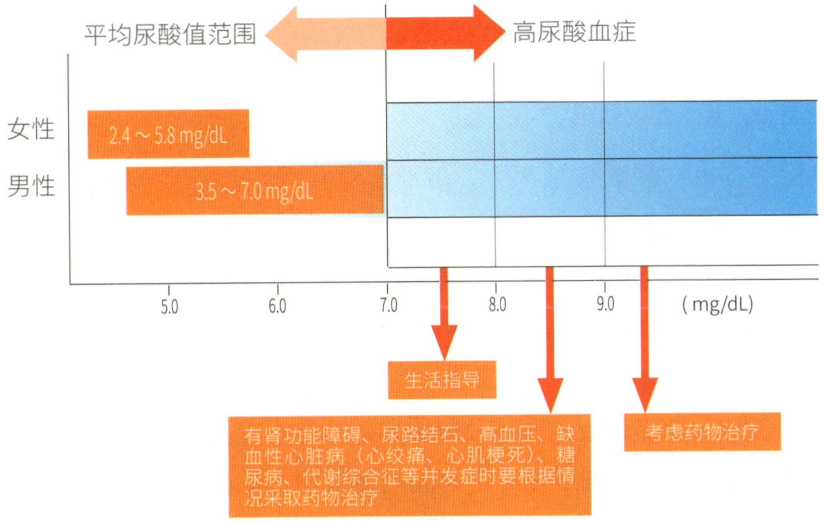

确诊为高尿酸血症后

改善饮食习惯

一日三餐要规律，营养摄取要均衡。不要吃太快，不要将早餐和午餐合并，这类吃法会导致肥胖。另外，为将尿液碱化、使尿酸容易溶解，要积极摄入蔬菜、海藻等。

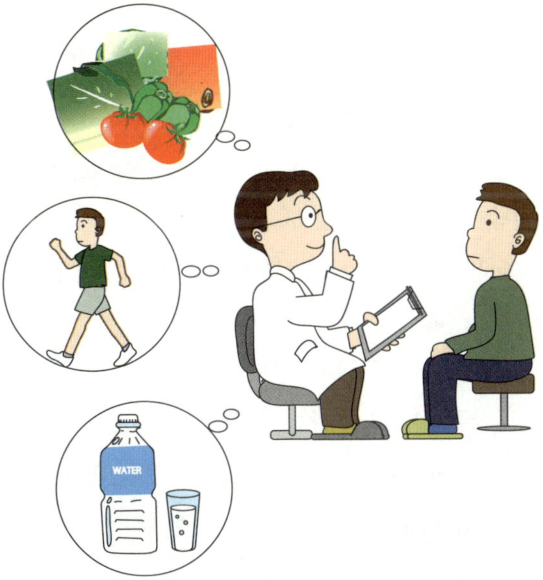

养成运动习惯

养成每天健走等有氧运动习惯。不过，剧烈运动反而会导致尿酸值升高，因此应尽量避免。

充分补充水分

要勤补水，增加尿量、促进尿酸排泄。

接受检查，确定治疗方案，尽早治疗

检查血液与尿液以诊断高尿酸血症

检查将尿酸排入尿液的功能

体检中查出“尿酸值偏高”，就要尽早接受用于诊断高尿酸血症的各项检查，并尽早开始治疗。

接受更细化的检查主要是为了判断自己属于尿酸排泄障碍型还是尿酸生成过多型，并查看肾功能，判断有无必要采取药物治疗等。

具体来说，要进行尿酸清除率测定、尿酸排泄率测定、内生肌酐清除率检查（Ccr检查）、肾功能检查、血液及尿液酸碱度检查等。

尿酸清除率测定　测定在一定时间内血液中的尿酸有多少被排入尿液中，检查肾脏的尿酸排泄功能，并判断是否为尿酸排泄障碍型高尿酸血症。

检查要进行1小时留尿与24小时留尿（一天中排出的全部尿液），进行1小时留尿时，尿量太少就无法测定，因此检查时要保留正常情况下至少1分钟的尿量。如果尿酸清除率不到7.3 mL/min，可诊断为尿酸排泄障碍型高尿酸血症。

检查体内产生了多少尿酸

尿酸排泄率测定　直接测定尿酸产生量极其困难，因此，通过这项检查可以推测体内产生了多少尿酸。与尿酸清除率测定一样，也采用1小时留尿与24小时留尿，并测定其中的尿酸量。

这是因为尿液的浓度会随水分的多少而变淡或变浓，要获得平均值需要一定时间留尿。

留取24小时尿液时，要使用专用的容器，交给医院的尿量达到20 mL即可。此外，接受这项检查时，要避免饮酒或吃嘌呤含量高的食品。如1小时的尿酸排泄率超过0.51 mg/ kg，则可诊断为尿酸生成过多型高尿酸血症。

内生肌酐清除率检查　测定肾脏在单位时间内清除血液中肌酐的能力，以此检查肾脏过滤功能是否正常。

高尿酸血症的检查与诊断

●尿酸清除率测定、尿酸排泄率测定

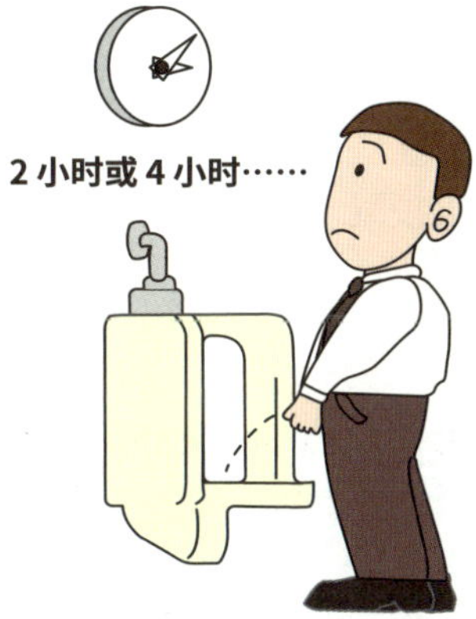

1分钟未达到7.3 mL

⇩

尿酸排泄障碍型

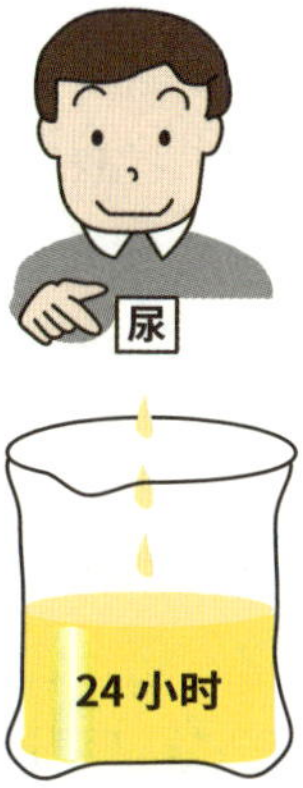

1小时超过0.51 mg/ kg

⇩

尿酸生成过多型

●内生肌酐清除率（Ccr）检查

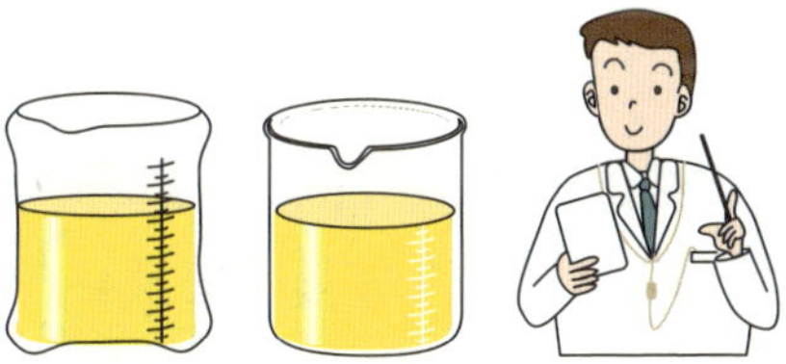

●肾功能检查

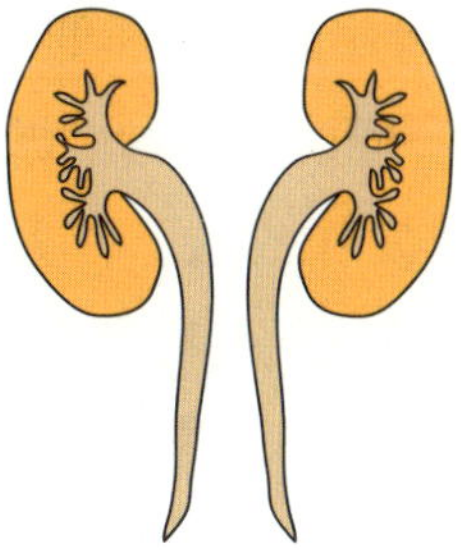

●血液或尿液酸碱度检查

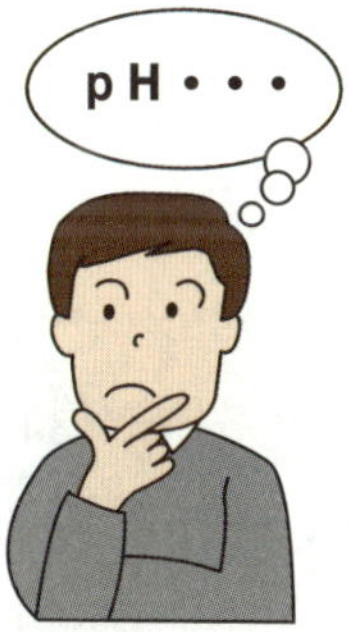

根据日本痛风与核酸代谢学会《高尿酸血症与痛风治疗指南（第3版）》绘制

高尿酸血症治疗的推进方式

以尿酸值、有无痛风发作等为标准确定治疗方案

高尿酸血症治疗的第一步是改善生活习惯

高尿酸血症的治疗要根据有无痛风发作史、尿酸值的高低，以及有无并发症（肾功能障碍、尿路结石、高血压、心绞痛、心肌梗死、糖尿病、代谢综合征等）确定治疗方案。

不过，治疗时无论是否发作过痛风、是否需要采取药物治疗，治疗的目标都是让高尿酸血症不再恶化，因此，重新审视自己的生活习惯并加以改善，在治疗过程中尤为重要。

具体来说，就是要改变吃饭不规律、饮食过量、摄入过多高嘌呤食品、摄入含有大量果糖的水果或果汁、高油饮食、饮酒过量、运动不足等生活习惯。

这一点与其他生活方式病是共通的，不过，与控制血糖相比，将尿酸维持在正常水平相对比较容易。除了要谨遵医嘱服药外，还要注意均衡饮食，避免运动不足、压力过大等。

如能自我管理，即可抑制尿酸值上升

以往有过痛风发作经历的人都要进行药物治疗。

采取药物治疗的目标是将尿酸值降至低于尿酸溶解度的水平，即6.0 mg/dL。此外，如果有尿路结石，还要同时服用抑制尿酸生成的药物。

而对于尚未经历过痛风发作的人，首先要纠正基本的生活习惯。在此基础上，如果尿酸值在8.0 mg/dL及以上且有并发症，也要采取药物治疗。即使没有并发症，但尿酸值超过9.0 mg/dL及以上的，也会成为药物治疗的对象。

无论是哪种情况，为了做到谨遵医嘱、坚持治疗，患者本人的自我管理最重要。如能进行自我管理，就能抑制尿酸值上升，将其控制在正常范围内。

高尿酸血症的治疗方案

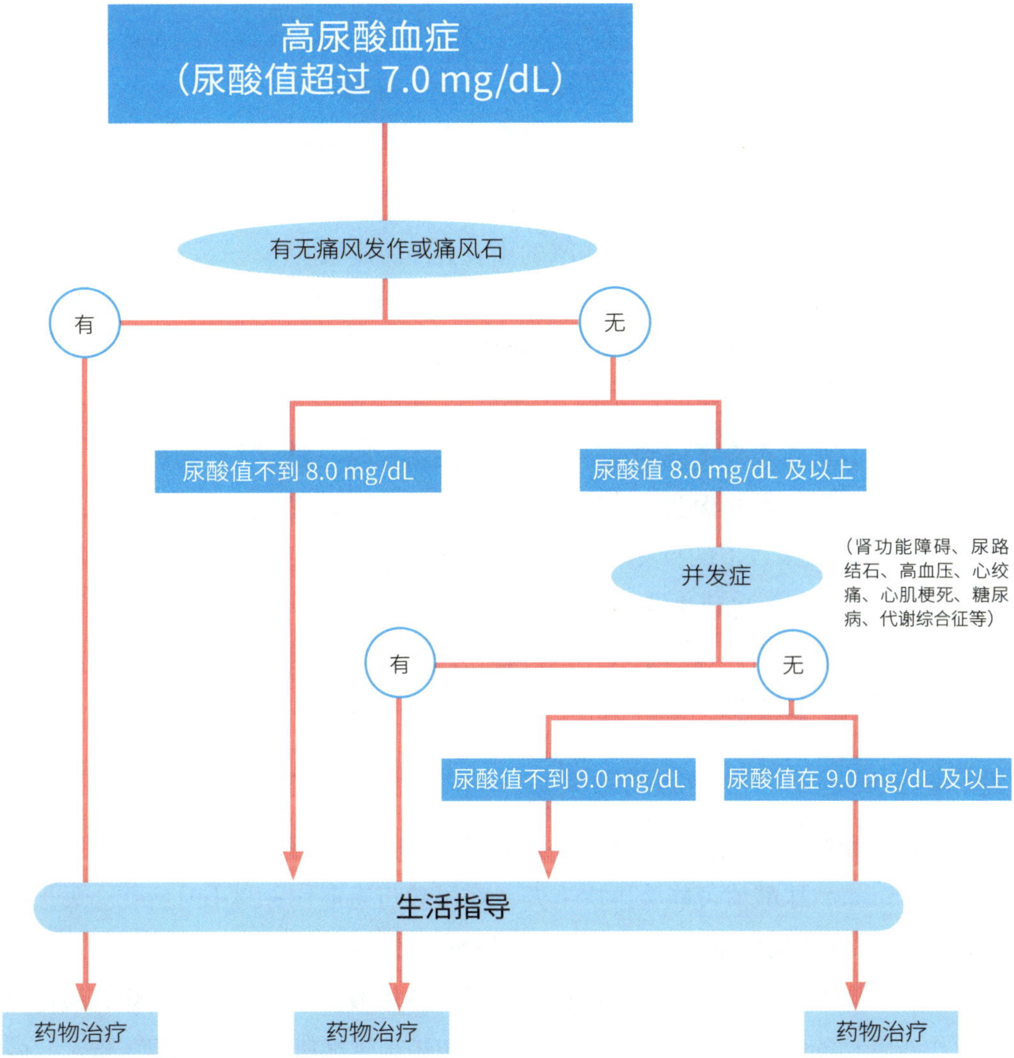

根据日本痛风与核酸代谢学会《高尿酸血症与痛风治疗指南（第3版）》制图

经过几个月治疗后尿酸值会缓慢下降

刚开始服用降尿酸药时也会有痛风发作

接受治疗6个月以内的患者中约有40%仍会有痛风发作

高尿酸血症治疗方案确定并开始治疗后有一点需要注意：在服用降尿酸药的初期阶段，可能还是会有痛风发作。虽然不是每个人都会经历，但综合各项调查可发现，开始治疗的6个月内，约40%的患者会经历痛风发作。

痛风发作不仅会在尿酸值偏高的状态下发生，在尿酸值变化较大时也容易发生。这是因为沉积在关节周围的尿酸盐表面变松，容易散落到关节中，就会引起痛风发作。

治疗时，医生也会考虑到这一点，刚开始治疗时一般会将药物的剂量控制在最小。然后观察患者的状态，治疗3～6个月后，逐渐调整剂量，以达到将尿酸值控制在6.0 mg/dL及以下的目标。因此，一定不要为了尽快降尿酸而服用比医嘱更高剂量的药。另外，也请注意不要忘记服药。

高尿酸血症的治疗是一个长期的过程，总原则是在相对较长的一段时间内慢慢降低尿酸值。只要遵医嘱服药，就不会频繁出现痛风发作的现象。

遵循医生的指示，提高服药效果

尿酸值下降、痛风不再发作后，患者可能会自行停药，或按照自己的方式服药，这样一来，尿酸值可能会再次上升。降尿酸药通常12～24小时后就会失去效果，因此，一旦留出空白期，尿酸值就会恢复到原先的数值。

此外，如果随意增减剂量、服药方法错误，尿酸值可能会急剧变化，引起痛风发作或肾功能障碍。只有谨遵医嘱，规规矩矩地遵循医生开具的用药指示，效果才会有所提高。

高尿酸血症的治疗日程

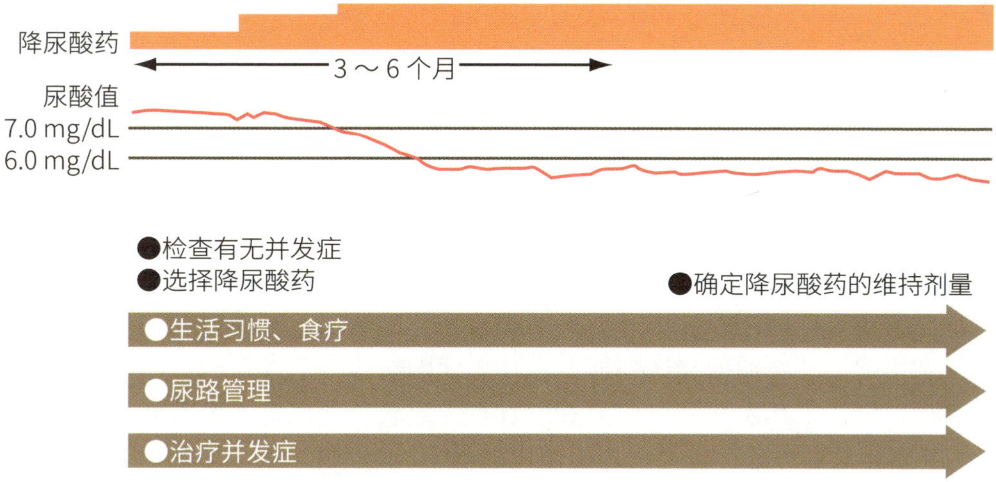

根据日本痛风与核酸代谢学会《高尿酸血症与痛风治疗指南（第3版）》制图

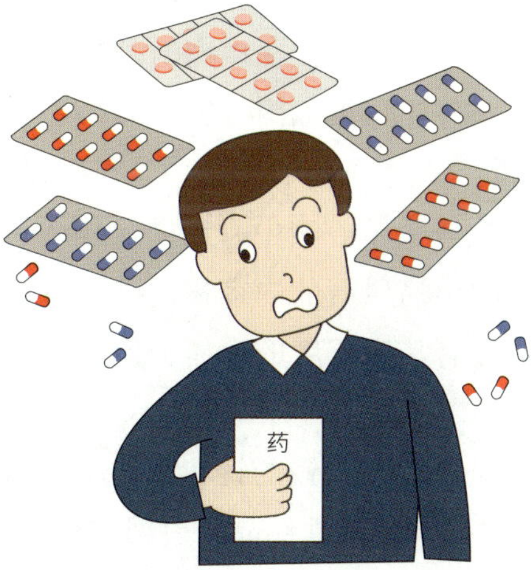

痛风发作时的检查

检查关节腔液或痛风石中有无尿酸盐结晶

第一次就诊时医生会通过问诊鉴别是否为痛风

很多患者即使被查出高尿酸血症，在无症状期间也不会去医院就诊，直到痛风发作才跑到医院。这种情况下，需要鉴别关节痛或肿胀是痛风引起的，还是由其他疾病导致。

在第一次就诊时医生会进行问诊。问诊的主要目的是排除与痛风症状相似的疾病。

一般来说，问诊时，医生会询问患者这些问题："什么时候发作的""在哪里发作的""疼痛的程度如何，是什么样的疼法""发作一次的持续时间大概多久，发作了几次""发作前有没有自觉症状""以前有没有经历过痛风发作""有没有并发症，有的话在服用哪种药""家人里有没有痛风患者或有痛风病史的"等。

为做出正确诊断，需要进行关节腔液检查

痛风诊断中，除了问诊，还要检查关节的状态。痛风发作时疼痛的关节大多只有一处，且容易在脚拇指根部发作，疼痛的关节会肿胀发红。开始疼痛12～24小时后，疼痛达到顶点，并在14天以内好转。如果是这种典型发病过程，则比较容易确诊；如果难以判断，就需要检查关节中是否存在导致疼痛的尿酸盐结晶。

关节腔液检查就是检查关节腔液中有无尿酸盐结晶，检查时会用注射器穿刺关节抽取关节腔液，或吸出痛风石的内容物，进行组织检查和成分检查。由于是直接用针穿刺患部，会伴有一定程度的疼痛，但这是为了做出正确诊断所必需的重要检查。

这项检查可以确认是否存在尖锐的针状尿酸盐结晶，确认有无吞噬（将异物杀灭、无害化，并予以排除）尿酸盐结晶的白细胞存在。

有时还会做X线检查、关节超声波检查等，以检查尿酸有无导致关节软骨受损等异常。

诊断痛风时的问诊、检查流程

痛风发作

↓

去医院就诊

↓

问诊

↓

关节腔液检查

↓

X 线检查
关节超声波检查

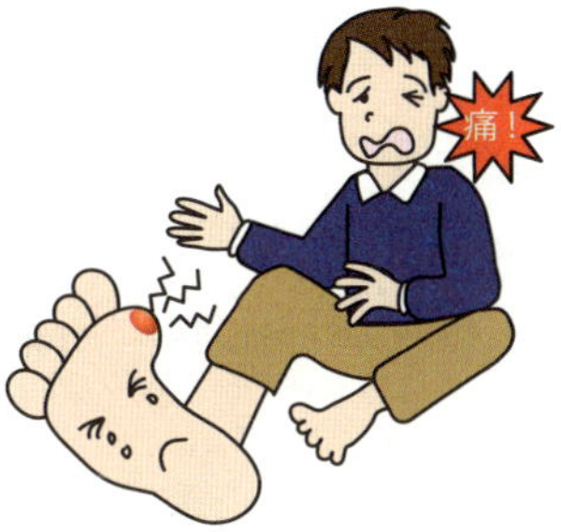

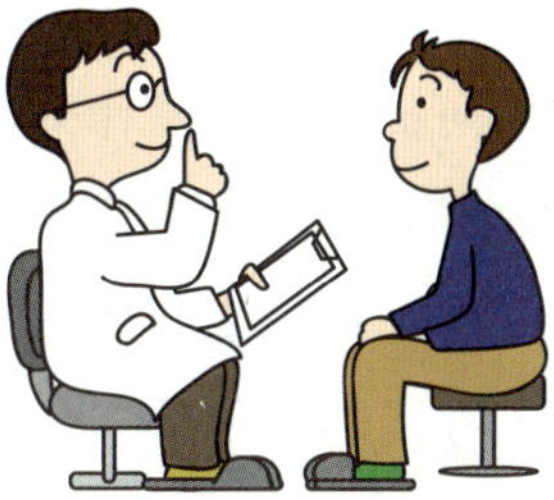

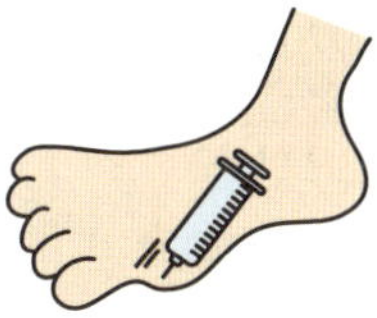

关节腔液检查

X 线检查

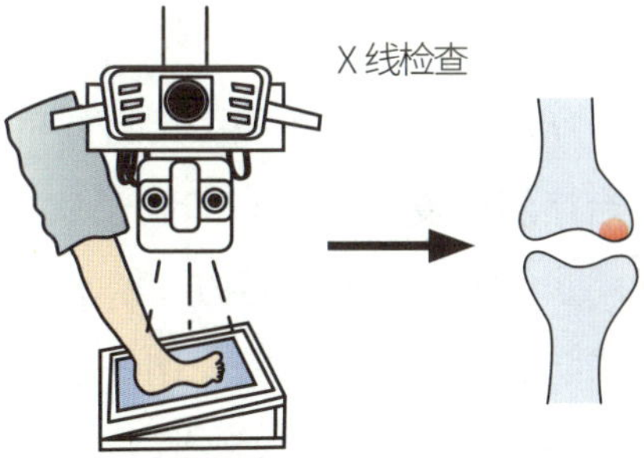

超声波检查

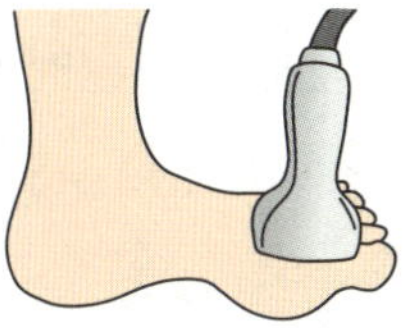

有效治疗痛风发作的药物疗法

痛风发作分为 4 个阶段，药物种类和用法各不相同

服用针对疼痛或肿胀过程的药物可平复发作进程

痛风发作的过程分为出现发作前兆的“前兆期”、发作且疼痛肿胀达到顶点的“极限期”、疼痛肿胀症状有所减轻的“减轻期”和症状完全平复的“缓解期”这4个阶段。

在极限期根据自己的判断大量服用抑制疼痛的药物，很可能会招致反效果。因此，一定要遵照医生的指示，按照药方上的用量和用法正确服药。

有发作前服用可抑制痛风发作的药，或是消除疼痛和肿胀的药，通过服用这些药让痛风平复后，需要继续服用控制尿酸的降尿酸药进行常规治疗。

降尿酸药的服用应从少量开始，同时要定期测定尿酸值，过3～6个月后再逐渐加量，以此确定常规的服药量。在此期间，即使痛风再次发作，也要维持降尿酸药的服用量，直至缓解。

此外，如果有肾功能障碍、尿路结石、高血压、糖尿病等并发症，在进行降尿酸治疗的同时还要治疗这些并发症。另外，开展药物治疗的同时，切勿忘了进行另一项痛风治疗——生活方式的改变，特别是接受饮食方面的指导，从而掌握自我管理的方法。

痛风的治疗药物按服用目的分为3种

治疗痛风的药物按照服用目的可分为以下3种：

治疗痛风发作　具有抑制炎症、缓解发作时剧痛的作用。多使用非类固醇抗炎药，也会使用类固醇药物、秋水仙碱等。

预防痛风发作　主要使用秋水仙碱。感受到痛风发作的前兆时服用。

溶解关节中的尿酸盐结晶　服用降尿酸药降低尿酸值，将其长期维持在6.0 mg/dL及以下，这样尿酸盐结晶将逐渐溶解。

此外，还有促进尿酸排泄的碱化尿液的药物，有时会用作促进尿酸排泄或用于尿路结石并发症，不过本身并没有降低尿酸值的作用。

痛风疼痛的演变与用药举例

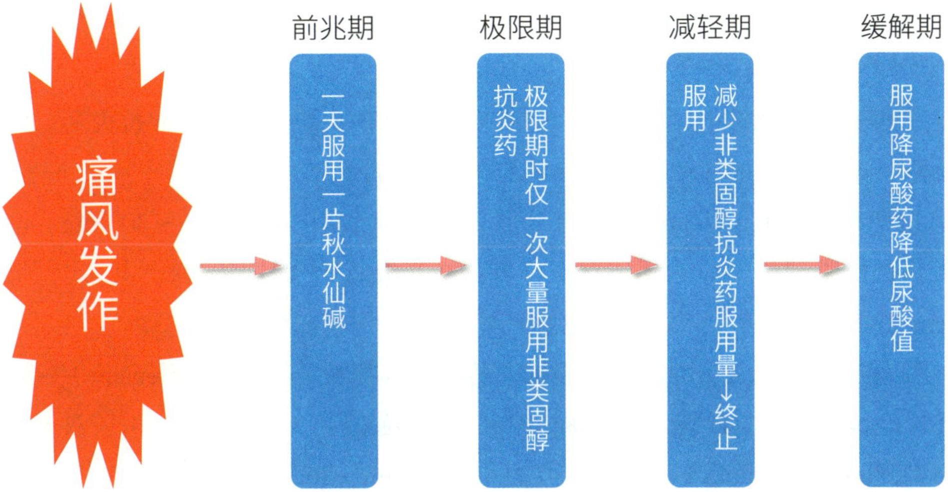

治疗痛风的药

治疗痛风发作	改善关节疼痛肿胀症状，多使用非类固醇抗炎药。
预防痛风发作	感到痛风发作的前兆时服用秋水仙碱，可抑制痛风发作。
减少关节内的尿酸盐结晶	通过降尿酸药降低尿酸值，使其控制在6.0 mg/dL 及以下。

用非类固醇抗炎药镇痛

只有在疼痛特别剧烈时才能在极短时间内大量服用

有效缓解痛风发作的剧烈疼痛

为抑制痛风发作的剧烈疼痛，极限期和减轻期要服用非类固醇抗炎药。疼痛剧烈时，可在短时间内大剂量服用，这样能够镇痛。

例如，萘普生（Naproxen）通常是一天分2次服用，每次200～300 mg。但痛风发作的极限期（疼痛达到顶点），可仅在当天每3小时服用1次，共3次，每次300 mg。之后再恢复到以往的剂量。

目前用于痛风发作的非类固醇抗炎药中，有吲哚美辛（Indometacin）、萘普生（Naproxen）、奥沙普秦（Oxaprozin）、普拉洛芬（Pranoprofen）、双氯芬酸钠（Diclofenac Sodium）、洛索洛芬钠（Loxoprofen Sodium）等。

患有胃、十二指肠溃疡的人可用类固醇药物

痛风发作无法使用非类固醇抗炎药，或使用无效，或发生多发性关节炎时，可使用泼尼松龙（Prednisolone）等口服类固醇药物（肾上腺皮质激素）。类固醇药物除了口服外，还可以通过肌内注射或关节内注射。

类固醇药物抑制炎症的作用要强于非类固醇药。因此，使用时一定要遵医嘱，医生也会结合患者的状况判断用药类型。

我在前文中讲过有的人无法使用非类固醇抗炎药。符合这种情况的有曾患胃、十二指肠溃疡的，或正在服用华法林（Warfarin）等抗凝血剂的患者等。

最近，痛风发作时也开始使用秋水仙碱，后文会进行详细的说明。

痛风发作时适用的主要非类固醇抗炎药

名称	痛风发作时推荐的服用方法	主要副作用
吲哚美辛	1次25 mg、1日2次；有的情况需要1次服用37.5 mg，1日2次	腹痛、食欲不振、消化不良、恶心、呕吐、胃炎、腹泻、软便、口干、口腔溃疡、出疹、发痒、头痛、眩晕、浮肿等
萘普生	疼痛或肿胀达到顶点时，当天1次服用300 mg，1日最多服用3次。第二天开始，1次服用200～300 mg，1日2次	胃部不适、胃痛、食欲不振、恶心、呕吐、腹泻、便秘、口腔溃疡、出疹、发痒等
奥沙普秦	常用量 400 mg 最高用量 600 mg	胃部不适、胃痛、出疹等
普拉洛芬	1次服用150～225 mg，1日3次，第二天开始，1次服用75 mg，1日3次	食欲不振、胃痛、胃和腹部不适、恶心、呕吐、腹泻、出疹、浮肿等

非类固醇抗炎药的主要副作用

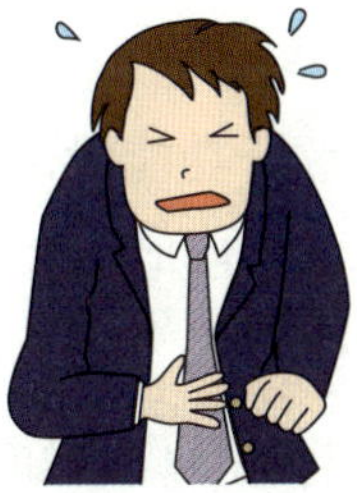
胃肠功能障碍

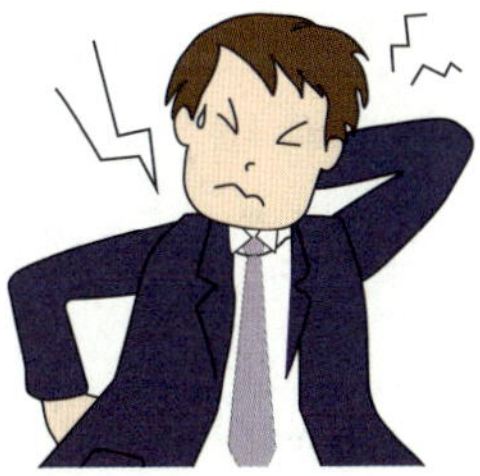
发痒

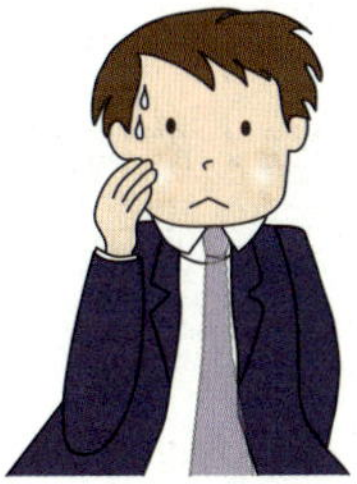
浮肿

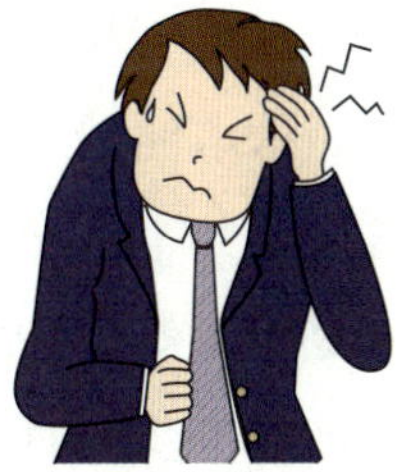
头痛

感到发作的前兆时用秋水仙碱预防

具有阻碍白细胞攻击尿酸盐结晶的作用

如有发作前兆，可服用秋水仙碱进行预防

有时候，患者会感到痛风发作的脚拇指根部有“针刺一样的痛感”“发痒”“轻微疼痛”等感觉。这通常是经历过一次以上痛风发作的人从发作的前一天开始感受到的前兆。有这样的前兆时，秋水仙碱就是痛风患者的强大友军。

服用1片（0.5 mg）秋水仙碱，即可预防痛风发作。此外，痛风频繁发作时，可在一段时间内（6个月以内）每天和降尿酸药一起服用，用量为每天1片。秋水仙碱带来的“防护作用”十分有效。

秋水仙碱自古以来就是用作痛风的特效药，其主要成分是从百合科植物秋水仙的球根和种子中提取出来的。

承担免疫功能的白细胞会为攻击尿酸盐结晶而集中在一起，而秋水仙碱能阻碍白细胞的这一功能。哪怕在痛风快要发作前服用都有效果，就是因为它能直接作用于白细胞。

最新的研究发现，痛风发作后的12小时以内服用2片秋水仙碱，过1小时后再服用1片，可以达到治疗痛风的效果。

以往用秋水仙碱治疗痛风时一天要服用6～8片，剂量较大，造成的副作用也很大，如今已不再使用此法。

主要副作用是造成肝功能障碍、白细胞减少等

秋水仙碱虽然拥有强大的抑制痛风发作的作用，但也有导致肝功能障碍、白细胞减少等副作用。此外，服用量达到一定程度，也会发生腹痛、呕吐、腹泻、脱发、肌肉痉挛等副作用。

鉴于药物的相互作用，如果还同时在服用治疗其他疾病的药物，应告知主治医生自己正在服用秋水仙碱。

秋水仙碱发挥作用的原理

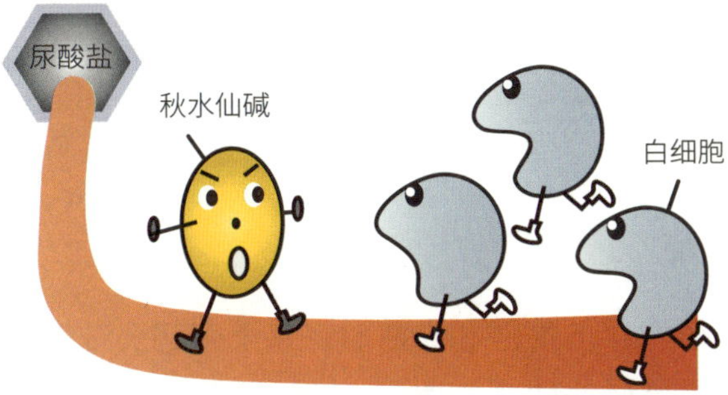
尿酸盐
秋水仙碱
白细胞

白细胞为攻击尿酸盐结晶而集中到一起时，秋水仙碱会阻碍白细胞的功能，从而抑制痛风发作。

秋水仙碱的主要副作用

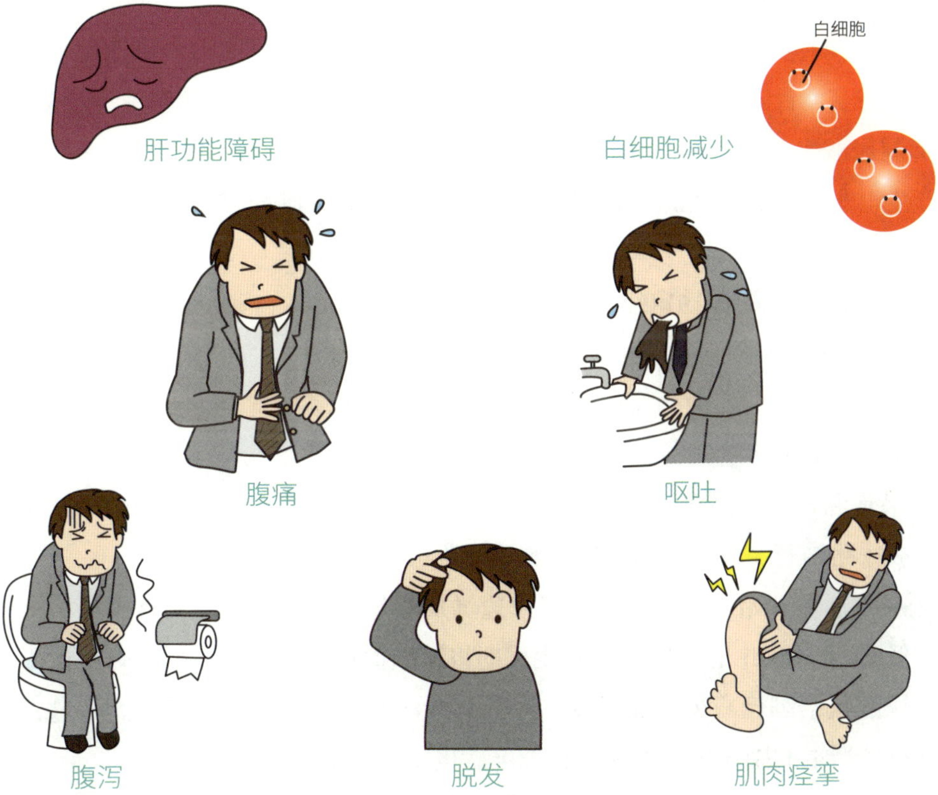
肝功能障碍
白细胞
白细胞减少
腹痛
呕吐
腹泻
脱发
肌肉痉挛

降尿酸药会降低尿酸值，从根本上治疗痛风

结合高尿酸血症的两种类型，降尿酸药也有两种

服用降尿酸药，从根本上治疗痛风

通过非类固醇抗炎药缓解痛风发作的疼痛和炎症后，接下来就要进入降低尿酸值的真正治疗。此前的药物治疗虽然能使疼痛消失，但尿酸值并没有因此恢复正常。首先要检查确认尿酸值上升的原因是肝脏中尿酸生成过多（尿酸生成过多型），还是尿酸排泄量减少（尿酸排泄障碍型）。

尿酸值保持在良好水平，痛风就难以发作

结合这两种类型，降尿酸药也有两种。针对尿酸生成过多型，可使用抑制尿酸生成的药。而针对尿酸排泄障碍型，则可以使用促进尿酸排泄的药。

抑制尿酸生成的药会阻碍在肝脏中促进尿酸生成的酶发挥作用，从而抑制尿酸的产生。另一方面，促进尿酸排泄的药则是作用于肾脏的肾小管，促进尿酸的排泄。

抑制尿酸生成的药物曾经只有别嘌醇（Allopurinol）一种，不过如今已有非布司他（Febuxostat）、托匹司他（Topiroxostat）等。

促进尿酸排泄的药中有丙磺舒（Probenecid）、苯溴马隆（Benzbromarone）、布可隆（Bucolome）这三种。

如果是混合型的高尿酸血症，为了避免因服用促进尿酸排泄的药而导致尿酸增加形成尿路结石，大多先从服用抑制尿酸生成的药物开始治疗。

先从小剂量开始，一边观察情况一边增加剂量，3 ~ 6个月后调整用量，将尿酸值降低至6.0 mg/dL的目标值。如能长期将尿酸值控制在良好水平，则可认为关节内的尿酸盐结晶已减少。痛风发作次数将逐渐减少，乃至不再发生。不过，每种药都有较严重的副作用，即使症状稳定后也要定期接受检查。

降尿酸药的种类、重大副作用与药效原理

尿酸生成过多型

	一般用名	重大副作用
抑制尿酸生成的药	别嘌醇	皮肤黏膜眼综合征、中毒性表皮坏死症、剥落性皮炎等重度皮疹，休克、类过敏性反应、再生性障碍性贫血、粒细胞缺乏症、血小板减少、急性肝炎等严重肝功能障碍、黄疸、肾功能不全、肾功能不全恶化、间质性肾炎等肾功能障碍、间质性肺炎、横纹肌溶解综合征
	非布司他	肝功能障碍、过敏症
	托匹司他	肝功能障碍、多形红斑

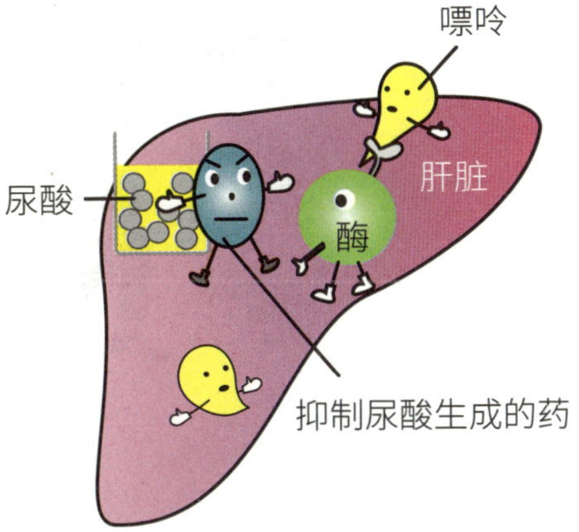

阻碍在肝脏中促进尿酸产生的酶发挥作用。

尿酸排泄障碍型

	一般用名	重大副作用
促进尿酸排泄的药	丙磺舒	溶血性贫血、再生性障碍性贫血、类过敏性反应、肝坏死、肾病综合征
	苯溴马隆	极罕见的情况下造成严重肝功能障碍
	布可隆	皮肤黏膜眼综合征、中毒性表皮坏死症

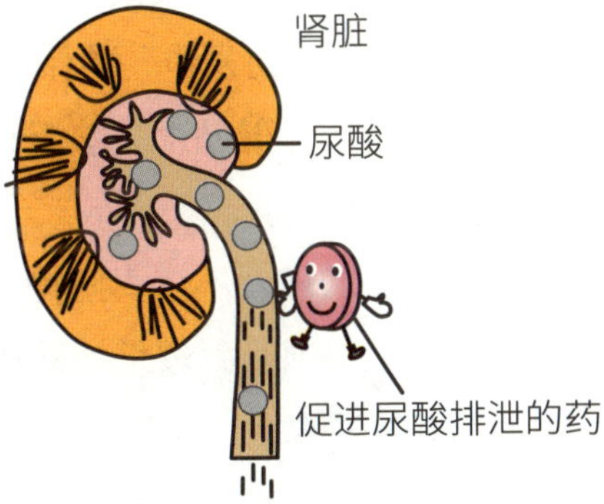

作用于肾脏的肾小管，促进尿酸排泄。

专栏　如何看待健康食品与保健品

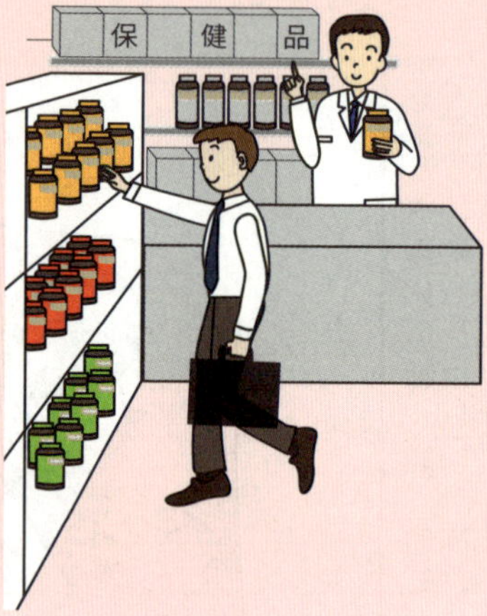

控制尿酸的治疗需要一个长期过程。必须认真遵医嘱服药，并脚踏实地地养成健康、有规律的生活习惯与饮食习惯。

然而，也有人在痛风发作之初痛定思痛“绝不能让自己再遭一遍这种剧痛的罪了”，专心接受治疗。可是一旦通过药物治疗控制住了尿酸，就又坚持不下去了。

这种时候，鼓吹“只要喝了这个尿酸就会迅速下降”“吃了这个痛风就不会再发作”的保健品宣传就容易乘虚而入，吸引痛风患者。

这类保健品大多缺乏科学依据，大家最好不要期待那些被大肆宣传的“奇效”。

有的患者不认真坚持饮食疗法，而是依赖保健品。这些所谓的保健品归根到底不过是辅助性产品，只靠它们是无法降尿酸的。为了控制好尿酸水平，还是要坚持药物治疗，同时践行健康的饮食习惯。

因此，请大家务必理性看待这些所谓的健康食品与保健品。

第 3 部分

高尿酸血症、痛风的并发症

即使疼痛消失，也要注意并发症

并发症中有致命的重病

高尿酸血症虽然不致命，但会诱发严重并发症

痛风发作时会伴随着剧痛，甚至有人要拄着拐杖去医院就诊，但无论多疼，大约两周后疼痛就会消失。但是，如果放任不管，就会形成痛风石，破坏骨骼与关节，导致生活质量下降。与此同时，还容易引发导致动脉硬化的生活方式病、肾功能障碍、尿路结石等并发症。

生活方式病、肾功能障碍、尿路结石易并发

容易与高尿酸血症、痛风并发的代表性疾病中，主要有高血压、糖尿病、脂质代谢异常等生活方式病。高尿酸血症、痛风与这些生活方式病的病因也有很多共同点——内脏脂肪型肥胖、饮食过量、饮酒过量、运动不足、压力大等。由此可见，高尿酸血症、痛风与生活方式病有着很深的关系。大家可以这样想象一下，会比较容易理解：先有代谢综合征这个大圈，然后里面又有高尿酸血症、痛风、高血压、糖尿病、脂质代谢异常等小圈，各个小圈之间有一部分是重叠在一起的。

这些并发症的共同点是都会加快动脉硬化的进程。目前已知，动脉硬化进程一旦加快，威胁生命的脑卒中（脑梗死、脑出血）、缺血性心脏病（心绞痛、心肌梗死）发病的风险就会大幅提高。如果因为认为高尿酸血症、痛风不致命，就不放在心上，不进行恰当的治疗，这样下去动脉硬化进程就会加快，出现并发症，有时甚至会威胁生命。

除此之外，还有一种并发症是慢性肾病与尿路结石。以往，肾功能障碍恶化会并发尿毒症，并有致命风险。如今，能控制尿酸的药物开发出来后，尿毒症的发病率剧减，但如果控制得不充分，肾功能障碍仍会恶化。

因此，还是要认真控制好尿酸水平，改善生活习惯，从而预防并发症。

高尿酸血症、痛风与生活方式病的关系

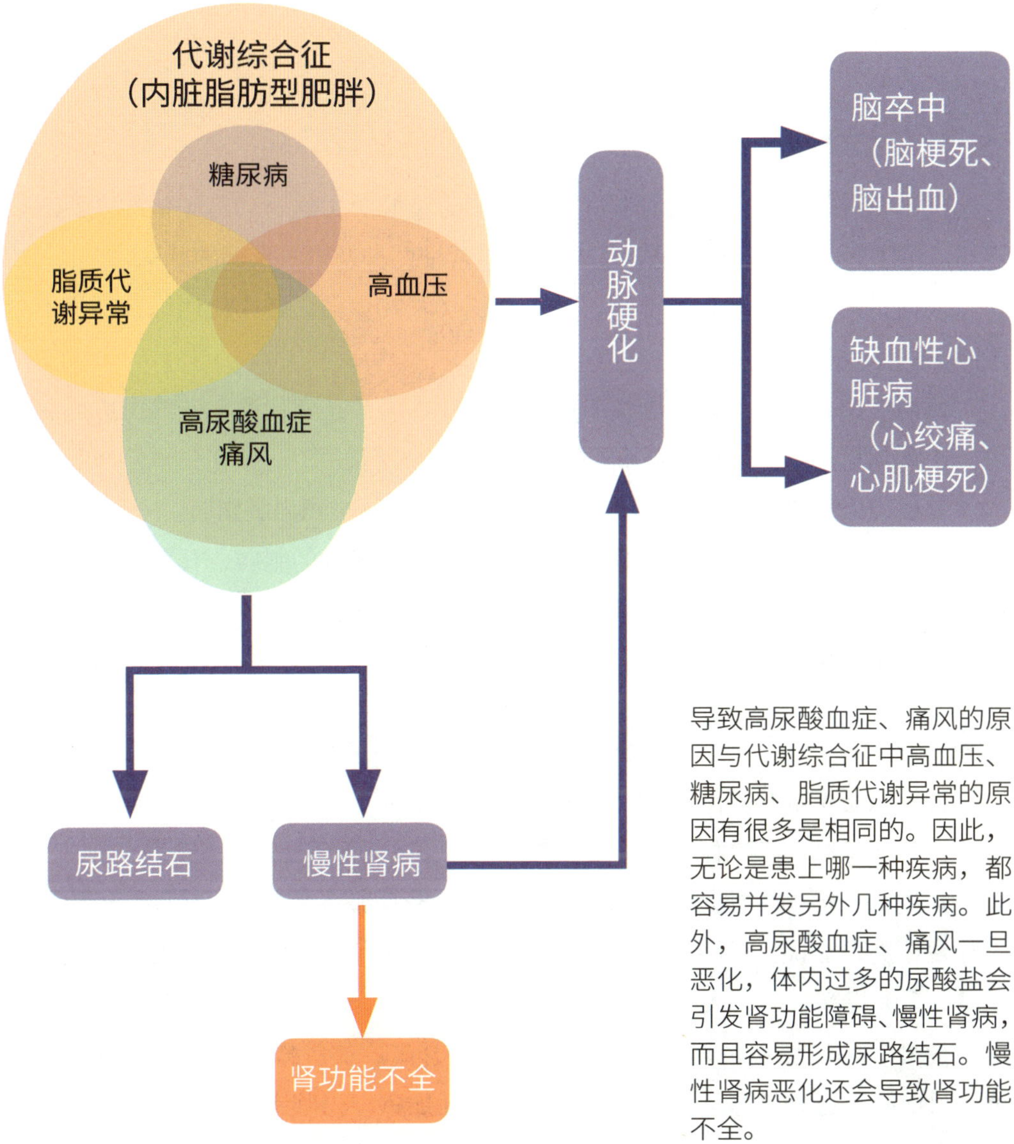

导致高尿酸血症、痛风的原因与代谢综合征中高血压、糖尿病、脂质代谢异常的原因有很多是相同的。因此，无论是患上哪一种疾病，都容易并发另外几种疾病。此外，高尿酸血症、痛风一旦恶化，体内过多的尿酸盐会引发肾功能障碍、慢性肾病，而且容易形成尿路结石。慢性肾病恶化还会导致肾功能不全。

代谢综合征是内脏脂肪带来的恶性连锁反应

内脏脂肪是很多疾病的源头

除内脏脂肪型肥胖以外，还有生活方式病的症状

代谢综合征是指除了具有肥胖（内脏脂肪型肥胖）这一动脉硬化的危险因素以外，还伴有高血压、糖尿病、脂质代谢异常中两种及以上疾病的状态。

根据日本厚生劳动省的推测，日本全国40～70岁的人群中代谢综合征患者及其预备军有约2 000万人。

所谓代谢异常，就是指糖类、脂肪等在体内无法正常代谢，造成内脏脂肪堆积，从而引发各种生活方式病和威胁生命的重大疾病。

另外，由于雌性激素的作用，女性比男性更容易堆积内脏脂肪。

代谢综合征之所以棘手，是因为除了内脏脂肪导致的肥胖，几乎没有自觉症状。在健康检查中即使被指出有代谢问题，人们往往也不当回事，认为“除了有点肚子，既不疼也不痒，不用管它”。

内脏脂肪增加会导致尿酸值上升

内脏脂肪增加后，肝脏中产生的甘油三酯也会增加。甘油三酯被输送到血液中，会引发高甘油三酯血症、高密度脂蛋白胆固醇偏低等脂质代谢异常。

代谢综合征的特征是糖尿病等单个疾病并没有那么严重，但几种叠加后会使动脉硬化进程加快。最终导致发生脑梗死、脑出血、心绞痛、心肌梗死等疾病的危险性大大提高。

此外，内脏脂肪的增加还会导致血糖值升高，使糖尿病、高血压等疾病加重。目前除了已知高尿酸血症会使代谢综合征加重，内脏脂肪增加也会导致尿酸值上升。因此，如果被诊断为代谢综合征，不仅要注意控制血糖和血压，也要注意尿酸值。

日本不同年龄层代谢综合征患者及其预备军的比例

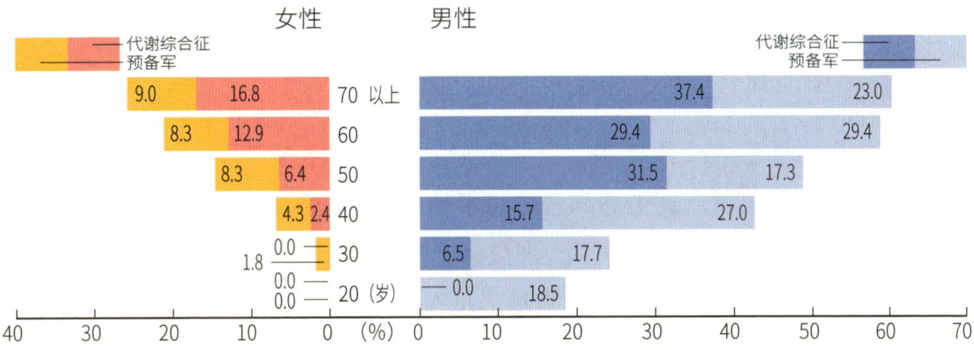

根据日本厚生劳动省《2019年国民健康和营养调查》制作

代谢综合征的患者随着年龄增长而增加。特别是男性从30多岁开始、女性从绝经的50多岁开始迅速增加。

代谢综合征的诊断标准

腰围

男性：85 cm 及以上
女性：90 cm 及以上
（内脏脂肪面积相当于 100 cm^2 及以上）

＋

以下 3 项中符合 2 项及以上

☐血糖值	空腹时血糖值达 6.1 mmol/L 及以上
☐脂质	甘油三酯值为 1.7 mmol/L 及以上 或 高密度脂蛋白胆固醇值不到 1.03 mmol/L
☐血压	收缩压为 130 mmHg 及以上 或 舒张压为 85 mmHg 及以上

高尿酸血症通常伴有高血压

高盐饮食加上压力过大，是高尿酸血症和高血压的诱因

血压容易受到各种因素的影响

日本的高血压患者人数极多，其与糖尿病一起被称为“日本国民病”。根据日本厚生劳动省的推测，真正的高血压患者约有4 300万人，再加上“血压在正常值范围内偏高”即高血压的预备军，人数高达5 500万人。

血压是由自主神经调控的。自主神经又分为交感神经与副交感神经。在活跃的白天交感神经发挥作用，升高血压。因为某种原因紧张或压力过大时，交感神经就会活跃，心脏跳动的次数增加，此时毛细血管会收缩，血压也会随之升高。

导致高血压的原因除了压力过大、吸烟，还有一个广为人知的原因，那就是摄入过量盐分。过量摄入盐分后，体内的钠将激增。而为了将体内的钠浓度维持在一定浓度水平，心脏会泵出更多血液，血压因此升高。

此外，动脉硬化也是血压升高的一大要因。动脉硬化会使血管内腔变窄。结果就是对动脉壁的压力升高，从而使血压升高。

高血压也会反过来加速动脉硬化。血压偏高的状态如果一直持续下去，血管会失去弹性，并因炎症而变厚。血管内腔会因此变窄，加剧动脉硬化，如此一来，血压就会进一步升高。

高尿酸血症导致肾功能下降也是诱因

高尿酸血症或痛风的患者中血压偏高的人较多。高尿酸血症、痛风会引发肾功能障碍，肾脏无法很好地排泄钠，血压会因此升高。此外，尿酸值高的人将来容易患高血压。研究结果表明，血压升高也是引起痛风的原因之一。

由此可见，高尿酸血症、痛风、肾功能下降、高血压相互关联，很可能形成恶性循环。

日本成人高血压分类（单位：mmHg）

	分类	收缩压		舒张压
正常血压范围	最佳血压	＜120	且	＜80
	正常血压	120～129	且/或	＜80
	正常范围内偏高	130～139	且/或	85～89
高血压	I度高血压	140～159	且/或	90～99
	II度高血压	160～179	且/或	100～109
	III度高血压	≥180	且/或	≥110
	（孤立性）收缩期高血压	≥140	且	＜90

*此为诊室血压

依据日本高血压学会《高血压治疗指南（2019年）》

导致高血压的主要原因

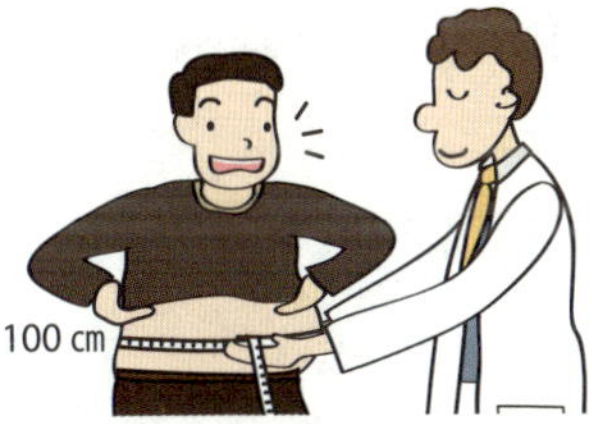

代谢综合征

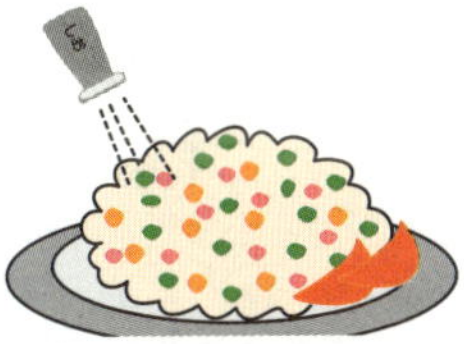
摄入过量盐分

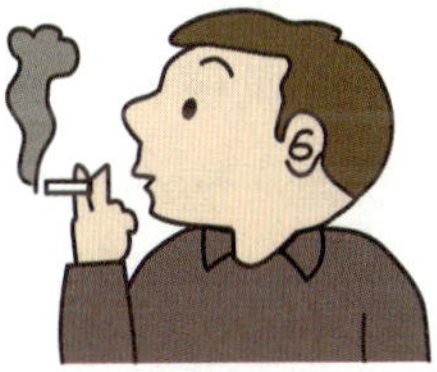
吸烟

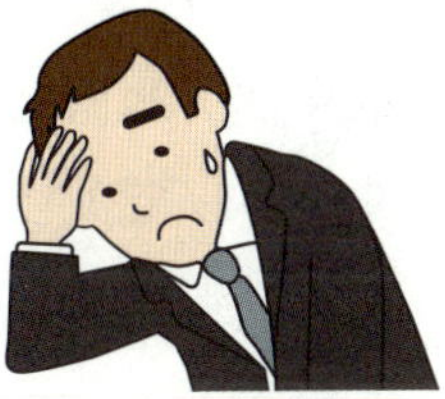
压力过大

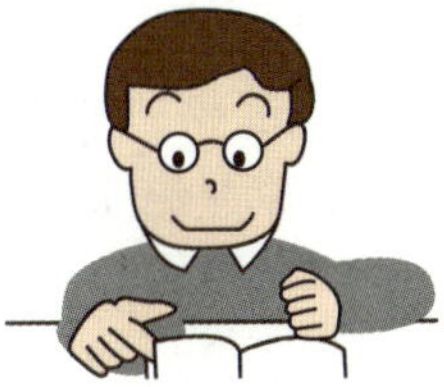
运动不足

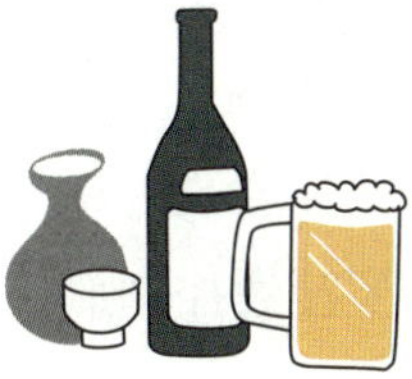
饮酒过量

成人中每5人有1人患糖尿病或是其预备军

饮食过量、饮酒过量、运动不足、压力过大等都是糖尿病的诱因

糖尿病是指血糖值慢性偏高的状态

糖尿病是指血糖值（血液中葡萄糖的值）慢性偏高的状态。据推测，日本糖尿病患者加上糖尿病预备军的人数约有2 000万人，即成人中每5人就有1人是糖尿病患者或其预备军。从食物中吸收的糖类在肝脏中被分解为葡萄糖，并由肌肉等吸收成为能量来源。在这一过程中，有一样东西不可或缺，那就是胰腺分泌的激素——胰岛素。

日本绝大多数糖尿病患者都是2型糖尿病，其病因是饮食过量、饮酒过量等不良生活习惯导致胰岛素分泌量下降、分泌时间延迟。此外，还受到胰岛素抵抗的影响，其身体虽然胰岛素分泌充分，但肌肉、肝脏无法正常发挥代谢和储存糖类的作用，特别是肥胖者，其内脏脂肪还会分泌阻碍胰岛素功能的物质，更容易引发胰岛素抵抗。胰岛素抵抗会降低肾脏排泄盐分的功能，还会导致高血压。

糖尿病恶化会出现严重的并发症

糖尿病的可怕之处在于病情恶化后，血管、神经会出现功能障碍，引发严重的并发症。糖尿病的代表性并发症是其恶化后造成动脉硬化，进而导致脑梗死、心绞痛、心肌梗死。另一方面，高血糖会导致毛细血管功能障碍，进而引发有失明危险的糖尿病视网膜病变、组织坏死（坏疽）、自主神经功能障碍导致的排尿困难或勃起障碍等糖尿病神经病变。

高血糖还会引发肾脏毛细血管功能障碍，从而导致肾功能下降的糖尿病肾病。一旦恶化，还会引发肾功能不全。

高尿酸血症、痛风的患者中有很多是血糖值偏高（糖耐量异常）的糖尿病预备军。研究发现，他们患糖尿病的概率是普通人的1.5倍。因此，不仅要关注尿酸值，还要注意控制血糖。

血糖值的判定标准与糖尿病的诊断

血糖值

符合下面任意一条

空腹血糖值：7 mmol/L及以上

葡萄糖耐量餐后2小时值：11.1 mmol/L及以上

随机血糖值：11.1 mmol/L及以上

且

HbA1c（糖化血红蛋白）

6.5%及以上

（糖尿病型）

（NGSP值）

⇨ **糖尿病**

一般通过血糖值和HbA1c进行诊断。一次检查中血糖值和HbA1c结果都是糖尿病型的话，就可诊断为糖尿病。

只有一项是糖尿病型时要再次检查，如果经判断两次都是糖尿病型，则诊断为糖尿病。

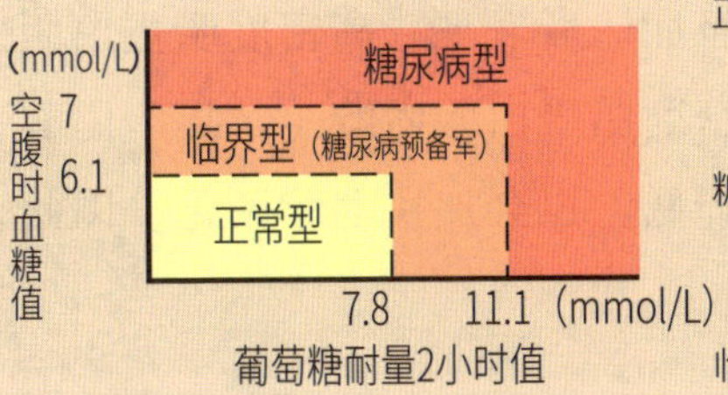

正常型：空腹血糖值不到6.1 mmol/L且葡萄糖耐量餐后2小时值不到7.8 mmol/L

糖尿病型：空腹血糖值7 mmol/L及以上或葡萄糖耐量餐后2小时值11.1 mmol/L及以上

临界型：正常型与糖尿病型之间

糖尿病的并发症

发生于细血管的并发症

糖尿病视网膜病变

糖尿病肾病

糖尿病神经病变

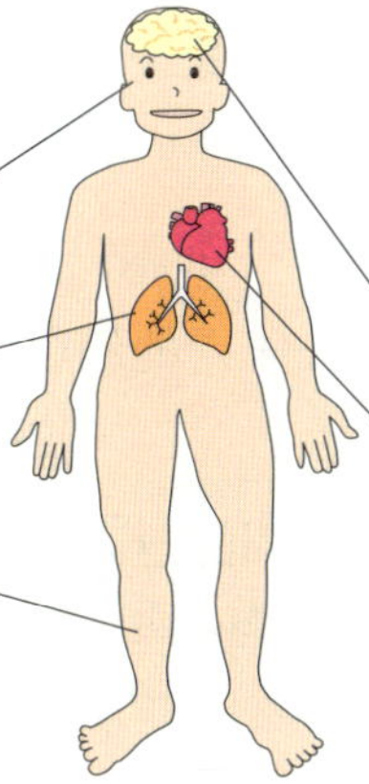

发生于粗血管的并发症

动脉硬化

↓

脑梗死

心绞痛、心肌梗死

导致动脉硬化的脂质代谢异常

胆固醇、甘油三酯过量会带来各种弊害

组成细胞膜和激素的原料、高效的能量来源

提到胆固醇、甘油三酯，很多人可能觉得它们都是“坏东西”，但其实它们在维持我们的身体健康方面发挥着极其重要的作用。

我们人体内约有60万亿个细胞，而胆固醇是细胞膜的重要构成材料。此外，胆固醇还是肾上腺皮质激素、性激素等的原材料。脂肪释放出的能量是葡萄糖的2倍，可以称之为高效的能量来源。不过，如果胆固醇与甘油三酯在体内过量增加，则会引起肥胖。

而且，血液中的胆固醇和甘油三酯升高，还会导致动脉硬化，或使其进一步恶化，因此，这种状态一度被称为高脂血症。后发现，高密度脂蛋白胆固醇（“好胆固醇”）可以将血液中多余的低密度脂蛋白胆固醇（“坏胆固醇”）回收到肝脏。若高密度脂蛋白胆固醇含量降低，也会加快动脉硬化，因此，后来这一系列疾病被称为脂质代谢异常。

低密度脂蛋白胆固醇氧化是动脉硬化的原因

脂质代谢异常分为高低密度脂蛋白胆固醇血症、低高密度脂蛋白胆固醇血症、高甘油三酯血症三种。尤其是高低密度脂蛋白胆固醇血症，目前已知它与心肌梗死等心脑血管疾病有密切关系。低密度脂蛋白胆固醇被活性氧氧化，是造成动脉硬化的原因之一。

人体内吸收的氧气主要被用于在细胞内产生能量，这时的氧中有1%～2%是活性氧。活性氧的作用是攻击侵入体内的细菌等异物，但同时也会攻击低密度脂蛋白胆固醇并将其氧化。

这种被氧化的低密度脂蛋白胆固醇进入血管壁内部后，会被免疫细胞中的巨噬细胞吞噬，并在血管壁上沉积。带来的结果就是血管壁变厚，血管内腔变窄，从而导致动脉硬化。

脂质代谢异常的诊断标准（空腹采血）

高低密度脂蛋白胆固醇血症	：低密度脂蛋白胆固醇 3.62 mmol/L 及以上
低高密度脂蛋白胆固醇血症	：高密度脂蛋白胆固醇不到 1.03 mmol/L
高甘油三酯血症	：甘油三酯 1.7 mmol/L 及以上

依据日本动脉硬化学会《动脉硬化性疾病的诊疗指南》

动脉硬化的原理

■ 低密度脂蛋白胆固醇被氧化

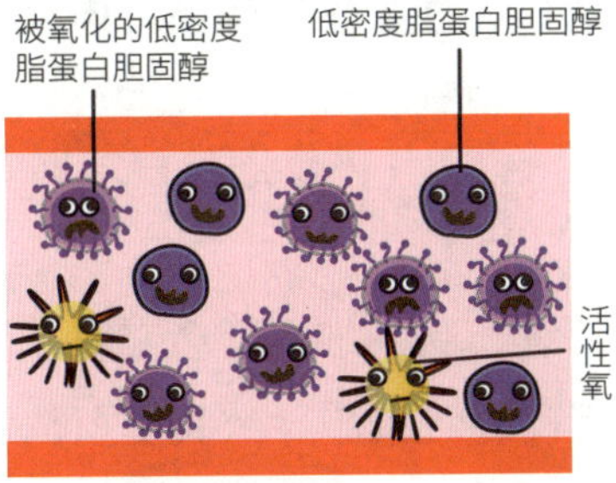

低密度脂蛋白胆固醇增加、长期滞留在血液中，容易被氧化，变成“被氧化的低密度脂蛋白胆固醇”。

■ 被氧化的低密度脂蛋白胆固醇伤害血管壁

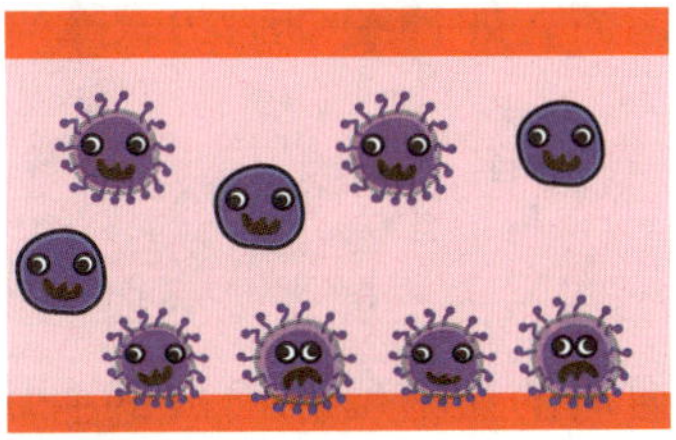

被氧化的低密度脂蛋白胆固醇在伤害血管壁的同时，高血压、高血糖、吸烟等会进一步伤害血管壁。

■ 进入受损的血管壁

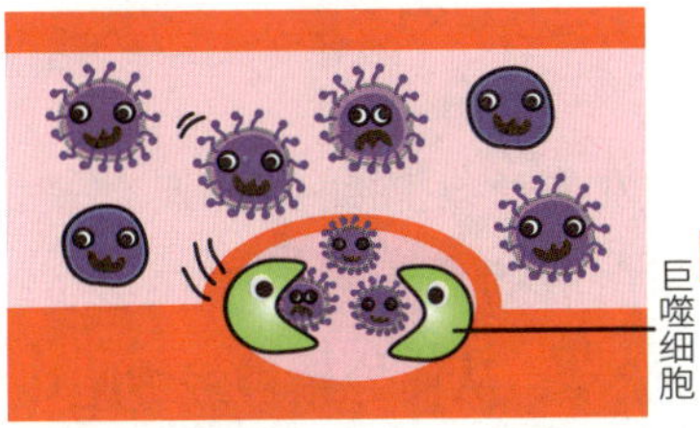

被氧化的低密度脂蛋白胆固醇进入受损的血管壁，被免疫细胞中的巨噬细胞吞噬。

■ 血管内腔变窄

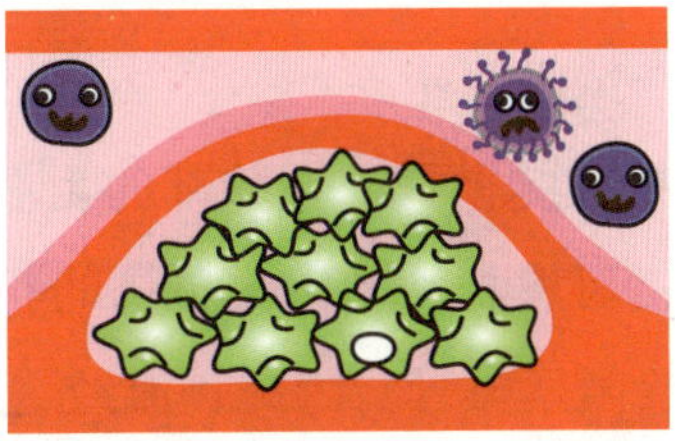

被巨噬细胞吞噬的低密度脂蛋白胆固醇增加，导致动脉硬化不断恶化。

脑血管破裂或阻塞导致脑卒中

高血压、糖尿病、脂质代谢异常、高尿酸血症等导致的动脉硬化是病因

即使脱离生命危险，也会留下严重后遗症

脑卒中是动脉硬化、高血压导致脑血管病变所引发的疾病。高尿酸血症、痛风和高血压、糖尿病、脂质代谢异常一样，都是造成动脉硬化的原因。

脑卒中分为脑血管破裂、脑内出血的“脑出血”和“蛛网膜下腔出血”、脑血管阻塞的“脑梗死”。而脑梗死主要分为腔隙性脑梗死、血栓性脑梗死和心源性脑栓塞三种。

如果能尽早获得恰当治疗，生命得以挽救的可能性虽然比较高，但会留下严重的后遗症，如神经细胞功能障碍、半身不遂、语言障碍等。

粗血管受损可能会发展为重症

脑出血　主要原因是高血压。高血压长期持续，脑部细血管会变脆并破裂出血。出血后的血液凝固而成的血块会压迫其周围的神经细胞导致其受损，从而丧失该部位的功能。

蛛网膜下腔出血　是指在脑血管分叉部分形成的脑动脉瘤破裂，血液沉积在蛛网膜下腔。流出的血液会刺激包裹大脑的脑脊膜，从而引发剧烈头痛。如果不紧急处理，死亡的概率也会升高。

腔隙性脑梗死　高血压等导致脑部细血管持续承受较大压力，血管壁变厚，内腔变窄造成梗死。

血栓性脑梗死　在脑部的粗血管遭到阻塞时发生。胆固醇进入血管壁，形成动脉硬化斑块。动脉硬化斑块的膜破裂后，凝固血液的血小板集中在这里，从而形成血栓阻塞血管。因此，流经这里的血液无法流动，从而导致神经细胞坏死。

心源性脑栓塞　心律不齐房颤是原因。房颤会导致心脏形成的血栓随着血液流动，使脑部粗血管阻塞。受损范围大，且容易发展成重症。

脑卒中的分类

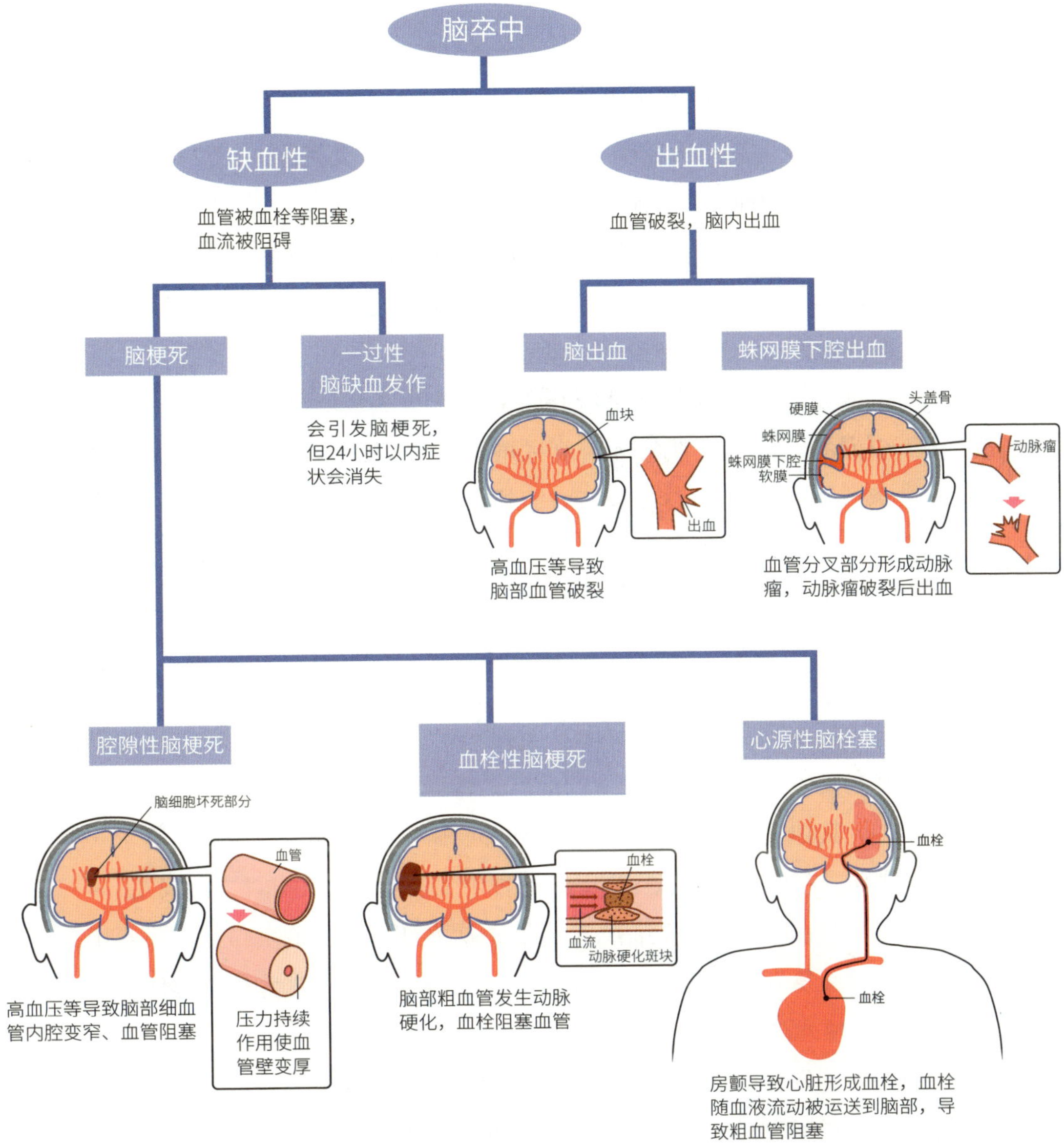
脑卒中
缺血性
血管被血栓等阻塞，
血流被阻碍
出血性
血管破裂，脑内出血
脑梗死
一过性
脑缺血发作
会引发脑梗死，
但24小时以内症
状会消失
脑出血
血块
出血
高血压等导致
脑部血管破裂
蛛网膜下腔出血
头盖骨
硬膜
蛛网膜
蛛网膜下腔
软膜
动脉瘤
血管分叉部分形成动脉
瘤，动脉瘤破裂后出血
腔隙性脑梗死
脑细胞坏死部分
血管
高血压等导致脑部细血
管内腔变窄、血管阻塞
压力持续
作用使血
管壁变厚
血栓性脑梗死
血栓
血流
动脉硬化斑块
脑部粗血管发生动脉
硬化，血栓阻塞血管
心源性脑栓塞
血栓
血栓
房颤导致心脏形成血栓，血栓
随血液流动被运送到脑部，导
致粗血管阻塞

胸部剧痛的心绞痛、心肌梗死

日本人的第二位死因“心脏病”中最多见的疾病

滋养心肌的冠状动脉由于动脉硬化而变窄

心脏病是日本人第二大死因（也是中国人的第二大死因），仅次于癌症。其中，心绞痛、心肌梗死发病率最高。

为了向全身输送血液，心脏一天要重复进行约10万次的收缩与舒张。为了保障这种水泵的功能正常运作，心脏的肌肉，也就是心肌，需要大量营养与氧气。而供给这部分营养与氧气的正是冠状动脉。

冠状动脉发生动脉硬化，供给心肌的营养与氧气就会减少或完全得不到补充，从而引发心绞痛、心肌梗死。高尿酸血症等引发的动脉硬化会随着年龄增长而越来越严重，因此，心绞痛、心肌梗死多在步入中年以后发病。这种疾病一旦延误治疗就有可能危及生命，因此，一定不要放过任何症状，尽早就医，接受恰当的治疗。

耽误恰当的治疗可能会致死

心绞痛　冠状动脉的动脉硬化发展到一定程度，心肌会出现短暂的供血不足，这时就会发生心绞痛。其典型的症状是胸痛，有患者形容“像被千钧之力勒紧了一样”。其他症状还有后牙疼痛，喉部、胸部与肩部之间像被勒紧了一样，出现肩膀僵硬，左肩有放射状疼痛等。这种疼痛一般会在10分钟内消失。

以下这些症状是需要特别注意的：第一次发作；可控制发作的药不管用；症状比平时长；反复发作；轻微的动作也会诱发等。如果对这些症状放任不管，可能会导致心肌梗死。

心肌梗死　发作时痛感远比心绞痛更强，胸部像被紧紧勒住，还会冒冷汗。其特征是症状会持续30分钟以上。即使静养、服用平复心绞痛发作的药也难以改善。这种情况要立即拨打急救电话。一旦未进行及时救治，心肌可能会坏死，导致死亡。

动脉硬化导致的心绞痛与心肌梗死

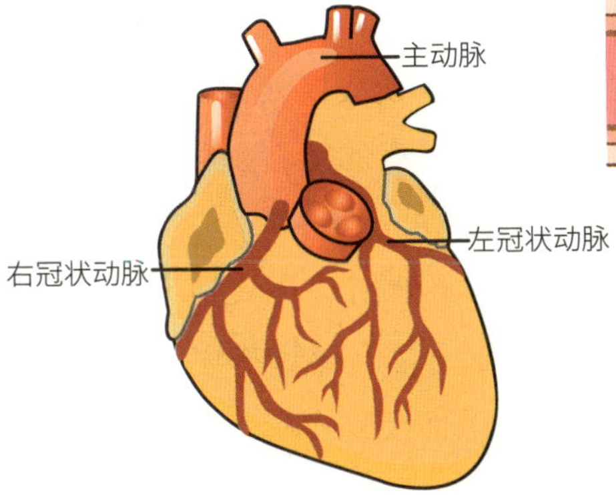

冠状动脉是像王冠一样环绕心脏的动脉，为心肌提供营养与氧气。粗的地方血管直径为3～4 mm。

动脉硬化

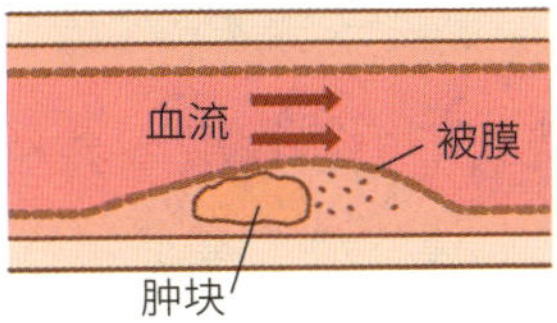

血液中低密度脂蛋白胆固醇进入血管壁，形成炎症性的肿块，使血管内腔变窄。

心绞痛

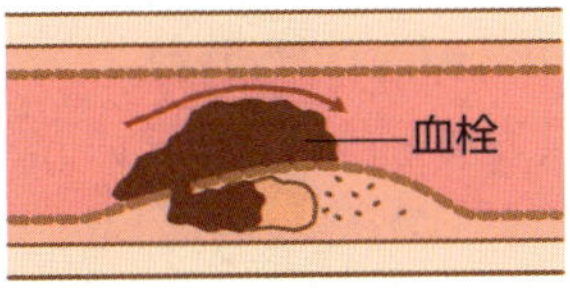

动脉硬化导致血小板集中形成血栓，血流不畅。

心肌梗死

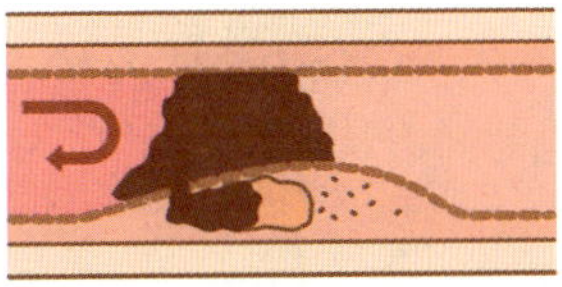

血栓完全阻塞血管内腔，流经这里的血液在此断流，无法向心肌供给营养与氧气，导致心肌坏死。

这种时候易发生心绞痛

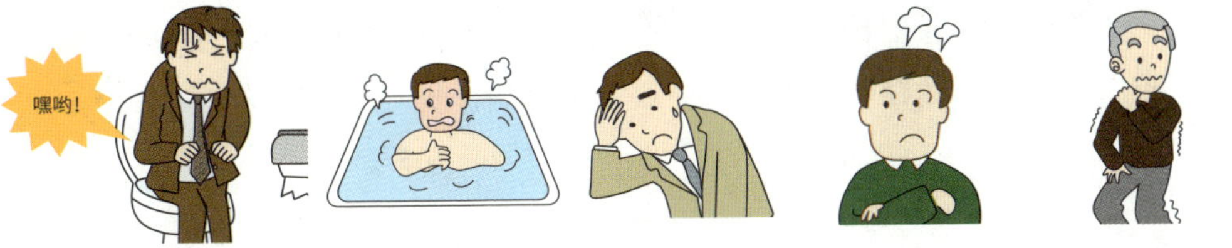

用力排便时　洗澡时　过度疲劳　愤怒　寒冷刺激

容易引发尿路结石或肾功能障碍

出现背部到侧腹部剧痛、有血尿等症状则可能是尿路结石

形成尿路结石后，剧痛可能会突然袭来

尿酸值偏高的状态持续下去，尿酸就会难溶于尿液，变成尿酸钠结晶。结晶集中容易形成尿路（肾脏、输尿管、膀胱、尿道）结石。有的结石是草酸钙形成的。在日本，痛风患者中有10%～20%会并发尿路结石。

尿路结石的症状有背部疼痛。从背部到侧腹部会突然出现让人站不住的剧痛，甚至还会冒冷汗、呕吐。此外，结石还会损伤输尿管，导致排尿时感到疼痛，有时还会出现尿频、血尿等症状。疼痛大多会间歇性反复多次，等平息后，先前的疼痛就会像从未有过一样消失。

尿酸偏高容易诱发结石的原因有尿量减少、水分补给不足、尿酸排泄量增加、酸性尿等。还有人在痛风发作前就会形成尿路结石。

发展到肾功能不全时需要人工透析

结晶化的尿酸盐在肾脏沉积，会导致间质部分发生炎症，肾功能也会因此下降。此外，还会发生动脉硬化。这种状态被称为痛风性肾病。肾脏功能下降到60%以下，就会发展成所谓的“慢性肾病”。另外，还可能并发脑卒中、心绞痛、心肌梗死。

发展到肾功能不全后，肾脏就无法再过滤血液，有时需要做人工透析。肾功能不全未严重到一定程度就不会表现出症状。初期尿量会增加，到了末期会减少，尿的浓缩功能也会下降。另外，还容易出现贫血、浮肿、尿色素沉积等。

此外，骨骼中的钙质会减少，导致腿和背部弯曲，并容易发生骨折。

容易形成尿路结石的部位

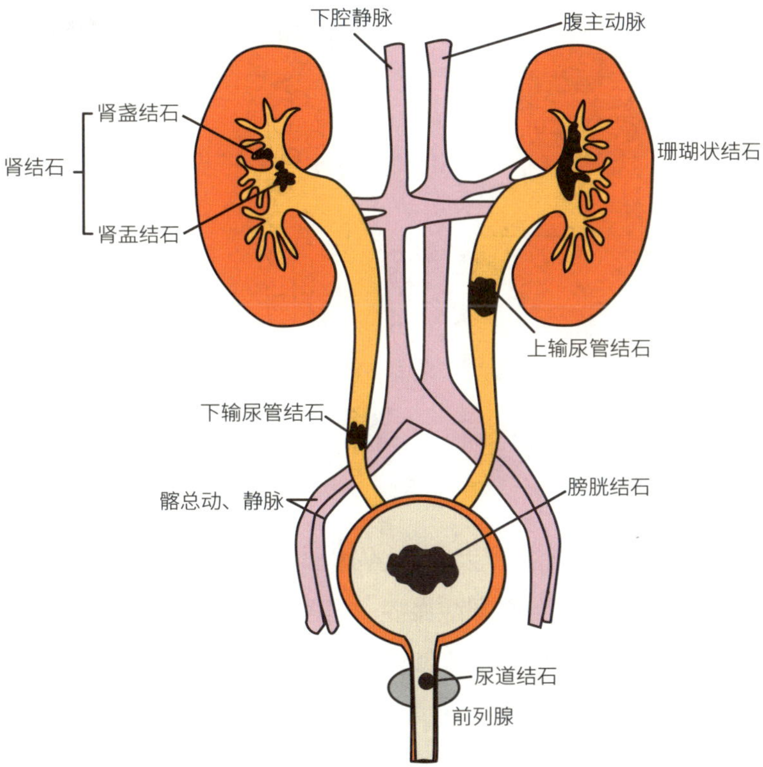

肾功能不全的自觉症状

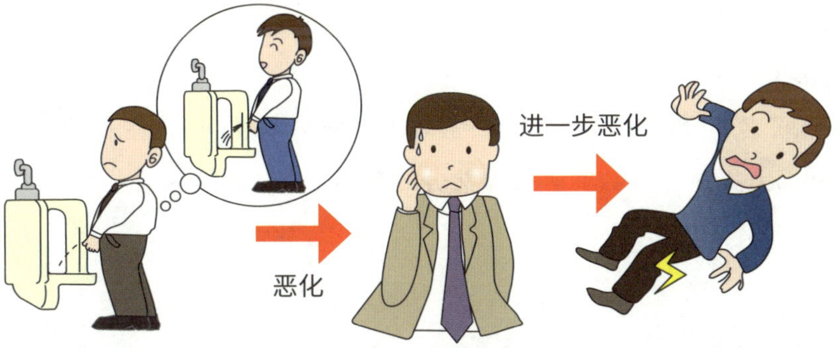

尿量的变化

初期尿量会增加，末期减少。

贫血、浮肿等

骨骼的变化等

腿和背部弯曲，容易骨折。

专栏 脂联素与尿酸值的关系

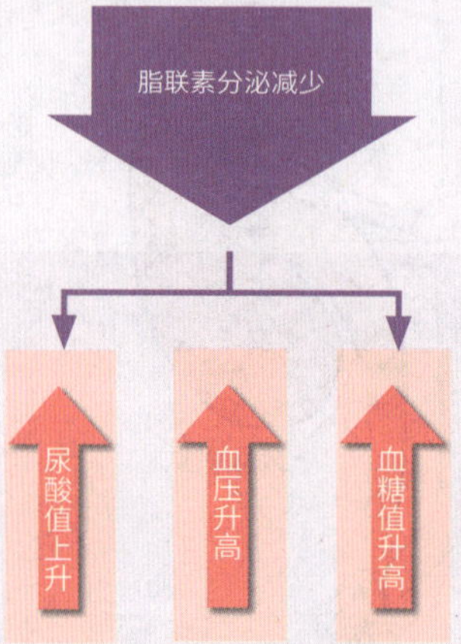

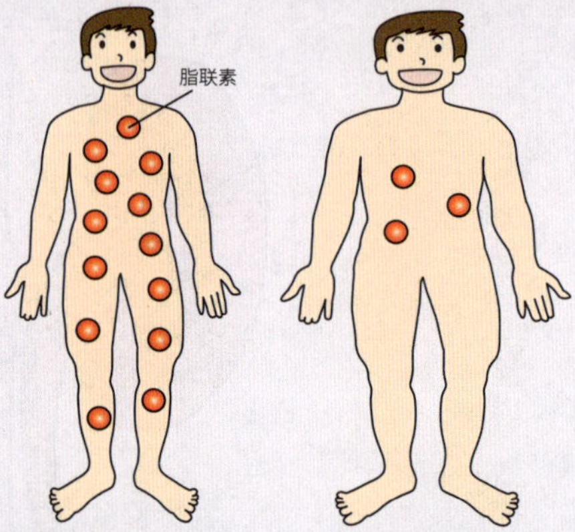

脂联素在内脏脂肪中分泌。

内脏脂肪过剩，分泌量会下降。

内脏脂肪会分泌出各种生理活性物质，起到类似激素的作用。脂联素就是其中之一，它与高尿酸血症、痛风密切相关。

脂联素在内脏脂肪过剩时会减少，这种状态下尿酸值会升高。相反，如果脂联素分泌增加，尿酸值则会降低。从这一点我们可以看出，高尿酸血症与内脏脂肪型肥胖有着密切的关系。

脂联素还与糖尿病有关。脂联素分泌量下降，葡萄糖就得不到有效利用，血糖值就会升高。剩余的葡萄糖也会转化成甘油三酯，在脂肪细胞中累积。这样一来，脂联素的分泌量会进一步减少，从而形成恶性循环。

脂联素还会影响血压。脂联素减少，胰岛素的功能会随之下降，产生胰岛素抵抗，导致肾脏排泄盐分的功能下降，从而使血压上升。

第 4 部分

日常生活中降低尿酸值的诀窍

充分摄入水分，防止尿液酸化

一天摄入水分 2 L 以上，并积极摄入蔬菜、海藻等促进尿液碱化的食品

充分摄入水分可使尿酸保持易溶解的状态

之前我们讲过，高尿酸血症或痛风患者容易并发尿路结石和肾功能障碍。这与尿液的酸碱度有关系。

尿液的酸碱度（pH值）容易受食物和运动等因素的影响。高尿酸血症和痛风患者的尿液容易偏酸性。尿液一旦偏酸性，尿酸就难以溶解，也就容易形成结石。此外，草酸钙也容易在体内结晶。

为防止这类并发症，尿路管理至关重要。

尿路管理的第一个方法是多摄入水分，增加尿量。如能充分摄入水分、增加尿量，尿酸就容易溶解。

正常人一天的尿量通常是1～2 L，因此，除了因重度肾病或心脏病需要严格控制水分的摄入，应以一天排尿2 L为目标摄入相应的水分。

避免饮用啤酒和市售的各种软饮，因为啤酒含有大量嘌呤，而过量饮用糖分多的软饮会导致热量摄入过剩，最好选择喝水或茶等不含糖分的饮品。具体而言，饭后可以喝1～2杯茶，出汗后应立即补充水分。

摄入蔬菜、菌菇，使尿液碱化

管理尿路的另一个方法是摄入新鲜蔬菜、菌菇、海藻等能够将尿液碱化的食品。水果虽然也能将尿液碱化，但由于富含糖类，要注意不要吃太多。菌菇还有改善胰岛素抵抗的作用。

能够将尿液碱化的食品含嘌呤少，并富含水分，因此，对于高尿酸血症或痛风患者来说可谓一石二鸟。如果采取这样的饮食方法仍不能改善酸性尿，就需要使用碱化尿液的药物（柠檬酸制剂等）。

将尿液碱化和酸化的食品

将尿液碱化的食品

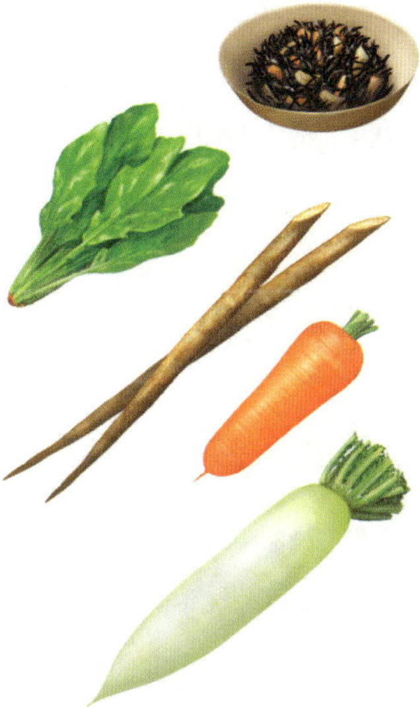

羊栖菜	高	裙带菜
昆布		大豆
菠菜		红薯
牛蒡		芋头
胡萝卜	碱性	蜜瓜
香蕉		芜菁
卷心菜		茄子
萝卜		葡萄柚
土豆	低	芦笋

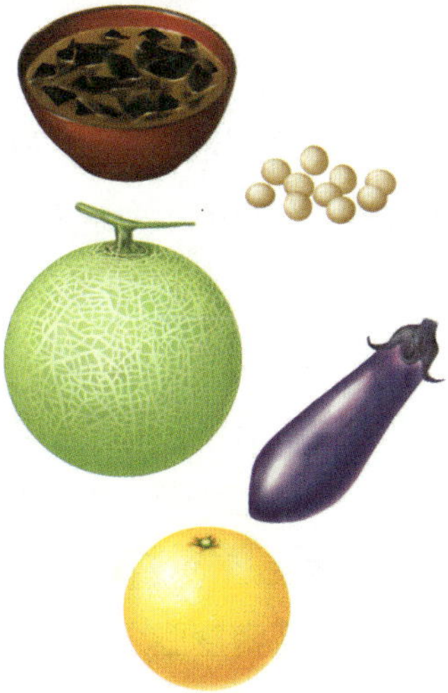

将尿液酸化的食品

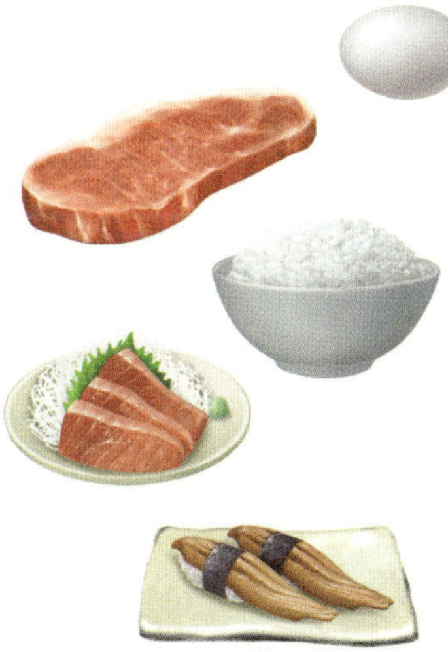

鸡蛋	高	猪肉
牛肉		青花鱼
鲣鱼		蛤蜊
精白米	酸性	鸡肉
金枪鱼		扇贝
沙丁鱼		秋刀鱼
明虾		鲽鱼
鲅鱼	低	对虾

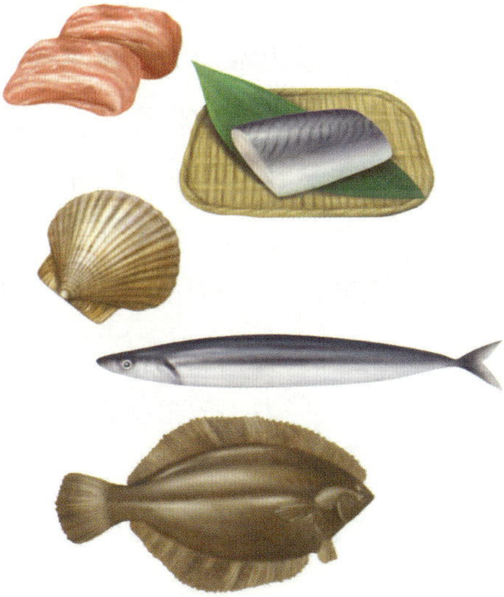

基于细谷龙男等著《高尿酸血症、痛风与肾功能障碍、尿路结石的新概念及治疗》制作

适度运动可降低尿酸值

每天通过适度运动降低尿酸值、消除肥胖

不仅能降低尿酸值，还能预防生活方式病

对高尿酸血症或痛风患者来说，养成运动习惯大有益处。最主要的好处有消除肥胖和纾解压力这两个。

我想在此再次重申一遍：肥胖会阻碍尿酸的排泄，从而提高引发高血压、糖尿病等并发症的风险。通过饮食疗法适度摄入热量的同时，进行适度运动，能增加热量的消耗，燃烧体内多余的脂肪。

可通过BMI（见第113页）计算自己的适宜体重，并以此为目标开始减肥吧。

适度运动还能增强胰岛素功能，抑制血压上升，减少血液中的甘油三酯，并增加高密度脂蛋白胆固醇（好胆固醇）。另外，运动不仅能锻炼肌肉、消耗热量，让你拥有不发胖的体质，还有释放压力的作用，而压力也是导致尿酸值上升的一大原因。

以有氧运动为主，但也要保持肌肉量

做力量训练或短跑等剧烈运动大量消耗热量时，ATP会来不及再合成。结果嘌呤被分解为尿酸，导致尿酸值升高。

从长期来看，通过运动消耗热量、保持肌肉量仍是一个好方法。

另一点希望大家注意的是运动时的水分流失。运动会流汗，致使体内水分流失，血液和尿酸变浓。尿酸排泄量会因此减少，导致尿酸值上升。除了运动之中，运动前后都要留心勤补水。

可以向主治医生咨询，请其指导适合自己的运动。

运动的好处与弊端

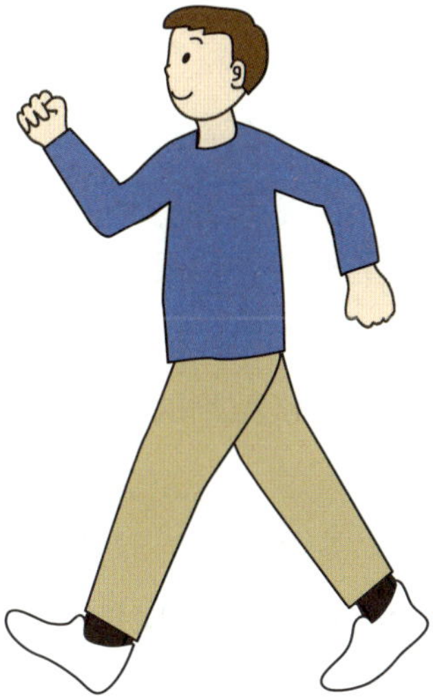

好处

●降低尿酸值
●降低血压、血糖值
●减少甘油三酯，增加高密度脂蛋白胆固醇
●强化肌肉，形成不易发胖的体质

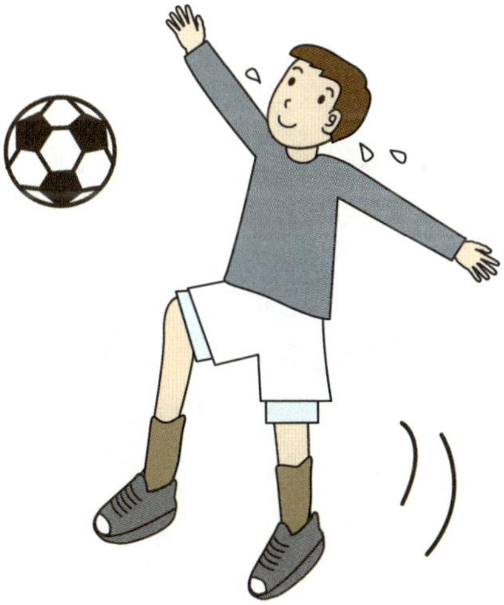

弊端

●剧烈运动会增加关节的负担
●因为会流汗，尿酸值有时会升高

运动量以多少为好

要考虑运动经历、当前年龄等，在适度的范围内享受运动

以“适度、快乐、轻松”为原则

实际上，并不存在为了降低尿酸值而必须达到的运动量标准。

有的人是在学生时代参加过全国运动会的专业选手，有的人除了学校的体育课以外从来没做过像样的运动。另外，每个人的体重不同、体质不同，有的人除了高尿酸血症、痛风以外还有其他宿疾。

因此，首先应选择对本人而言适度、不勉强、可轻松做到的运动，并能乐在其中。

就像前文说的，做运动虽然会降低尿酸值，但做剧烈运动时尿酸值反而可能会上升。更何况，让平时很少运动的人突然开始运动，还有可能使身体受伤。

由于降低尿酸值才是首要目标，因此长期坚持最重要。把“适度、快乐、轻松”作为关键词开始运动吧。

以运动1天消耗628 kJ热量为目标

那么，运动量应以多少为好呢?

将1 kg体重换算为热量，约为29 300 kJ。也就是说，如果打算1个月仅通过运动减重1 kg，每天就需要消耗约977 kJ的热量。因为可能还有身体状况不好的时候，可以以1个月运动20天为目标，那么1天要消耗1 465 kJ。

这就相当于体重70 kg的人平均每天轻松慢跑35分钟所消耗的热量。不过，考虑到同时还采取饮食疗法等减少热量的摄入，可以制订一个目标，比如，通过运动1天消耗628 kJ热量。这样一来，如果是轻松的慢跑，需要约15分钟，如果是游泳（自由泳），需要约6分钟，骑自行车（时速15 km）需要约27分钟，以平常的速度步行则需要约29分钟。具体可参考下一页的“消耗628 kJ所需的运动量”。

消耗 628 kJ 热量所需的运动量

运动的种类	平均 1 分钟 1 kg 体重消耗的热量（kJ）	消耗 628 kJ 所需的时间		
		体重 70 kg	体重 80 kg	体重 90 kg
慢走	0.2235	约 40 分钟	约 35 分钟	约 31 分钟
以平时速度步行	0.3127	约 29 分钟	约 25 分钟	约 22 分钟
慢跑（轻松）	0.5793	约 15 分钟	约 14 分钟	约 12 分钟
体操（轻松）	0.2311	约 39 分钟	约 34 分钟	约 30 分钟
骑自行车（15 km/h）	0.3349	约 27 分钟	约 23 分钟	约 21 分钟
上楼梯	0.5647	约 16 分钟	约 14 分钟	约 12 分钟
下楼梯	0.2754	约 33 分钟	约 28 分钟	约 25 分钟
游泳（自由泳）	1.5647	约 6 分钟	约 5 分钟	约 4 分钟
游泳（蛙泳）	0.5500	约 13 分钟	约 12 分钟	约 10 分钟
打高尔夫球	0.3495	约 26 分钟	约 22 分钟	约 20 分钟

根据日本体育协会运动科学委员会资料制作

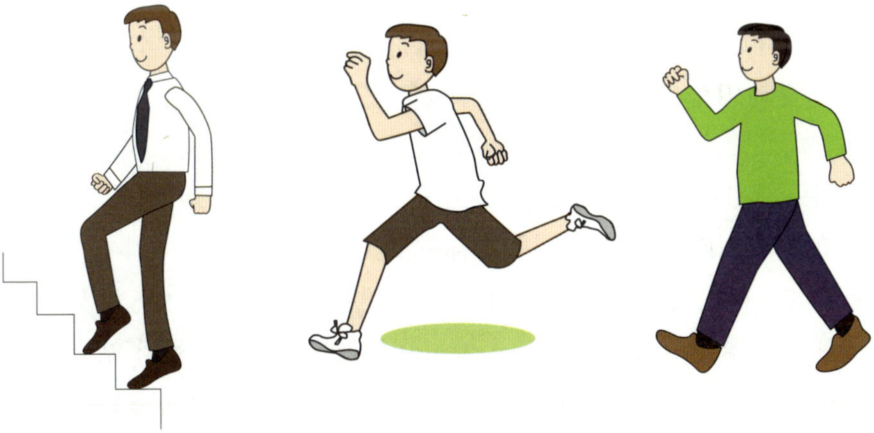

随时随地可以做的健走最合适

以 1 天健走 3 次，每次 10 分钟左右为目标

有氧运动不用担心会提高尿酸值

运动大致可分为人体肌肉在无氧供能代谢状态下进行的无氧运动和有大量氧气参与的有氧运动这两大类。适合高尿酸血症与痛风患者的运动是有氧运动。

运动时会消耗能量来源ATP。为持续运动，必须补充ATP，但短跑、力量训练等无氧运动来不及充分补充ATP，会导致嘌呤分解成尿酸。不过，如果持续运动的话，即使提高运动强度仍能保持有氧运动的状态。进行一定强度的运动并保持肌肉量，对于预防糖尿病也至关重要。

做有氧运动时，会将空气吸入体内，给肌肉供氧的同时慢慢燃烧葡萄糖和脂肪，并产生能量。

ATP在有氧运动期间也会用上，不过由于ATP补给充分，嘌呤不会被分解为尿酸。有氧运动不会提高尿酸值，还能消耗热量，锻炼并维持肌肉，这有助于消除内脏脂肪型肥胖。

为什么健走最合适

健走、慢跑、游泳、骑自行车等是有氧运动。但在众多有氧运动中，不会给身体造成负担且能长期坚持的非健走莫属。

肥胖者一开始就尝试慢跑，可能会对膝部或腰部造成负担甚至是伤害。

游泳则要动用全身的肌肉，包括平时不怎么用的肌肉，是一种能够高效消耗热量的运动。因为有浮力，肥胖者也不会因自己的体重造成负担。从这一点来说，游泳是一项出色的运动。然而，这也是一项需要专门场地的运动，想游泳必须去游泳馆，对工作繁忙的人来说并不容易实现。

与此相比，健走就拥有无论何时何地都能进行的优点。

忙于工作或家务、无暇运动的人可以在通勤时从家步行到车站，或快到站时提前一站下车步行到公司，还可以中午在离公司稍远的地方找家店步行去吃午饭……不用专门找时间运动，在日常活动的范围内，健走的机会要多少有多少。

提高热量消耗的走路方法

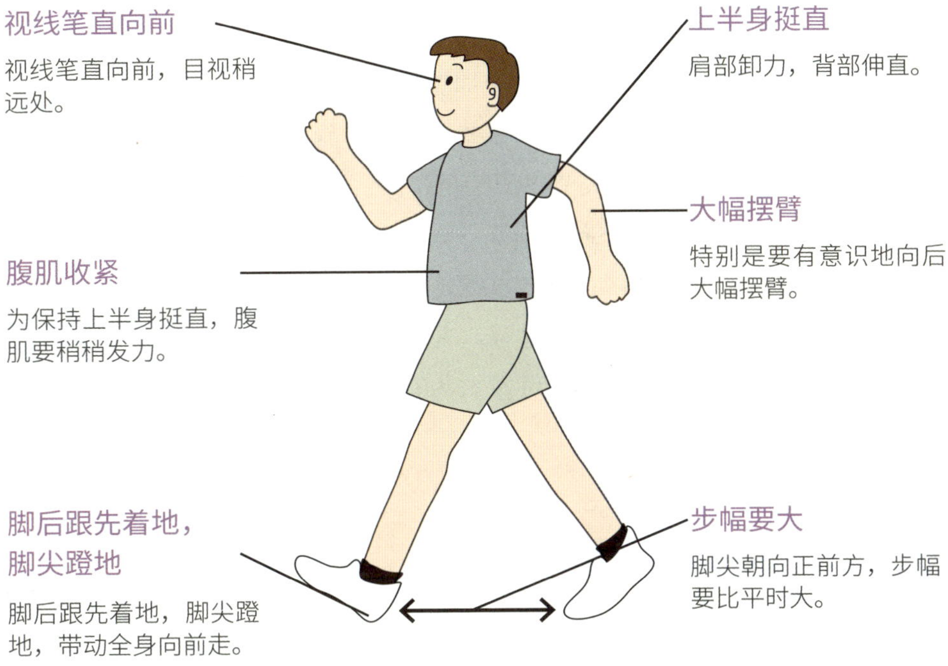

步速以达到呼吸急促为宜

为了通过健走高效消耗热量，步行速度应以达到呼吸稍显急促为宜。

此外，以往的观点是要想燃烧脂肪，就必须做30分钟以上的有氧运动，不过最近研究发现，1次运动做10分钟左右，加起来一共做30分钟，也可以收获同样的效果。请大家认真走起来吧！

适度运动④

工作间隙可以做的慢速训练

利用自重一边呼吸一边进行有氧力量训练

通过力量训练锻炼肌肉，可以增加热量的消耗，形成不易发胖的体质。说到力量训练，大家可能会想到是使用器械、给肌肉施加很大负担的无氧运动，但这样的训练可能会导致腰部等关节疼痛甚至受伤，很难长期坚持。

在这里，我们推荐的是慢速训练。大家可能对这个词不太熟悉，慢速训练是保持呼吸，不用器械、利用自身体重锻炼肌肉的有氧力量训练。即使是平时不怎么运动的人，练起来也不会觉得勉强，并且无论何时何地都能做。下面，我们给出了几个示范，一天以练习10分钟左右为宜。不要只练习一套动作，可以每天练习五套动作，每套约2分钟。

慢速训练的要点

- 不要练到感觉痛苦才停下来
- 刚开始时练到极限的70% 即可停止
- 每天练习 10 分钟左右
- 养成习惯，长期坚持
- 练习时动作要缓慢
- 练习时不要屏住呼吸

在站台上等车时，可两手伸向身后，身体向上伸展，下巴抬起。

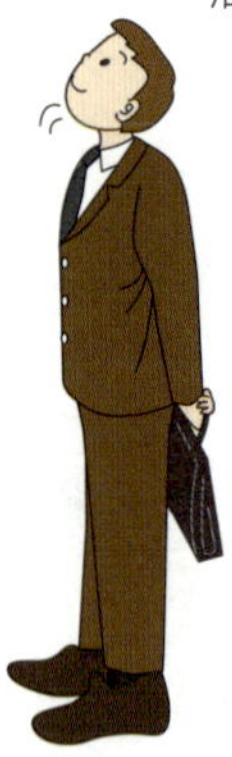

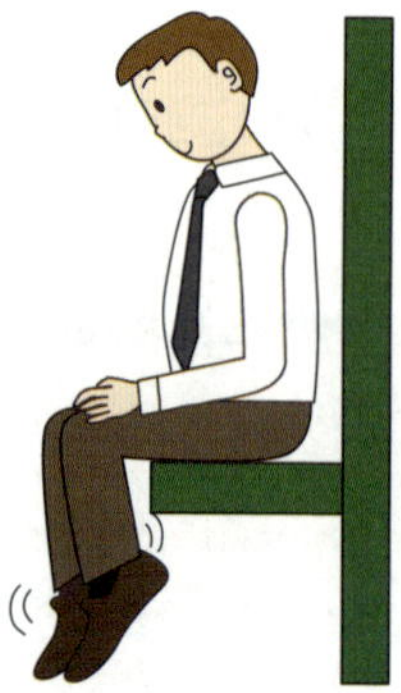

坐在地铁或公交车上时，可上下活动脚跟。

缓慢地左右扭动上半身。

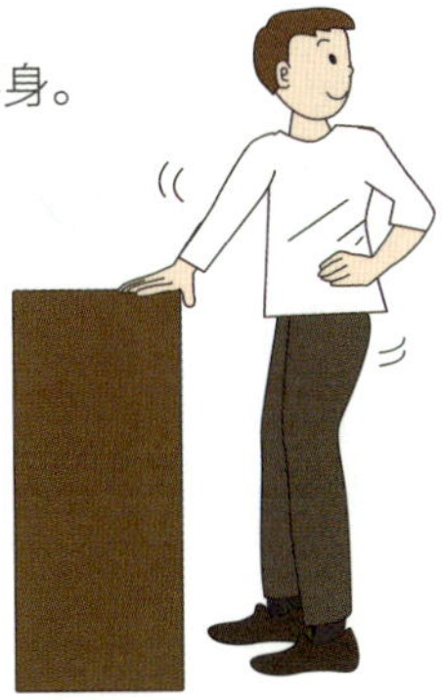

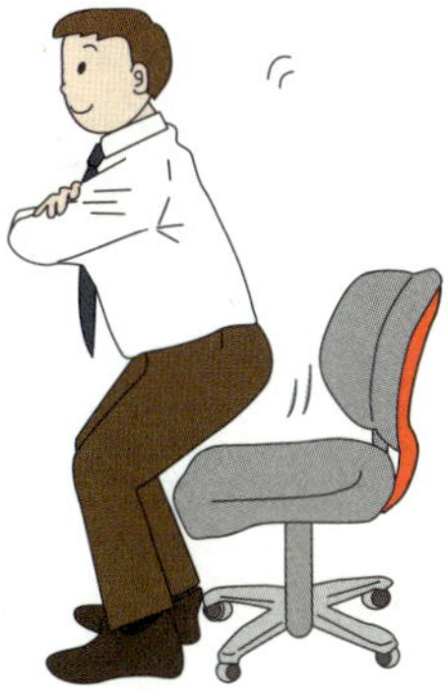

双手抱肘，以缓慢的动作站起坐下。

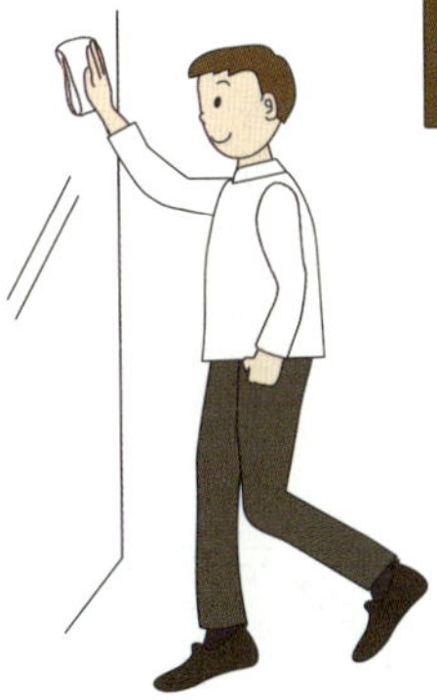

做擦窗户状，一只脚向斜后方抬起。可左右交替反复练习。

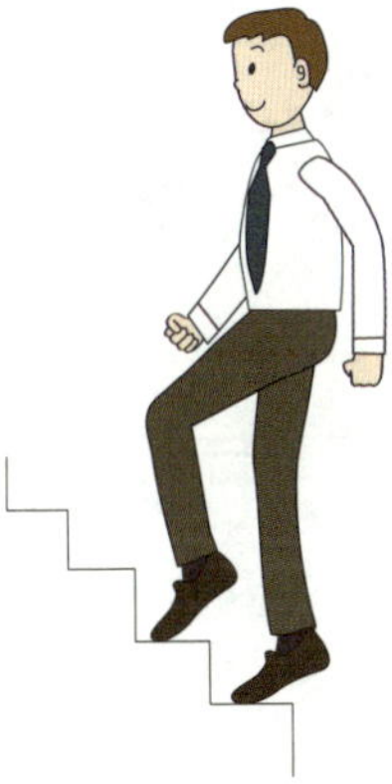

在车站或公司不坐直梯或扶梯，利用台阶锻炼身体。脚跟不要踩台阶，这样爬楼梯更有效果。

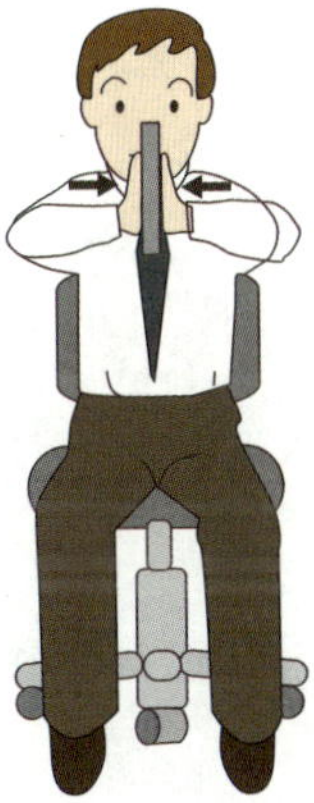

双臂抬至与肩同高，双手用力夹住一本厚书等。

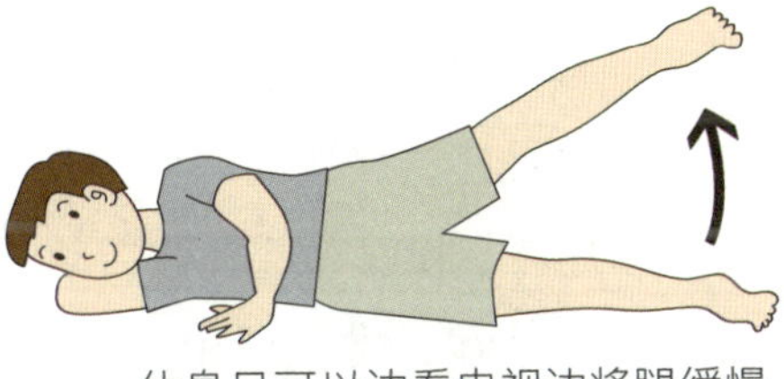

休息日可以边看电视边将腿缓慢抬起 45 度左右。

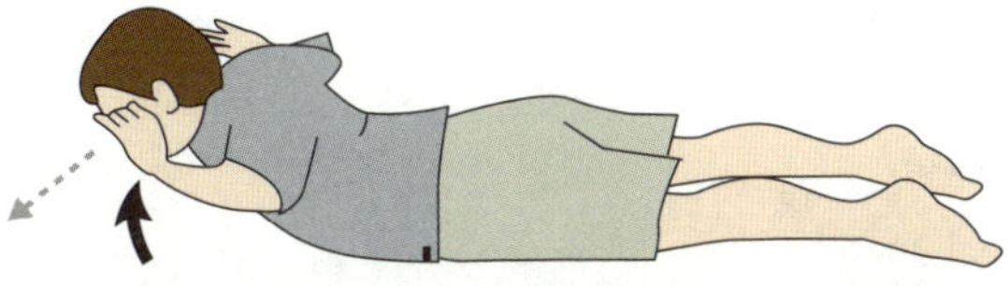

呈俯卧姿势，抬起双臂与面部。注意将视线保持向下，下巴不要抬起来。

专栏 压力会成为尿酸值上升的诱因吗

现代社会中，人们每天都要面对各种压力。压力与尿酸值的关系目前还没有完全研究清楚。

不过，确实有患者在承受较大压力后痛风发作。而且，压力不仅会导致尿酸值升高，还会使血压、血糖值上升。

为缓解压力而过量饮食、过量饮酒，也会导致尿酸值升高。

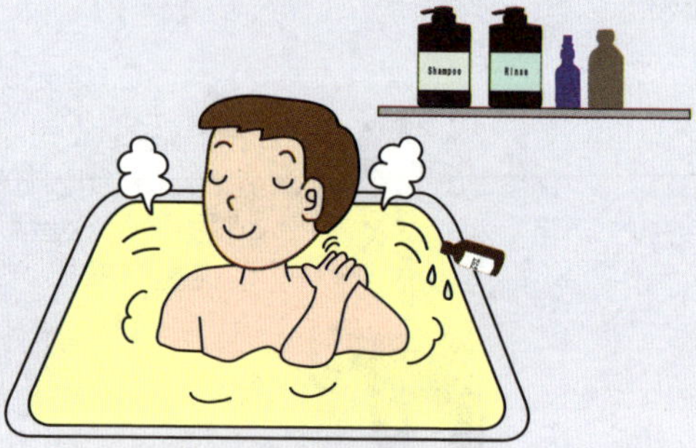

找到适合自己的压力释放方法至关重要。

可以去旅游，也可以做园艺、下棋、爬山、演奏乐器、烹饪等，将自己感兴趣的东西当作业余爱好也未尝不可。另外，还可以去当志愿者，投身一些公益活动。

在日常生活中，每天睡前美美地泡个温水澡（夏季38℃，冬季40℃），放松一下身心吧。

第 5 部分

通过饮食
降低尿酸值的要点

吃饭要规律、营养要均衡

每天饮食的关键就是做到一日三餐好好吃

“营养均衡”“一日三餐好好吃”是饮食生活的基本要求

代谢综合征，特别是内脏脂肪型肥胖是尿酸值升高的一大诱因，这一点大家应该已经充分了解了。

每天的饮食也可以成为消除肥胖的一大利器。但如果每天都在吃容易导致肥胖的菜肴，吃饭时间也不规律，那无论吃多少降尿酸药都无济于事。认真进行药物治疗、饮食疗法，坚持适度运动至关重要。

说到饮食疗法，大家可能会觉得很麻烦，其实基本要求无非是一日三餐规律进食、营养均衡。

预防代谢综合征、避免尿酸值上升的吃法

我们总结了早中晚三餐的要点，供大家参考。

早餐

- 不吃早餐容易肥胖
- 早餐应以传统饮食为主
- 避免吐司配黄油或果酱
- 没有食欲的时候可以尝试酸奶、水果、豆奶或蔬菜汁

其实不吃早餐反而容易肥胖。如果不吃早餐，从前一天的晚餐结束到第二天的午餐之间有半天以上未进食，肠胃会在下一餐最大限度地吸收热量。结果就是促进了糖类（葡萄糖）、脂肪（脂肪酸）的吸收，导致血液中葡萄糖、胆固醇、甘油三酯增加。吸收不了的就会以甘油三酯的形式转化成体脂肪（内脏脂肪或皮下脂肪），从而导致肥胖。

理想的早餐是以传统饮食为主，如糖类吸收缓慢、脂肪较少的米饭，再搭配一些小菜和汤。如果早餐吃涂满黄油或果酱的吐司面包，喝含果糖的果汁，就会摄入过量的糖类与脂肪。没有食欲时，可以尝试酸奶、水果、豆奶等好消化的食品。市售的蔬菜汁里也含有大量果糖，因此需要注意。如果喝了，要在午餐时根

据一天的总热量调整摄入量。

午餐最好自己做，不过大部分职场人士在外吃饭的机会更多，但即便再忙，也不要吃得太快，或因为没吃早餐而将早餐和午餐合并吃，这样很容易发胖，并导致尿酸值升高。

从开始吃到感觉饱，应用时20～30分钟。不充分咀嚼就咽下去、吃得太快，容易在大脑发出“吃饱了”的饱腹信号前吃太多。食物入口后要咀嚼30次以上再咽下去。

午餐

- ●不要吃太快，不要将早餐午餐合并在一起吃
- ●吃一口饭菜要咀嚼30次以上再咽下去
- ●在外吃饭避免吃油炸食品
- ●盖饭的米饭不要全部吃完，吃到八分饱即可

在外吃饭时，主菜单里几乎都有油炸食品，高热量的脂肪往往容易摄入过量。因此，推荐大家选择营养较均衡、热量相对较低的套餐。此外，店家为了使盖饭看起来量大，往往会多盛米饭，因此，吃盖饭时尤其要注意，千万不要全部吃完，可以在略感意犹未尽的时候就不要吃了。

由于工作和生活节奏的变化，现代饮食中晚餐反而变成了一日三餐中的重点。但晚餐过后人们一般不怎么活动了，而且距离睡觉的时间也比较短，因此，人体几乎不再消耗热量。晚餐应以鱼或蔬菜为主，尽量避免偏油的肉类，并且睡前3小时之前就应该吃完。吃肉类的时候，要选择肥肉部分少的肉（第96页），还可以在备菜、烹饪方法上下点功夫（第104页）。

餐后甜点（甜点心或水果）会导致糖类摄入过量，应避免。水果虽然能使尿液碱化，但由于含糖量较多，建议在早餐或午餐时，或两餐之间吃。

晚餐

- ●以脂肪偏少的鱼或蔬菜为主
- ●睡前3小时之前吃完晚餐
- ●不要败给甜蜜的诱惑——餐后甜点

通过饮食降低尿酸值的要点②

有策略地摄入含嘌呤的食品

太关注食品所含的嘌呤会导致营养失衡

制定菜单时要考虑整体的营养均衡

以往有种说法，含嘌呤多的食品一定不能吃。然而，之前我们已经讲过，尿酸的合成原料——嘌呤实际上多数是在人体分解核酸或ATP时产生的。源自于食品的嘌呤只占整体的10%～15%。

富含嘌呤的食品主要是鱼类和禽畜类等，特别是动物内脏。只要不吃太多，就没有必要过于敏感。

有研究数据显示，即使坚持在饮食中限制嘌呤，尿酸也只会下降1～2 mg/dL，然后就不会再下降了。

嘌呤含量多的鱼、虾、贝类和动物内脏等还富含优质蛋白质。因此，不要笼统地决定一概不吃，而是要考虑整体的营养均衡，注意避免盐分和动物性脂肪摄入过量，以此为原则来制定菜单。

比如，鸡蛋几乎不含嘌呤，但胆固醇含量高。虽说胆固醇摄入过多是导致动脉硬化的原因，但它仍是身体不可或缺的营养物质。此外，沙丁鱼和秋刀鱼虽然被归类为嘌呤含量多的食品，但它们也富含能预防动脉硬化的二十碳五烯酸（EPA）和二十二碳六烯酸（DHA）。

这些都是我希望大家摆上餐桌的食品。而关键在于无论是哪种食品，都不要走极端、吃太多。

日本《高尿酸血症与痛风治疗指南（第3版）》中，将一天摄入嘌呤的上限定为400 mg。

痛风发作时不可吃嘌呤多的食品

即便如此，富含嘌呤的动物内脏类食品还是避免为好。此外，如果日常爱吃的食品大多含较高嘌呤，那就要着重留意减少嘌呤的摄入。

嘌呤含量多与嘌呤含量少的食品（100g 中的含量，且显示嘌呤总量）

极多 （超过300 mg）	鱼白 沙丁鱼干 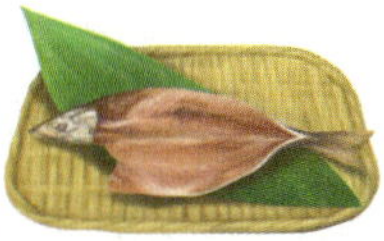	鮟鱇鱼肝 鲣鱼干 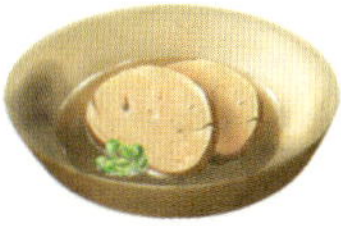	鸡肝 小鱼干 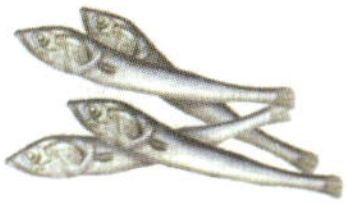	干香菇 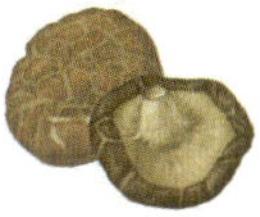	
多 （200～300 mg）	猪肝 大对虾 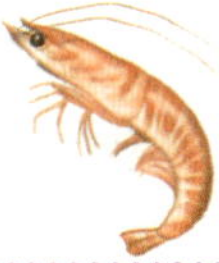	牛肝 竹筴鱼干 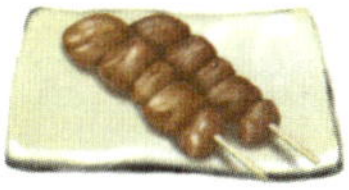	沙丁鱼 秋刀鱼干 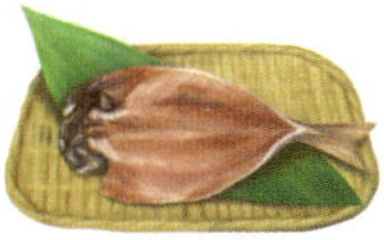	鲣鱼 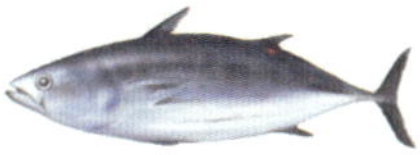	
少 （50～100 mg）	兔肉 牛肩肋肉 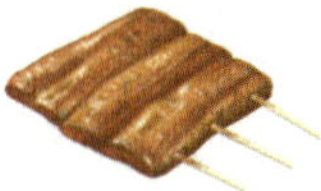	牛舌 培根肉 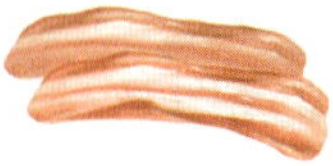	猪里脊肉 羊肉 菠菜 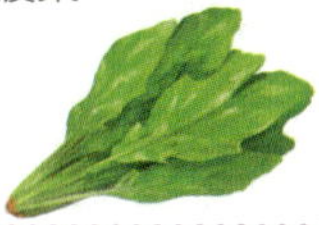	牛里脊肉 花椰菜 	
极少 （50 mg以下）	罐头牛肉 豆腐 土豆 荞麦面 萝卜 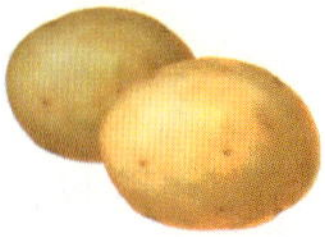	鱼肉肠 牛奶 红薯 水果 白菜 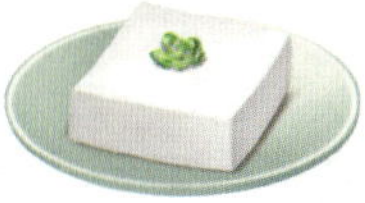	鸡蛋 奶酪 米饭 卷心菜 羊栖菜 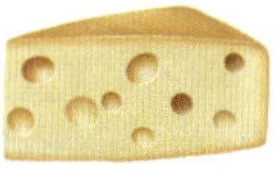	维也纳香肠 黄油 面包 西红柿 裙带菜 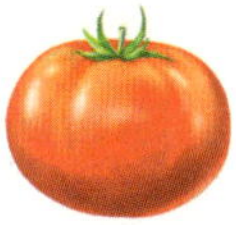	玉米 乌冬面 胡萝卜 海带

根据日本痛风与核酸代谢学会《高尿酸血症与痛风治疗指南（第3版）》制作

通过饮食降低尿酸值的要点③

从鱼类、禽畜类中摄取优质蛋白质

蛋白质是构成体内大量组织、酶、激素的重要成分

氨基酸评分高的蛋白质是优质蛋白质

蛋白质包含在构成我们身体的细胞、肌肉、皮肤之中，同时也是构成酶、激素、血液等维持生命所需成分的重要材料，是人体不可或缺的一种营养素。

蛋白质在体内不断分解、再合成，进行着新陈代谢，它是由氨基酸组成的。氨基酸有20余种，其中有9种（成人是8种）是人体无法合成的，被称为必需氨基酸。为避免必需氨基酸不足，我们必须从食品中摄入。

常听人讲“要摄取优质蛋白质”，所谓优质蛋白质就是富含必需氨基酸的蛋白质。

假设一天所需的必需氨基酸的量为100，据此计算出各种蛋白质氨基酸的含量，得出的数字就是“氨基酸评分”。也就是说，氨基酸评分接近100的蛋白质才是优质蛋白质。

要想摄取优质蛋白质，吃肉不如吃鱼

说起蛋白质，大家大概会先想到牛、猪、鸡肉。禽畜类的确是优质蛋白质的食物来源。不过，过量摄入禽畜肉类可能有过量摄入动物性脂肪的风险。动物性脂肪中含有大量能增加血液中胆固醇和甘油三酯的饱和脂肪酸，因此，一定不要吃太多。

建议选择脂肪少的部位，如牛肉、猪肉中的里脊肉、腿肉，鸡肉中的鸡胸肉。

而鱼才是更值得推荐的蛋白质来源。鱼类含有的脂肪具有预防动脉硬化的效果。不过，鱼干、鱼白等含嘌呤较多，注意不要过量摄入。

此外，大豆、牛奶、酸奶、鸡蛋等也是优质蛋白质来源。不要只摄入一种，而要均衡地从多种食品中摄入蛋白质。

肉类的热量、蛋白质、脂肪含量（不同部位每 100 g 的含量）

肉的种类与部位	热量(kJ)	蛋白质(mg)	脂肪(mg)
牛肉（带肥肉）			
牛肩肉	1 076	16.8	19.6
牛肩胛肉	1 331	16.2	26.4
牛眼肉	1 712	14.1	37.1
西冷（牛腰肉）	1 398	16.5	27.9
牛肋肉	1 783	12.8	39.4
牛后腿肉	875	19.5	13.3
牛臀尖肉	1 038	18.6	17.8
牛肉（不带肥肉）			
牛肩肉	908	17.9	14.9
牛后腿肉	758	20.5	9.9
菲力（红肉部分）	816	20.8	11.2
瘦肉末	1 139	17.1	21.1
猪肉（带肥肉）			
前腿肉	904	18.5	14.6
梅花肉	1 059	17.1	19.2
大里脊	1 101	19.3	19.2
五花肉	1 653	14.4	35.4
后腿肉	766	20.5	10.2
猪肉（不带肥肉）			
梅花肉	716	19.7	9.3
后腿肉	620	21.5	6.0
猪肉（其他）			
小里脊	544	22.2	3.7
瘦肉末	988	17.7	17.2
鸡肉			
鸡翅（带皮）	879	17.8	14.3
鸡胸（带皮）	607	21.3	5.9
鸡胸（不带皮）	486	23.3	1.9
鸡腿肉（带皮）	854	16.6	14.2
鸡腿肉（不带皮）	486	18.8	3.9
鸡小胸	440	23.0	0.8
鸡肉末	779	17.5	12.0

根据《日本食品标准成分表（2023年）》制作

了解脂肪酸的特点是关键

构成脂质的脂肪酸分为饱和脂肪酸与不饱和脂肪酸

脂质虽然常被当成坏东西，却具有重要作用

由于会导致肥胖或动脉硬化，脂质往往被当成坏东西。然而，脂质同时也是高效的热量源。1 g碳水化合物（糖类）或蛋白质所含的热量仅为17 kJ，但脂质是其2倍多，达37 kJ。此外，胆固醇还是构成包裹细胞的细胞膜、调节身体机能的激素等的重要成分，是维持生命不可缺少的营养素。

对于脂质，一方面应注意不要摄入过量，同时还要充分了解其种类与特点，做到善于利用。

脂质主要由脂肪酸组成。脂肪酸可分为饱和脂肪酸与不饱和脂肪酸。而不饱和脂肪酸又分为多不饱和脂肪酸与单不饱和脂肪酸。

饱和脂肪酸的代表是猪油、牛油等从动物身上提取的油脂，具有增加血液中胆固醇和甘油三酯的作用。而不饱和脂肪酸则主要存在于鱼和橄榄、大豆、红花、向日葵等植物中，具有减少血液中胆固醇和甘油三酯的作用。

EPA和DHA能让血栓难以形成

不饱和脂肪酸中最广为人知的是同属ω-3脂肪酸——一种多不饱和脂肪酸的EPA和DHA。

沙丁鱼、秋刀鱼等背部呈青色的鱼中富含这两种不饱和脂肪酸，具有促进血液流畅，让导致脑梗死、心肌梗死的血栓难以形成的作用。此外，单不饱和脂肪酸中的油酸，是一种单不饱和ω-9脂肪酸，有降低胆固醇的作用。

不饱和脂肪酸受到光和热的影响容易氧化，但富含油酸的橄榄油在不饱和脂肪酸中特别耐热，可用作炒菜等的烹饪油。

要充分了解各种油脂的特点，并善加利用。

脂肪酸的种类与特征

脂肪酸

- 不饱和脂肪酸
  - 多不饱和脂肪酸
    - ω-6脂肪酸（亚油酸、γ-亚麻酸、花生四烯酸）
      - 适度摄入可减少血液中的胆固醇总量
      - 红花油、葵花籽油、玉米油、芝麻油、母乳等含量多

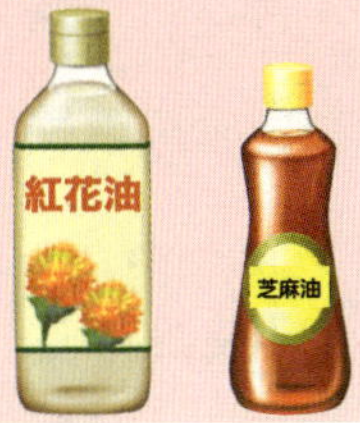

    - ω-3脂肪酸（α-亚麻酸、EPA、DHA）
      - 可预防血栓、减少甘油三酯、预防过敏
      - 紫苏籽油、鱼脂（沙丁鱼、青花鱼、秋刀鱼、金枪鱼等）中含量多

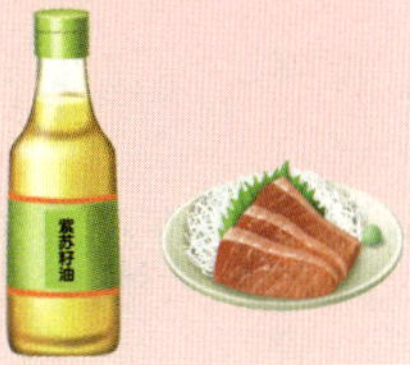

  - 单不饱和脂肪酸
    - 油酸
      - 减少血液中的低密度脂蛋白胆固醇
      - 橄榄油、扁桃油、菜籽油等富含

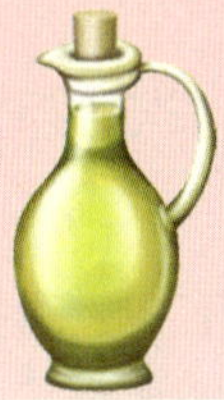

- 饱和脂肪酸
  - 硬脂酸、软脂酸、肉豆蔻酸、月桂酸、酪酸等
    - 增加血液中的胆固醇与甘油三酯
    - 猪、牛的肥肉（猪油、牛油）、黄油、牛奶等富含

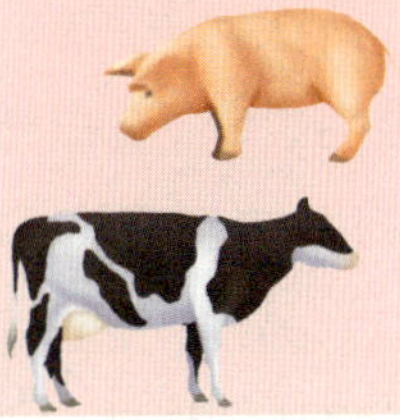

促进尿酸排泄的蔬菜和海藻

积极摄入蔬菜和海藻，使尿液碱化，有助于尿酸溶解

可将酸性的尿液碱化，促进尿酸排入尿中

就像在前文第80页讲的那样，尿液的pH值会在一定的范围内变化，而引起变化的主要原因就是饮食与运动。尿液容易受不同时间的饮食中食材的影响，如果饮食生活以肉食为中心，尿液就会偏酸性。如果大量摄入蔬菜和海藻等，就可以改善酸性尿。

尿酸的特性是难以溶于酸性尿中、容易结晶化。高尿酸血症或痛风患者多存在排泄酸性尿的症状，而尿液呈酸性是容易并发尿路结石的一大原因。

如果积极食用蔬菜和海藻，将尿液碱化，就可以抑制尿路结石的产生。

水果也能将尿碱化。不过，水果富含糖分，有过多摄入糖分的风险，因此应注意不要吃得太多，蔬菜和海藻则几乎不用在意热量摄入的问题。

维生素C也能促进尿酸排入尿液

我们希望高尿酸血症或痛风患者积极摄入蔬菜，并不仅仅是因为它能将尿碱化，还因为蔬菜中富含的维生素C也具有降低尿酸值的作用。研究结果表明，维生素C有将尿酸盐从肾脏排入尿液的作用。此外，维生素C还能抑制冠状动脉粥样硬化。

维生素C是水溶性维生素，易溶于水，此外还具有不耐热的性质。因此，为了从饮食中高效摄入维生素C，烹饪蔬菜时一定要快。叶菜如果煮的时间太长，维生素C会有损耗。为此，我推荐大家制作西班牙凉汤那种，不需要加热、连汤带菜一起食用的菜肴。

另外，土豆等薯类含有的维生素C因与淀粉结合在一起，具有即使加热也不易损耗的特性，也可以积极摄入。

富含维生素 C 的食材（每 100 g 可食用部分）

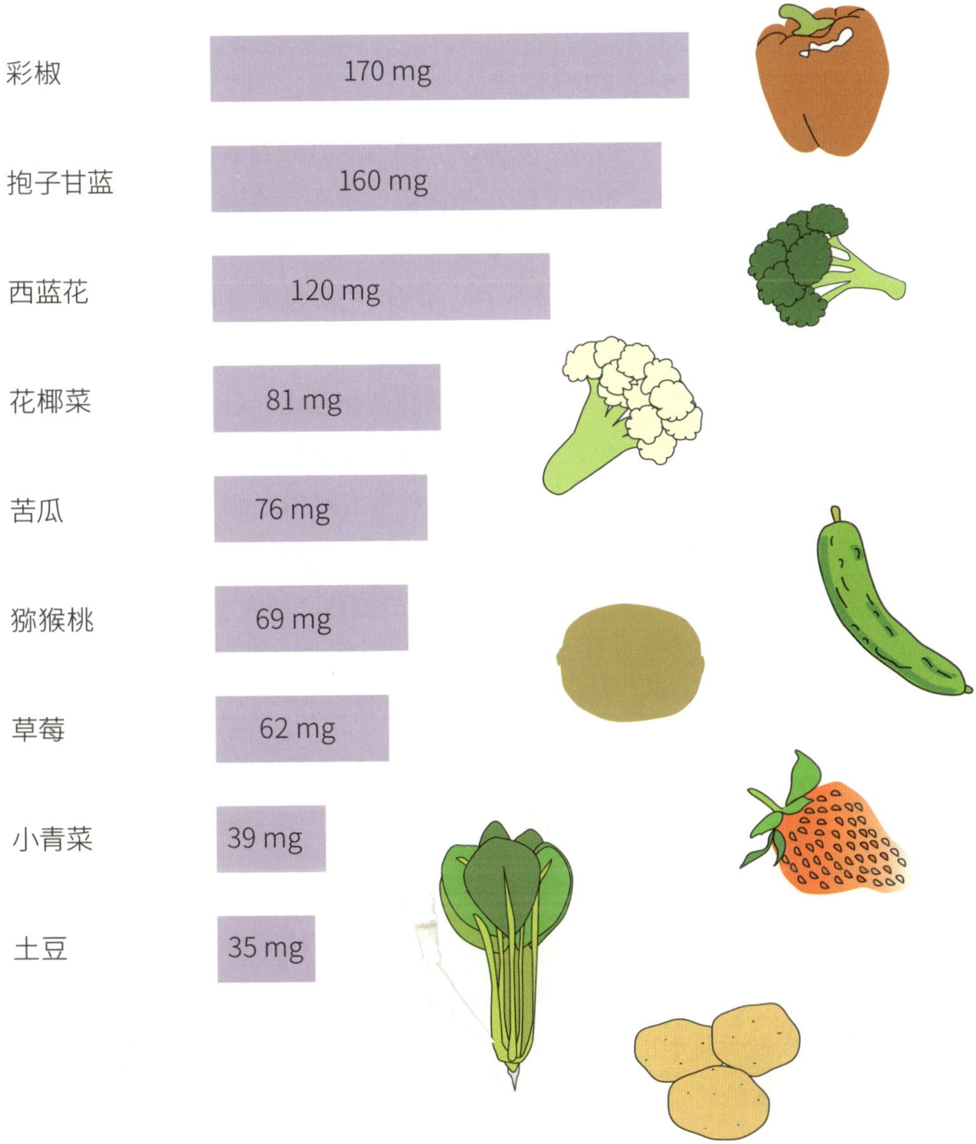

根据《日本食品标准成分表（2023年）》绘制

控制盐分摄入可预防高血压并发

尿酸值高的人血压也容易高，因此每天饮食中要注意减盐

火腿等加工食品的盐分有时是盲点

日本厚生劳动省建议，男性一天的盐分摄入量目标为不超过8.0 g，女性则不超过7.0 g。不过，根据其发布的《2023年国民健康和营养调查》，日本成年男性平均每天摄入盐分为10.8 g。

本书的“两周菜单”（第116页）中，1天的盐分摄入量控制在9.0 g以下。不妨利用这份菜单逐渐习惯清淡的口味吧。

正如之前讲的那样，持续高血压会使动脉硬化恶化，引发脑出血、脑梗死、心绞痛、心肌梗死等重大疾病。另外，无论血压还是尿酸，都与肾脏关系密切，血压和尿酸任何一方出问题，都有可能给肾脏造成恶劣影响。例如，高血压会给肾脏造成负担，使肾功能下降，如此一来，尿酸排入尿液的量就会减少。此外，尿酸值偏高与血压上升也有关联。实际上，尿酸值偏高的人中不少人血压也高。

对于咸鱼、咸肉、腌菜等，大家会有“盐分多，不要多吃”的意识。殊不知，火腿、香肠等加工食品和方便面的含盐量也相当高，不知不觉就会摄入过多。对此，可以先注意饮食清淡，妥善利用日料高汤（用木鱼花、昆布等制成）、柠檬、香辛料等调味，做到即使清淡也不乏美味。

积极摄入能够促进盐分排泄的钾

在日常饮食中减盐需要下一番功夫。不过，促进体内盐分的排泄却并不需要多大的努力。

有助于体内盐分排泄的是钾。钾富含在蔬菜、大豆、海藻、水果等之中。不过，钾有易溶于水的特性。因此，香蕉、苹果可以直接吃，蔬菜等则要连汤带菜一起入口。

各种调味品含盐分 1 g 时的量

减盐 5% 酱油	1 大匙	西红柿泥	1 杯
浓酱油	1 小匙多	猪排酱	1 大匙
淡酱油	1 小匙	中浓酱汁	不到 1 大匙
甜味噌	不到 1 大匙	伍斯特酱	2 大匙
减盐味噌	1 大匙多	法式色拉调味汁	2 大匙加 1/2 小匙
浅色辣味噌	1 小匙	色拉酱	4 大匙
番茄酱	2 大匙		

富含钾的主要食品

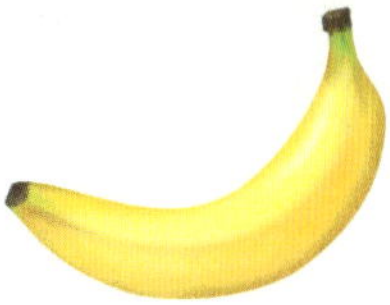

香蕉
360 mg
(100 g)

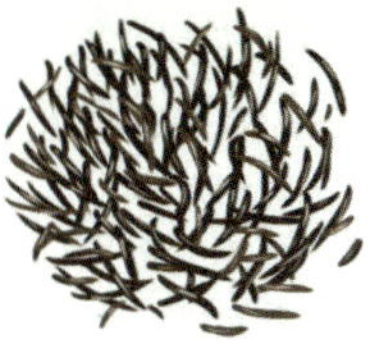

羊栖菜(干)
512 mg
(8 g)

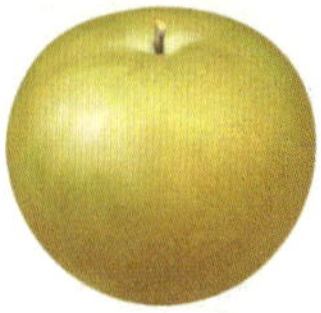

梨
350 mg
(250 g)

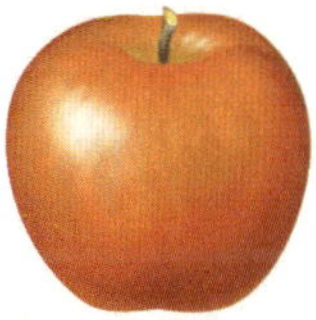

苹果
360 mg
(300 g)

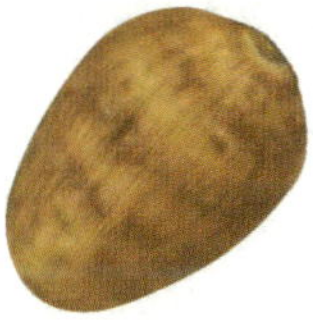

芋头
320 mg
(50 g)

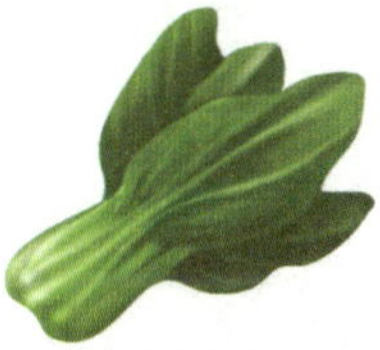

青梗菜
312 mg
(120 g)

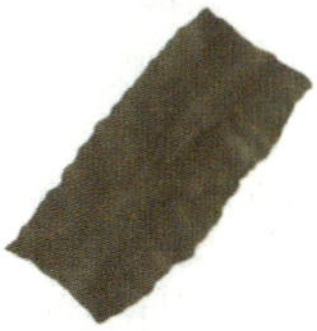

昆布(干)
305 mg
(5 g)

芜菁(去根、去皮)
250 mg
(100 g)

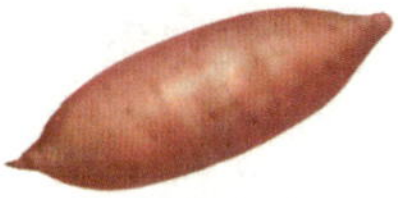

红薯
240 mg
(50 g)

括号内为一次的用量标准
根据《日本食品标准成分表（2023年）》绘制

减少热量的食材与烹饪方法

减少食材中的脂肪，烹饪时尽量少用油，以蒸、煮为主

烹饪肉类时以烤、炖、蒸为基本方法

前文第96页我们讲到，吃肉时要选择脂肪少的部位。可是，我们偶尔还是会想吃五花肉。

这种时候，就要在备菜、烹饪时下一番功夫了，以尽量减少食材的脂质。备菜时可以把肥肉去掉。烤肉用网盘烤以滤掉多余的脂肪。另外，采用炒、煎等烹饪方式的时候，用不粘锅可以减少用油。

蒸、煮也是能够减少脂质的烹饪方法。肉类去掉肥肉部分再烹饪，味道更清淡、更可口，分量也显得更足。另外，在焖或煎时用葡萄酒或日本清酒等调味可以减少用油量，还能让食材更有一番风味。

做肉馅时，可以买来整块瘦肉，用食品加工机绞成肉馅，然后再掺入豆腐、黄豆或菌菇等，这样即使用肉不多也能感觉分量十足。

在调味和餐桌上下点功夫也能降低尿酸值

调味方面可以做些变化。如果调味太浓，米饭等主食就容易吃多，导致糖类摄入过量。

另外，关于每次烹饪的量，只做当时够吃的量就足矣。做多了就容易吃多，或在肚子饿的时候全都吃掉。

还可以在餐桌上下点功夫。如果用大碗盘盛饭菜，往往会随心所欲地大快朵颐。一开始就用小一点的餐具只盛出一人份，就能避免吃得太多。

此外，不要在餐桌上放瓶装酱油、酱汁、色拉酱、沙拉调味汁等。否则很容易放太多，导致盐分、脂质摄入过量。可以用小碟子盛出必要的量。

吃完饭后，要立即收拾剩菜。如果餐桌上留下剩菜，可能会管不住嘴全部吃光，导致进食过量。

减少热量的烹饪方法

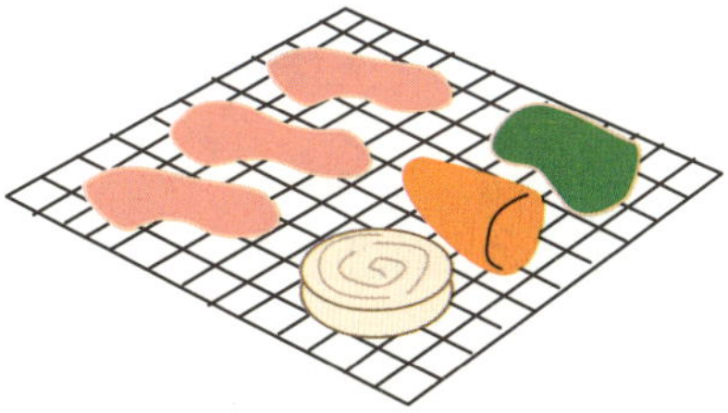

肉用网盘烤，可过滤掉一部分脂质

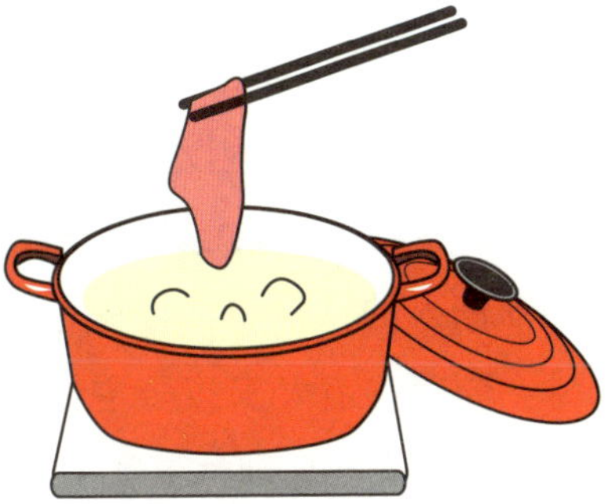

烹饪前焯水去除部分脂质

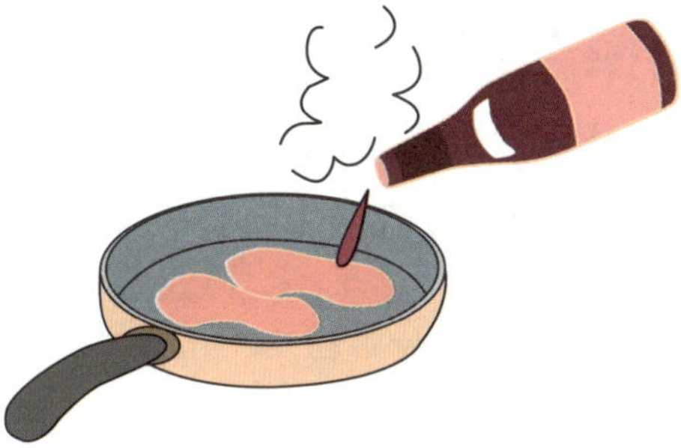

用葡萄酒、日本清酒等烹饪

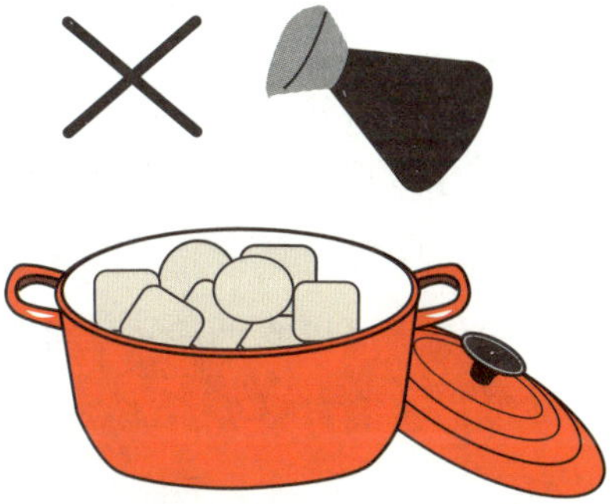

将清淡口味坚持到底

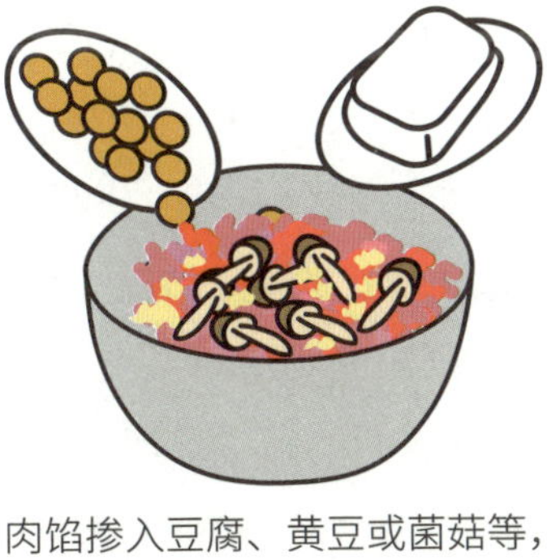

肉馅掺入豆腐、黄豆或菌菇等，
显得分量更大

改变吃饭顺序可预防肥胖

稍动点脑筋就能防止发胖的吃法

先从汤类和副菜开始吃容易有饱腹感

讲到这里，可能有些读者会感到憋屈、苛刻。如果你也是这样的读者，请先不要在意那些细节，将注意力聚焦到一点上——均衡饮食。

我们亚洲人的饮食习惯往往喜欢吃比较多的米饭（主食），不吃到饱总感觉意犹未尽。今后，请大家按照主食（米饭、面条等）、主菜（禽畜肉、鱼肉等硬菜）、副菜和汤（能吃到蔬菜和菌菇的菜肴），即两菜一汤的组合来制定菜单。

另外，也要留心进食顺序。可以先喝汤，再吃以蔬菜为主的副菜，最后吃主菜和主食。这样，通过低热量、富含膳食纤维和维生素的汤类与副菜先获得饱腹感，就能自然而然地防止吃主食和主菜时摄入过多糖类和脂质。

肚子饿时吃果干最合适

吃到八分饱很重要，不过在感觉意犹未尽时就放下筷子，可能导致在两餐之间还是想吃东西。

这种时候，可以吃西梅、杏干等果干。这些食品保留了维生素和矿物质，富含膳食纤维，还很有嚼头，能获得满足感。不过，如果吃得过多，不仅一天的热量会过剩，还会摄入过多果糖。因此要先定好量再吃。

一边吃饭一边刷手机看视频或看书，即“吃得不专心”，很容易在不知不觉间吃过量。

肚子饿的时候去采购吃的，一不小心就会买很多并不需要的食品。尤其是必须立即吃掉的生鲜食品，就不得不勉强自己吃完，结果就有可能导致肥胖。可参考第112页的“两周计划”确定菜单，列出购物清单，只买需要的食品。

不发胖的饮食方法

按照汤→副菜→主菜→主食的顺序吃

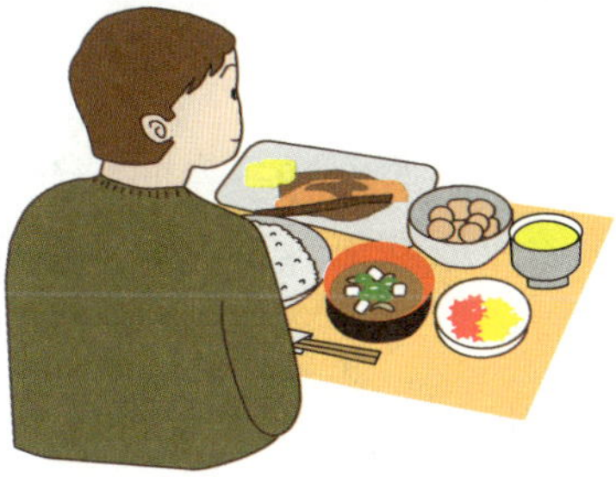

严格遵守“吃到八分饱”

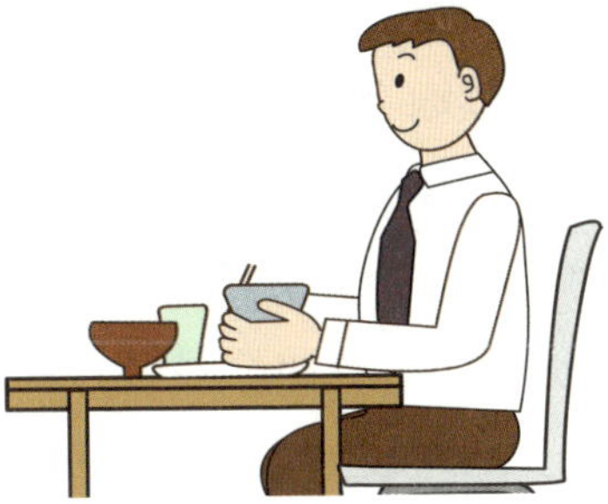

吃零嘴时选果干

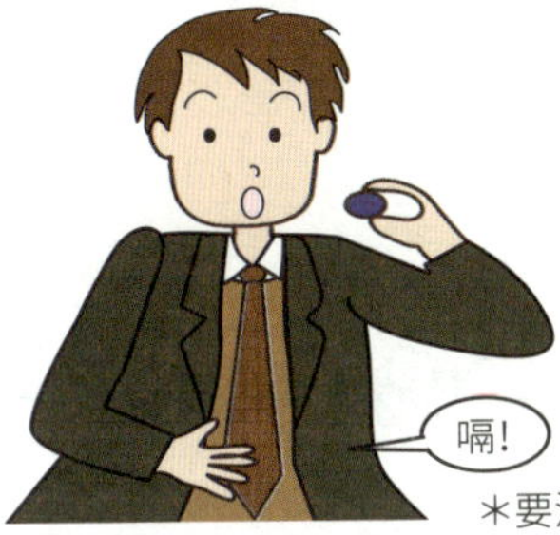

*要注意不要吃太多

吃饭不要不专心

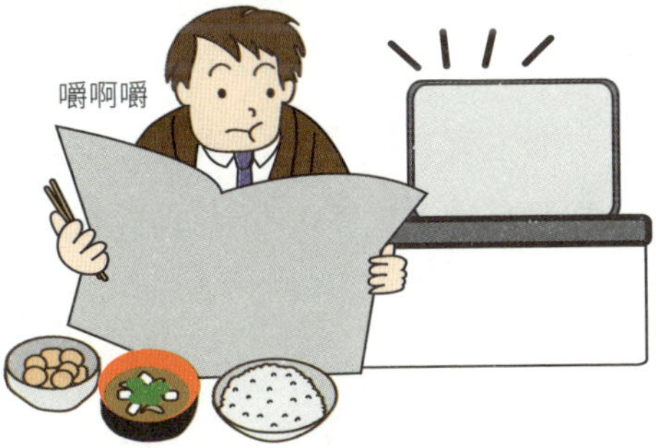

不要在肚子饿的时候去购物

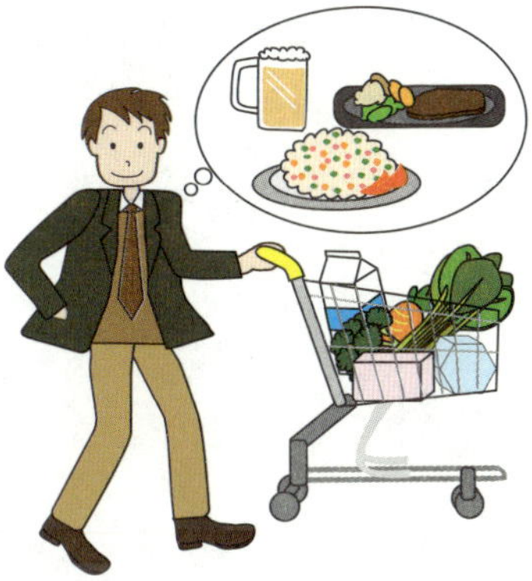

饮酒过量会提高痛风发作的风险

酒精能促进尿酸在肝脏中产生，饮酒过量可能引发痛风

饮酒过量会使尿酸值升高

饮酒会促进肝脏内尿酸的产生。并且，肝脏在分解酒精的过程中乳酸会随之增加，导致肾脏排泄尿酸的能力下降。另外，从过量饮酒的第二天痛风容易发作可知酒精容易引起痛风发作。特别是每天都喝酒的人尿酸值容易上升，即使尿酸值不那么高，也容易引起痛风发作。

高尿酸血症和痛风患者能戒酒是最理想的。不想戒的话，饮酒一定要适量。

那么适量的标准是多少呢？每天通过饮酒摄入的热量应控制在总热量摄入的10%以下。如果你的适宜热量摄入（第113页）为6 697 kJ，那饮酒就需要控制在670 kJ以下（啤酒约400 mL，葡萄酒约200 mL）。而且，每周至少2天不喝酒，让肝脏休息。

过量饮酒会导致肥胖，肥胖会使尿酸值上升

过量饮酒的弊端不仅在于酒精会使尿酸值上升、成为痛风发作的诱因，很多下酒菜也含有大量嘌呤，会导致内脏脂肪型肥胖更严重。这可能会使尿酸值进一步升高，形成恶性循环。

众所周知，酒类中啤酒含嘌呤最多，是威士忌的50倍、葡萄酒的15倍、日本清酒的5倍。因此，高尿酸血症患者一定要避免喝啤酒。

许多酒只是热量高，并不含脂肪、蛋白质、维生素、矿物质、膳食纤维等营养素。平时饮酒务必做到适量，同时注意下酒菜不要摄入太多，努力践行营养均衡、规律进食的饮食生活。

《健康日本 21》中 1 天饮酒的适宜量

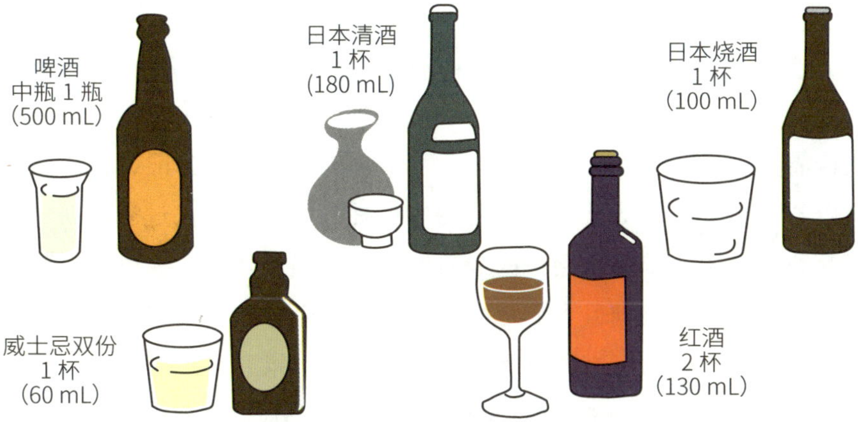
啤酒
中瓶 1 瓶
(500 mL)
日本清酒
1 杯
(180 mL)
日本烧酒
1 杯
(100 mL)
威士忌双份
1 杯
(60 mL)
红酒
2 杯
(130 mL)

各种酒的热量

种类	分量	热量（kJ）
日本清酒（纯米酒）	1 杯（180 mL）	820
啤酒（黑啤）	普通罐装 1 罐（350 mL）	678
起泡酒	普通罐装 1 罐（350 mL）	666
啤酒（淡色）	普通罐装 1 罐（350 mL）	590
威士忌	双份杯 1 杯（60 mL）	565
白兰地	双份杯 1 杯（60 mL）	565
日本烧酒（连续多级蒸馏）	烧酒杯 1/2 杯（50 mL）	414
日本烧酒（单级蒸馏）	烧酒杯 1/2 杯（50 mL）	297
葡萄酒（白）	红酒杯 1 杯（65 mL）	197
葡萄酒（红）	红酒杯 1 杯（65 mL）	197

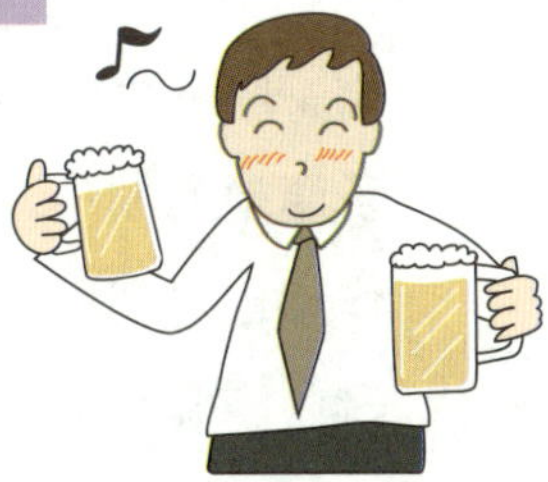

根据《日本食品标准成分表（2023年）》绘制

专栏 要积极摄入低脂肪乳制品与咖啡

为降低尿酸值，改善生活习惯至关重要。右下表中汇总了高尿酸人群需要践行的生活原则，请注意新增加的项目（带*标记）。

以往针对痛风人士的生活指导中会提到要避免摄入过量砂糖。但现在我们知道，果糖也会提高尿酸值，因此强烈建议大家也要限制果糖的摄入。说到果糖，人们可能第一时间就会想到水果，但相关研究人员并不这么认为。有研究报告指出，摄入水果并不会导致尿酸值上升，水果中的膳食纤维和维生素C还有助于抑制血液中尿酸值上升。

只要不过量摄入，水果是可以吃的。大家真正需要注意的是含果汁或砂糖的各种饮料。为了更好喝，厂家会在蔬菜汁里加入果汁，一些运动饮料中也含有果汁。购买前一定要看清成分表，尽量避免喝含砂糖的饮料。

另一方面，我希望大家积极摄入具有降低尿酸值作用的低脂肪乳制品和咖啡。

乳制品营养价值高，含有优质蛋白质，不会使尿酸值升高，建议每天都要摄入。目前已经确认低脂肪乳制品具有降低尿酸值的作用，脱脂奶、低脂奶、低脂酸奶、茅屋奶酪、意式乳清奶酪等都是低脂肪乳制品。

另外，在预防糖尿病、心脏病、脑卒中等各种疾病方面被寄予厚望的咖啡，其降低尿酸值的作用也得到了认可。但喝咖啡的时候注意不要放太多砂糖。

痛风、高尿酸血症的生活原则

- 减肥（热量摄入要适量）
- 限制摄入酒精饮料
- 限制摄入蔬菜以外的含嘌呤食品
- 限制摄入添加砂糖、果糖的饮料*
- 鼓励摄入乳制品（特别是低脂肪乳制品）*
- 鼓励摄入水分
- 摄入咖啡*
- 摄入维生素 C
- 鼓励进行有氧运动

第 6 部分

两周降尿酸

“两周降尿酸法”的基本要点

高尿酸血症、痛风患者的饮食要点——“三不”

热量摄入 1 不过量饮食

造成高尿酸血症、痛风的一大原因是内脏脂肪型肥胖。那么，为什么会这样呢？答案很简单。

摄入的热量>消耗的热量。

先从了解自己的“标准体重”与“一天适宜的热量摄入量”开始吧。然后，再拿你昨天一天的饮食和接下来我们要介绍的“一日菜单”“单品菜谱”做比较，也许你就能直观地感受到自己吃得有多么多，食材和营养有多么不均衡了。

从今天开始，实践不过量饮食的饮食疗法吧。

食材、营养均衡 2 不偏食

我们都有自己特别爱吃或特别不爱吃的食材。比如，“超爱吃烤肉，每晚吃都行”“有啤酒和下酒菜就足够了”“蔬菜一口都不想多吃”。隐藏在高尿酸血症或痛风背后的，正是这种偏食的饮食习惯。因此，在日常饮食生活中，要时刻提醒自己不挑食、不偏食。

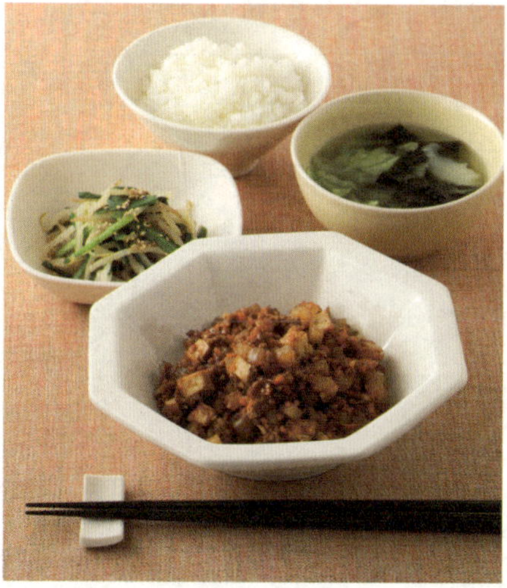

饮食习惯 3 不着急

你会花多长时间用在早中晚三餐上？加起来有 2 个小时吗，还是 1 个小时，或者只有半小时？

如果一整天的吃饭时间只有半小时，这很有可能造成肥胖。吃饭太快也是肥胖的原因之一。因此，从实践饮食疗法开始，不再吃饭太快、饮食过量、饮酒过量，养成不着急的饮食习惯吧。

通过实践“两周降尿酸饮食法”的基本要点，养成不过量饮食、不偏食、吃饭不着急的饮食习惯，更好地控制尿酸值吧。

了解你的“一天适宜热量摄入量”

肥胖者首先以比当前体重减少 5% 为目标，慢慢向着标准体重努力吧

为什么不一口气减到标准体重呢？

如果你现在的体重是 80 kg，按照下面的计算公式算出的标准体重是 70 kg，那就必须减重 10 kg。然而，短时间减重 10 kg 是非常鲁莽的行为，甚至还会损伤身体。

计算一下自己的 BMI 吧

BMI= 体重（kg）÷[身高（m）]^2

BMI 判定

30 ≤ BMI	肥胖（2 ～ 4 度）
25 ≤ BMI ＜ 30	轻度肥胖（肥胖 1 度）
18.5 ≤ BMI ＜ 25	普通体重
BMI ＜ 18.5	偏瘦（低体重）

＊BMI=22是不易生病的理想体重（标准体重）。
＊如果你的BMI超过25，首先减重5%吧。

计算你的“一天适宜热量摄入量”吧

首先将你的身高和体重放入以下公式算出你的“标准体重”

标准体重（kg）＝身高（m）×身高（m）×22（理想的BMI）

例如：身高170 cm的公司职员（从事事务性工作）

1.7（m）×1.7（m）×22＝63.58 kg

接下来用标准体重与生活活动水平计算出适宜热量摄入量

适宜热量摄入量＝标准体重（kg）×生活活动水平

例如：从事事务性工作、生活活动水平是最低的105

63.58（kg）×105（kJ）＝约6 675.9 kJ

生活活动水平

低 105 ～ 126 kJ	普通 126 ～ 147 kJ	高 147 kJ
1 天步行 1 小时左右 以轻体力工作为主 从事事务性工作或者没有孩子的主妇等	1 天步行 2 小时左右 工作中以站立为主 从事制造业、服务业工作，或有孩子的主妇	1 天从事 1 小时左右的重体力劳动 从事农业、渔业、建筑业等工作

不同套餐的每餐主食量

易发高尿酸血症、痛风的 30—59 岁男性（从事事务性工作）的平均身高为 170 cm 左右，其适宜热量摄入量约为 7 116 kJ。我们将一天的热量摄入量设定为在此基础上 ±419 kJ，也就是在 6 697 ～ 7 535 kJ，并分别计算出相应主食的分量。每天的盐分摄入量我们先按不超过 10 g 开始。

6 697 kJ 套餐

米饭 120 g（约 4/5 小碗）
热量 846 kJ　盐分 0 g

切片面包 60 g（1 片）
热量 661 kJ　盐分 0.8 g

小餐包 60 g（2 个）
热量 795 kJ　盐分 0.7 g

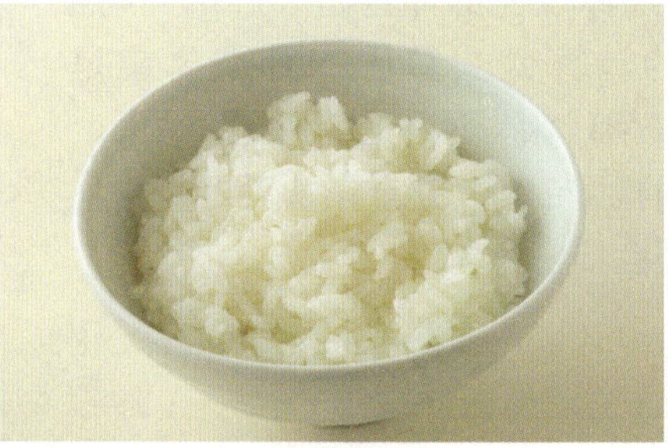

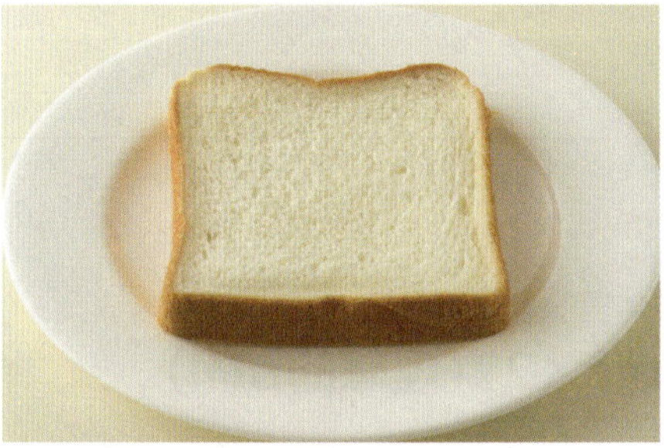

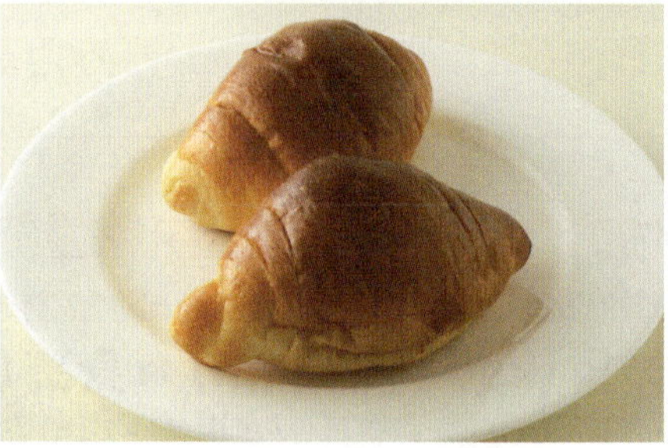

7 535 kJ 套餐

米饭 150 g（约 1 小碗）
热量 1 055 kJ　盐分 0 g

切片面包 90 g（1.5 片）
热量 996 kJ　盐分 1.2 g

小餐包 90 g（3 个）
热量 1 189 kJ　盐分 1.1 g

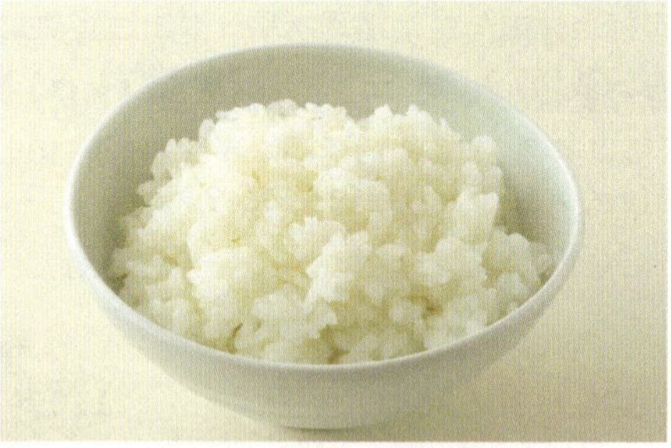

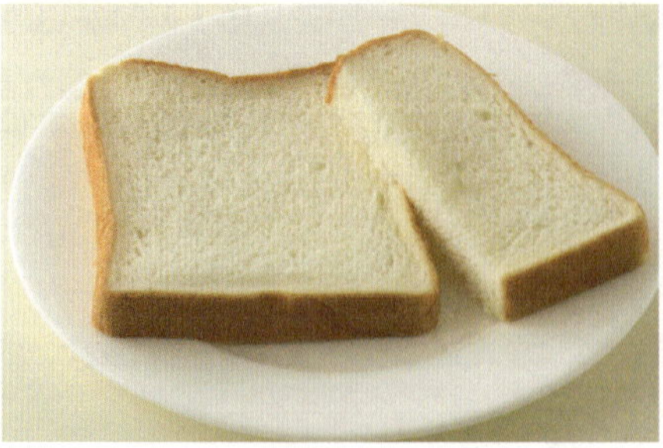

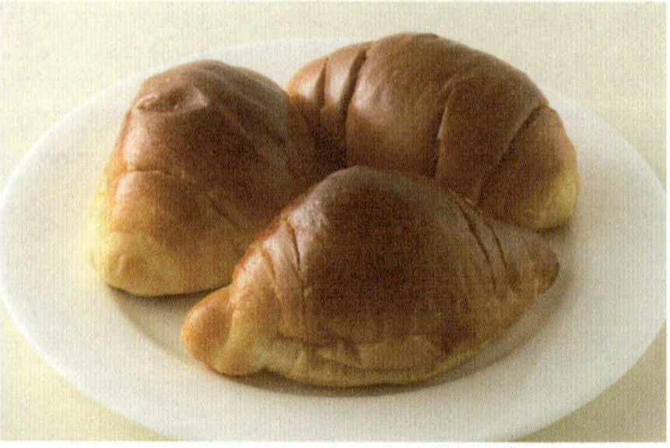

每天都要摄入牛奶或乳制品和水果

为实现营养均衡的饮食生活，每天的早中晚三餐都应该摄入牛奶、乳制品与水果。不过，不要过量摄入水果。两周菜单（第 116 页）中，每天按摄入 150 mL 牛奶（或无糖酸奶 170 g）、一种水果来计算。

希望大家一天摄入的牛奶、乳制品分量

牛奶、乳制品富含优质蛋白质，是营养价值高的食品。每天应喝 150 mL 牛奶。如果有人喝牛奶肚子不舒服、不爱喝，可以改喝 170 g 无糖酸奶。

1 天摄入的牛奶（普通牛奶 150 mL）、乳制品（无糖酸奶 170 g）中所含的热量与盐分

热量	约 435 kJ	盐分	0.2 g

1 天可摄入水果的分量

水果与蔬菜、海藻一样，都能将尿液碱化，使尿酸易进入尿液。不过，与蔬菜、海藻不同的是，水果含糖量较高，不适合在离睡觉时间更近的晚餐后吃。可以在早餐、午餐时吃，或在两餐之间吃。不过，吃得太多也会导致热量摄入过量，可以将下表作为标准来参考。

1 天可摄入水果的推荐量

热量	约 272 kJ	盐分	0 g

种类	连皮带种子的分量（g）	净重（g）	推荐量
苹果	145	120	1/2 个
梨	190	160	1/2 个
柿子	120	115	1 小个
桃	190	160	1 个（中等）
柑橘	185	145	2 小个
葡萄柚	245	170	1 小个
橙子	290	160	1 小个
草莓	200	195	10 颗（中等）
香蕉	140	80	1 根（中等）
巨峰葡萄	140	110	9 颗
猕猴桃	145	120	1 大个
甜瓜	295	160	
西瓜	285	170	
菠萝	235	130	

降低尿酸值的两周菜单

第1周	第1天 合计6 764 kJ 盐分9.6 g	第2天 合计7 078 kJ 盐分9.4 g	第3天 合计6 886 kJ 盐分9.2 g
早餐	主食 米饭 主菜 味噌鲑鱼 副菜 羊栖菜煮杂蔬 副菜 柠檬腌芜菁 ➡第120页	主食+主菜 蔬菜牛肉三明治 副菜 西式腌萝卜 汤 玉米浓汤 ➡第124页	主食+主菜 鳗鱼茶泡饭 副菜 紫苏粉凉拌卷心菜 副菜 滑子菇拌豆腐 ➡第128页
午餐	主食+主菜 鸡丝蔬菜凉面 副菜 红油炒裙带菜 副菜 西红柿沙拉 ➡第121页	主食+主菜 咸菜蛋炒饭 副菜 炖煮萝卜干与海带 副菜 花椒味凉拌四季豆 ➡第125页	主食+主菜 纳豆滑子菇拌荞麦面 副菜 薄荷橙子果冻 副菜 竹轮海带炖菜 ➡第129页
晚餐	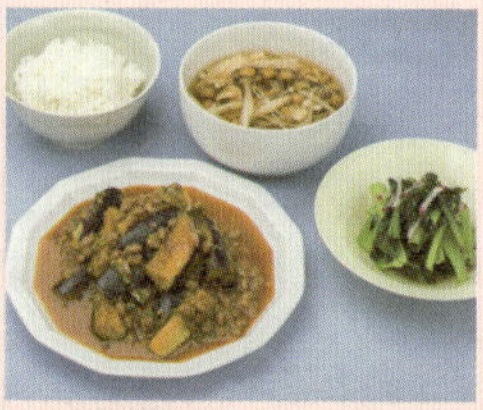 主食 米饭 主菜 纳豆麻婆茄子 副菜 凉拌小青菜 汤 中华菌菇汤 ➡第123页	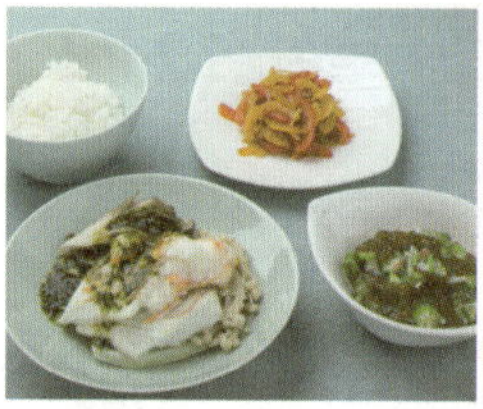 主食 米饭 主菜 清蒸鱼肉与菌菇 副菜 炒彩椒 副菜 梅味凉拌秋葵与海藻 ➡第127页	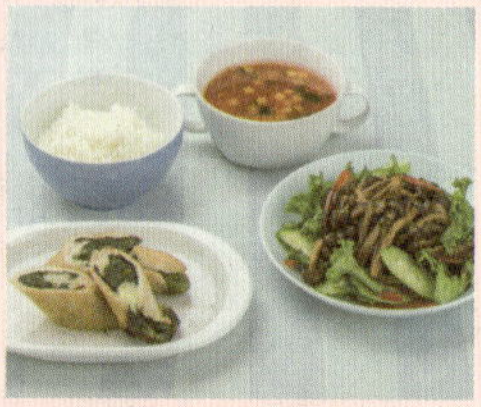 主食 米饭 主菜 奶酪鸡肉卷 副菜 嫩煎菌菇拌沙拉 汤 意式浓汤 ➡第131页

吃得均衡又有营养是饮食疗法的基本要点。为便于坚持下去，外观和口感也很重要。先坚持2周，适应量和味道吧。

第4天 合计6 689 kJ 盐分8.7 g	第5天 合计6 940 kJ 盐分9.1 g	第6天 合计7 024 kJ 盐分9.3 g	第7天 合计6 706 kJ 盐分9.5 g
主食+主菜 蔬菜香肠热狗 副菜 胡萝卜沙拉 甜品 蓝莓酸奶 ➡ 第132页	主食 米饭 主菜 鸭儿芹嫩煎蛋卷 副菜 姜炒小青菜 汤 萝卜味噌汤 ➡ 第136页	主食+主菜 奶酪吐司 副菜 蒸菜火腿沙拉 汤 土豆酸奶冷汤 ➡ 第140页	主食 米饭 主菜 盐渍茄子拌纳豆 副菜 上汤茼蒿 汤 土豆洋葱味噌汤 ➡ 第144页
主食+主菜 金枪鱼盖饭 副菜 酱油煮菌菇 汤 王菜清汤 ➡ 第133页	主食+主菜 猪肉菌菇意面 副菜 黑胡椒粉拌黄瓜 副菜 西红柿奶酪沙拉 ➡ 第137页	主食+主菜 蛋包饭 副菜 黄瓜拌裙带菜 副菜 豆芽拌紫苏 ➡ 第141页	主食+主菜 鸡肉生菜龙须面 副菜 秋葵拌苦瓜 副菜 西红柿拌海苔 ➡ 第145页
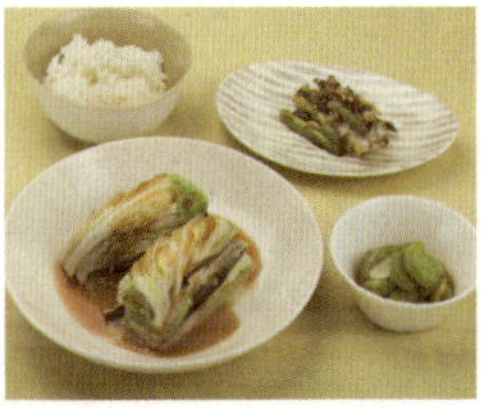 主食 米饭 主菜 蒸猪肉白菜 副菜 凉拌烤葱烤芦笋 副菜 酱油煮蚕豆 ➡ 第135页	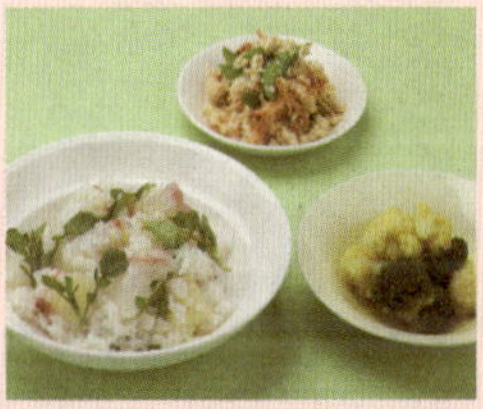 主食+主菜 鲷鱼葡萄柚寿司饭 副菜 凉拌豆腐渣 副菜 咖喱腌泡菜 ➡ 第139页	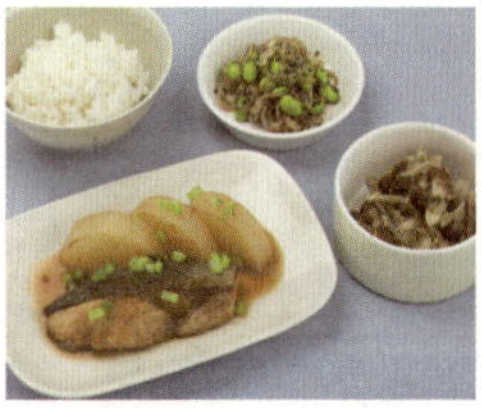 主食 米饭 主菜 黑醋萝卜炖鱼 副菜 芝麻阳荷拌毛豆 副菜 菌菇拌欧芹 ➡ 第143页	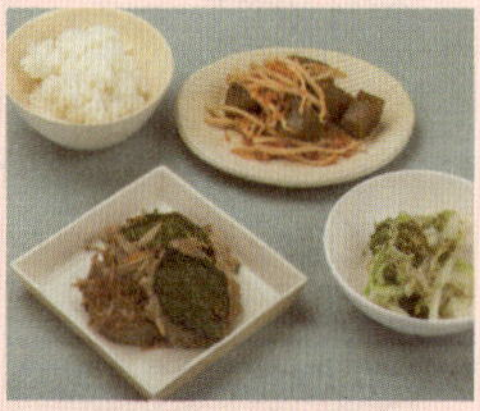 主食 米饭 主菜 煎沙丁鱼肉饼 副菜 豆芽辣炒魔芋 副菜 海苔丝凉拌白菜 ➡ 第147页

降低尿酸值的两周菜单

第2周	第8天 合计6 898 kJ 盐分9.2 g	第9天 合计6 902 kJ 盐分8.5 g	第10天 合计6 471 kJ 盐分8.9 g
早餐	主食 小餐包 主菜 萝卜干煎蛋卷 副菜 西红柿洋葱沙拉 饮品 欧蕾咖啡 ➡ 第148页	主食 米饭 主菜 中式豆腐炖杂蔬 ➡ 第161页 副菜 汤浸烤大葱 ➡ 第174页 副菜 紫苏拌茄子 ➡ 第174页	主食 米饭 主菜 嫩鸡蛋焖炒蔬菜 ➡ 第164页 副菜 奶酪嫩煎菌菇 ➡ 第170页 汤 西红柿风味西班牙冷汤 ➡ 第181页
午餐	主食+主菜 西蓝花金枪鱼通心粉 副菜 咖喱蛋黄酱拌黄瓜 汤 茄子秋葵汤 ➡ 第149页	主食 米饭 主菜 蚝油炖青花鱼 ➡ 第157页 副菜 芥末粒拌四季豆 ➡ 第166页 副菜 芝麻凉拌芜菁与芜菁叶 ➡ 第170页	主食 米饭 主菜 照烧鲑鱼 ➡ 第160页 副菜 大葱味噌蟹味菇炒青椒 ➡ 第167页 副菜 梅干煮大豆羊栖菜 ➡ 第174页
晚餐	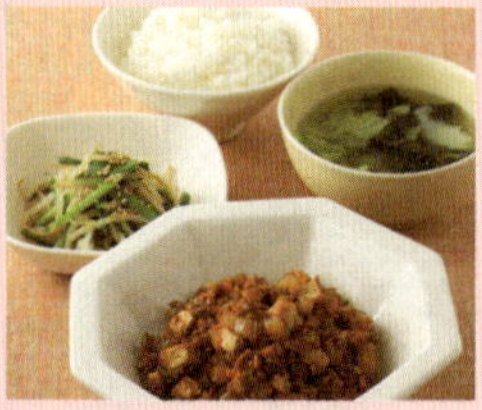 主食 米饭 主菜 麻婆萝卜 副菜 芥末酱拌豆芽韭菜 汤 卷心菜裙带菜汤 ➡ 第151页	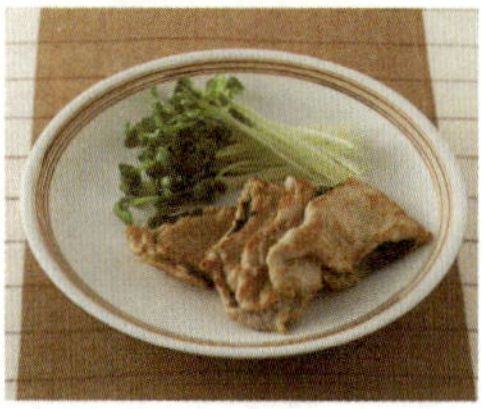 主食 米饭 主菜 油煎猪腿肉夹紫苏 ➡ 第152页 副菜 小尖椒煮魔芋 ➡ 第166页 汤 牛蒡培根味噌汤 ➡ 第182页	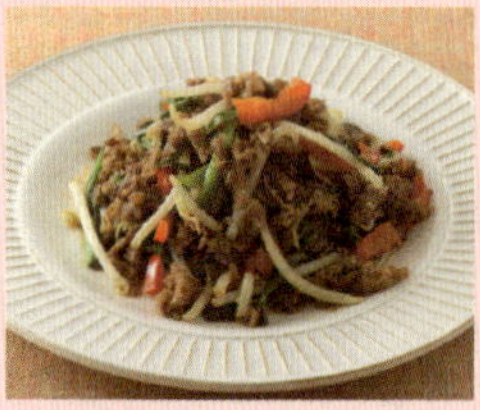 主食 米饭 主菜 牛肉炒杂菜 ➡ 第153页 副菜 酱油拌秋葵 ➡ 第178页 汤 西红柿西芹汤 ➡ 第180页

第11天 合计6 392 kJ 盐分8.8 g	第12天 合计6 810 kJ 盐分8.6 g	第13天 合计6 605 kJ 盐分9.1 g	第14天 合计6 660 kJ 盐分8.9 g
主食 米饭 主菜+汤 杂蔬鸡蛋汤 ➡第164页 副菜 腌泡菌菇 ➡第168页 副菜 橄榄拌四季豆 ➡第175页	主食 米饭 主菜 菌菇温玉沙拉 ➡第163页 副菜 腌海带拌黄瓜 ➡第178页 汤 芜菁韭菜味噌汤 ➡第182页	主食 米饭 主菜 油豆腐塞肉 ➡第155页 副菜 汤浸烤彩椒 ➡第176页 汤 西葫芦蘑菇汤 ➡第180页	主食 米饭 主菜 韩式花蛤韭菜煎饼 ➡第160页 副菜 煮菌菇 ➡第177页 副菜 京水菜银鱼干沙拉 ➡第171页
主食 米饭 主菜 菌菇虾球 ➡第158页 副菜 芥末味西芹拌金枪鱼 ➡第167页 汤 生菜蛋花汤 ➡第180页	主食+主菜 蔬菜鸡肉乌冬面 ➡第165页 副菜 凉拌核桃芜菁叶 ➡第166页 副菜 黑胡椒煎山药 ➡第171页	主食+主菜 鸡肉菌菇荞麦面 ➡第165页 副菜 柠檬汁拌秋葵 ➡第176页 副菜 萝卜干扇贝柱沙拉 ➡第171页	主食 米饭 主菜 肉饼 ➡第156页 副菜 梅干煮海带丝与炸鱼饼 ➡第177页 汤 秋葵蟹味菇味噌汤 ➡第181页
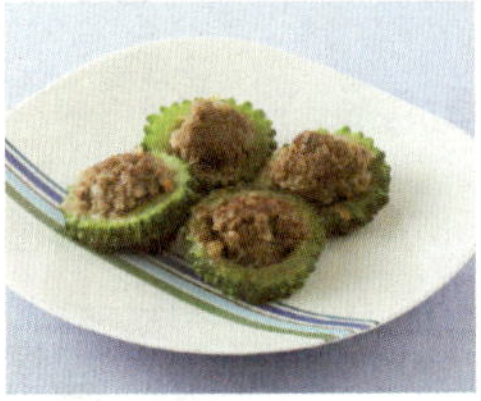 主食 米饭 主菜 油煎苦瓜塞肉 ➡第154页 副菜 炖冬瓜 ➡第168页 副菜 海苔拌茼蒿 ➡第176页	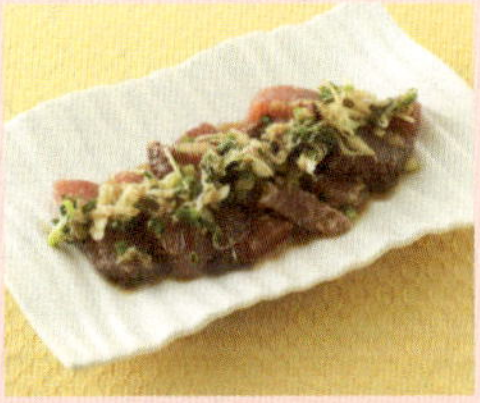 主食 米饭 主菜 风味腌泡鲣鱼肉 ➡第159页 副菜 炒胡萝卜丝 ➡第170页 汤 滑子菇山药味噌汤 ➡第181页	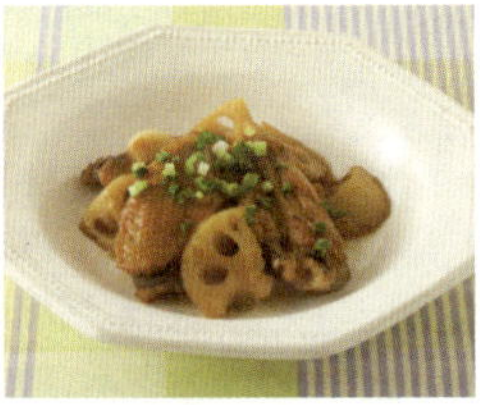 主食 米饭 主菜 黑醋莲藕炖鸡翅 ➡第155页 副菜 豆腐沙拉 ➡第177页 副菜 卷心菜煮樱花虾 ➡第169页	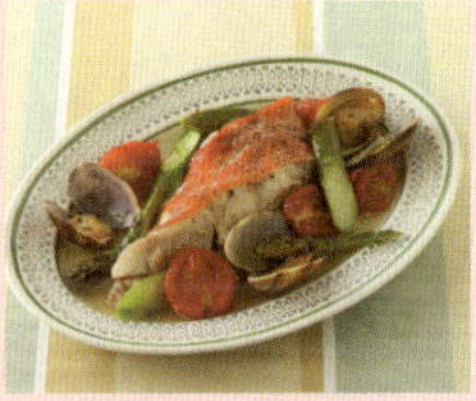 主食 米饭 主菜 意式海鲜烩 ➡第159页 副菜 芝麻菜脆培根沙拉 ➡第168页 汤 胡萝卜浓汤 ➡第182页

第1天/早餐

1天的合计还包括正餐以外的牛奶150 mL（或无糖酸奶170 g）加水果的热量707 kJ、盐分0.2 g。

1天合计
6 764 kJ
盐分
9.6 g

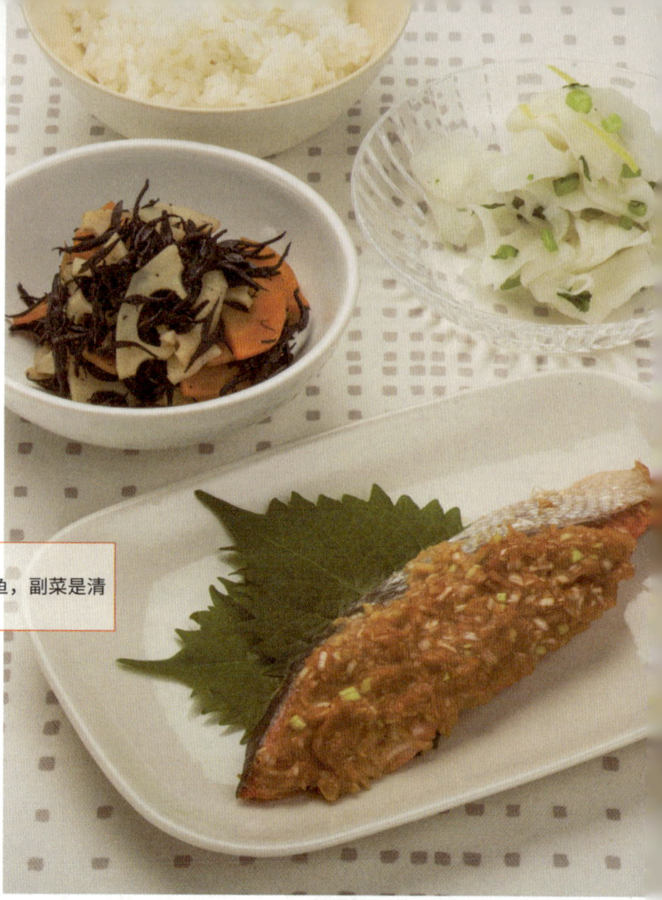

〈小贴士〉
主菜是用味噌调味的鲑鱼，副菜是清淡小菜组合，以免单调。

主食 米饭

846 kJ　盐分0.0 g

米饭（1人份）……120 g

主菜 味噌鲑鱼

味噌调味香喷喷

578 kJ　盐分1.3 g

食材（1人份）

鲑鱼……1块（80 g）
大葱（切成末）……3 cm
生姜（切成末）……6 g
紫苏……2片
A　味噌……1/2大匙
　料酒……1小匙
　味醂……1/2小匙
　木鱼花……少许

做法

1. 将A放入小碗充分混合，再加入葱姜末混合。
2. 鲑鱼的一面涂上小碗里的混合物，煎或烤至金黄色。
3. 餐具中铺紫苏，放上鲑鱼。

副菜 羊栖菜煮杂蔬

羊栖菜有利于形成碱性体质

264 kJ　盐分1.3 g

食材（2人份）

羊栖菜
（用水泡发，沥干水分）……8 g
胡萝卜（切扇形片）……40 g
莲藕（切扇形片）……60 g
A　高汤……1杯
　料酒……1大匙
　味醂……1大匙
　酱油……2小匙
　芥末……1小匙

做法

1. 锅中放入羊栖菜、胡萝卜、莲藕、A，加热。
2. 沸腾后，一边去沫一边搅拌，煮至收汁。

副菜 柠檬腌芜菁

柠檬调味更清爽

67 kJ　盐分0.4 g

食材（2人份）

芜菁（切成薄片）……2小个
芜菁叶（切小片）……2根
盐……少许
柠檬皮（切丝）……少许
柠檬汁……2小匙

做法

将所有食材放入食品塑料袋中并充分揉搓，等变软后挤出水分，盛入餐具中。

要改为7 535 kJ的套餐，米饭增至150 g。

第1天/午餐

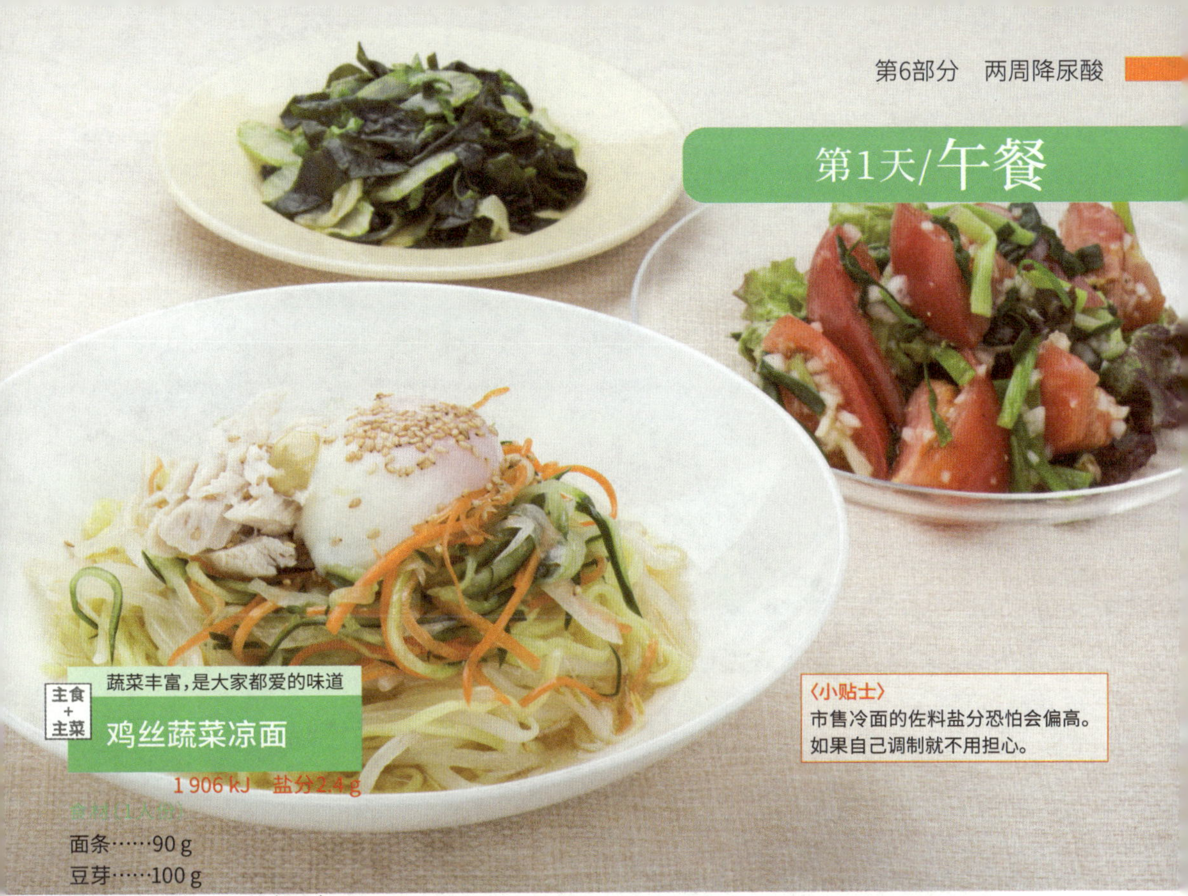

〈小贴士〉
市售冷面的佐料盐分恐怕会偏高。如果自己调制就不用担心。

主食+主菜　鸡丝蔬菜凉面

蔬菜丰富，是大家都爱的味道

1 906 kJ　盐分2.4 g

食材（1人份）

面条……90 g
豆芽……100 g
鸡胸肉（去筋）……1块（45 g）
料酒……2小匙
黄瓜（切丝）……半根
胡萝卜（切丝）……20 g
洋葱（切丝）……30 g
盐……少许
A 鸡精……1/3小匙
　白砂糖……2/3小匙
　酱油……1/3小匙
　苹果醋……1大匙
　芝麻油……1/3小匙
　水……1/2 杯
温泉蛋……1个
白芝麻……少许

做法

1. 鸡胸肉上淋料酒，轻轻盖上保鲜膜，放入微波炉加热 1 分半钟。冷却后撕成大条。
2. 锅中放入 A 和 1 的汁并加热。
3. 碗中放入黄瓜、胡萝卜、洋葱，撒上盐并拌匀。
4. 煮熟面条和豆芽，充分沥水后盛入餐具。
5. 将 1 和 3 盛出倒在面上，放上温泉蛋。浇上 2，最后撒白芝麻。

副菜　红油炒裙带菜

辣油是味道的重点

142 kJ　盐分0.3 g

食材（1人份）

裙带菜（泡发并沥水）……4 g
西芹（切成薄片）……25 g
芝麻油……1/2小匙
A 料酒……2小匙
　水……2大匙
盐、胡椒粉、辣油……各少许

做法

1. 锅中放芝麻油加热，炒裙带菜与西芹。
2. 加入 A，快速把水分炒干，撒上胡椒粉，再浇辣油翻炒。

副菜　西红柿沙拉

洋葱的辛辣回味无穷

243 kJ　盐分0.7 g

食材（1人份）

西红柿（切成适口大小）……1个
小葱（切成3 cm长段，用微波炉加热1分钟，烤干水分）……30 g
洋葱（切成末）……25 g
生菜（撕成适口大小）……1片
日式沙拉调味汁……2小匙
黑胡椒粉……少许

做法

碗中放入所有食材，加入日式沙拉调味汁和黑胡椒粉，整体充分拌匀。

要改为7 535 kJ的套餐，鸡丝蔬菜凉面中的面条增至130 g。

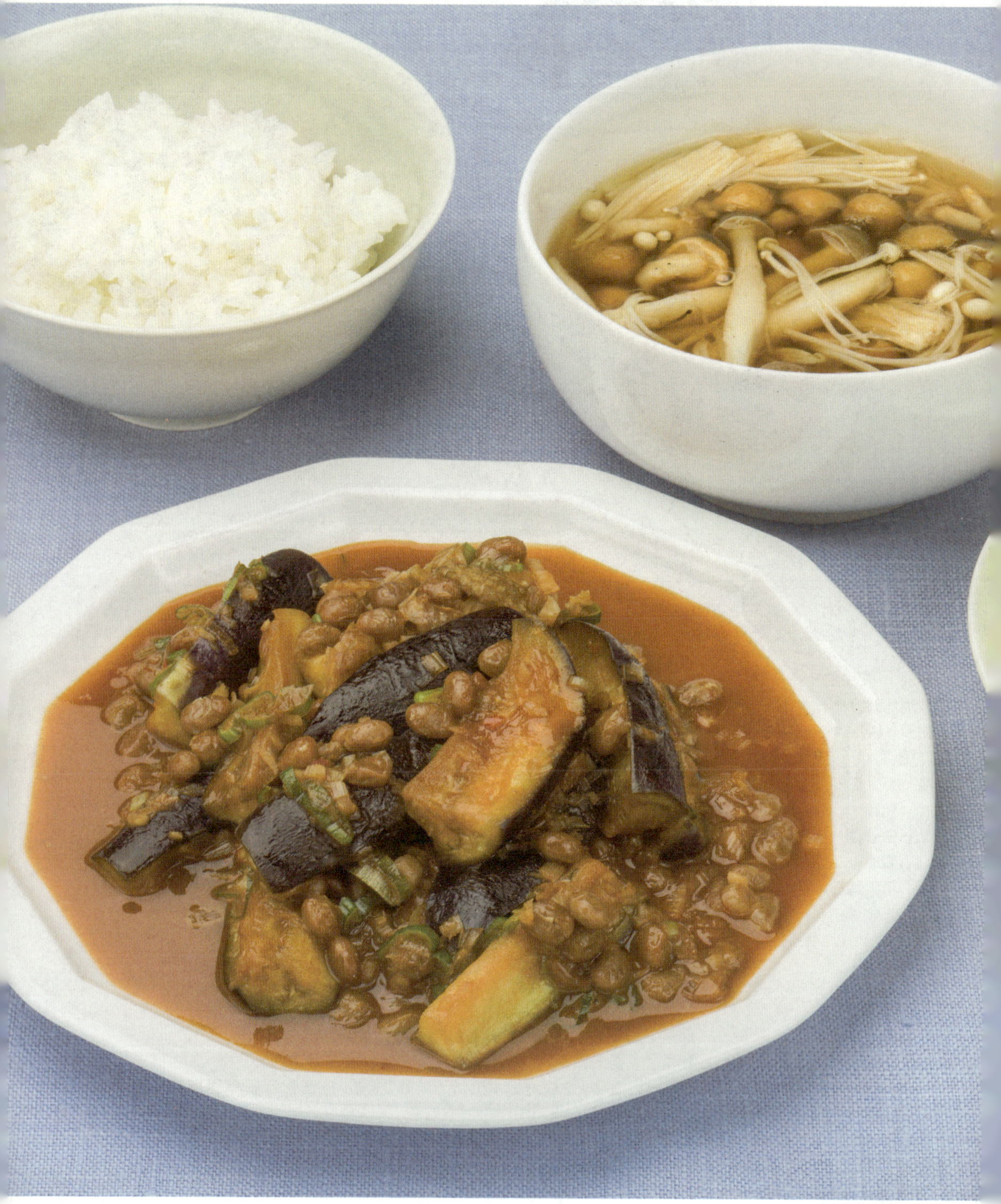

第1天/晚餐

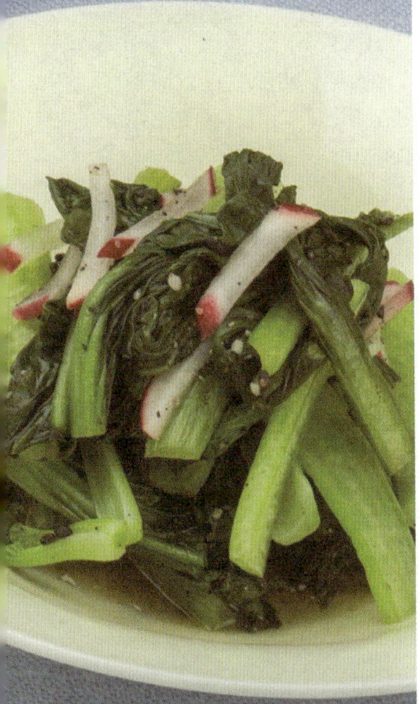

〈小贴士〉
纳豆麻婆茄子味道浓郁，可用凉拌小青菜的清淡口味缓和。

主食 米饭

846 kJ　盐分0.0 g

米饭（1人份）……120 g

主菜 纳豆麻婆茄子

纳豆的味道不明显

946 kJ　盐分1.9 g

食材（1人份）

纳豆……1盒（50 g）

A　料酒……2小匙
　　味醂……2小匙
　　酱油……1小匙

大蒜（切成末）……1/2瓣
生姜（切成末）……8 g
茄子（切成适口条状）……2根
大葱（切成末）……25 g
芝麻油……1小匙

B　豆瓣酱……1/4小匙
　　甜面酱……1小匙

鸡精、黑胡椒粉……各少许
水……1/2杯

做法

1. 将纳豆与A提前混合。
2. 锅中热好芝麻油，放入B和生姜末，小火煸炒出香味。
3. 加入茄子与大葱翻炒，断生后放入水和鸡精。
4. 煮2～3分钟，茄子变软后放入1再翻炒。
5. 最后撒黑胡椒粉，炒匀后盛入盘中。

副菜 凉拌小青菜

樱桃萝卜提鲜

130 kJ　盐分0.5 g

食材（1人份）

小青菜（焯水后切成4 cm长段）……80 g
樱桃萝卜（切丝）……1个

A　黑芝麻碎……1/2小匙
　　砂糖……1/2小匙
　　柚子醋……1小匙

做法

将A放入碗中搅拌均匀，加入充分沥水后的小青菜与樱桃萝卜丝拌匀。

汤 中华菌菇汤

滑溜溜的滑子菇真美味

88 kJ　盐分0.6 g

食材（1人份）

金针菇（去根）……30 g
滑子菇（轻轻水洗）……30 g
蟹味菇（分成小朵）……30 g
水……180 mL

A　蚝油……2/3小匙
　　盐、胡椒粉……各少许

做法

1. 锅中放入水和菌菇并加热。
2. 煮沸后改中火并加入A。
3. 搅匀，盛入餐具。

要改为7 535 kJ的套餐，米饭增至150 g。

第2天/早餐

1天的合计还包括正餐以外的牛奶150 mL(或无糖酸奶170 g)加水果的热量707 kJ、盐分0.2 g。

1天合计
7 078 kJ
盐分
9.4 g

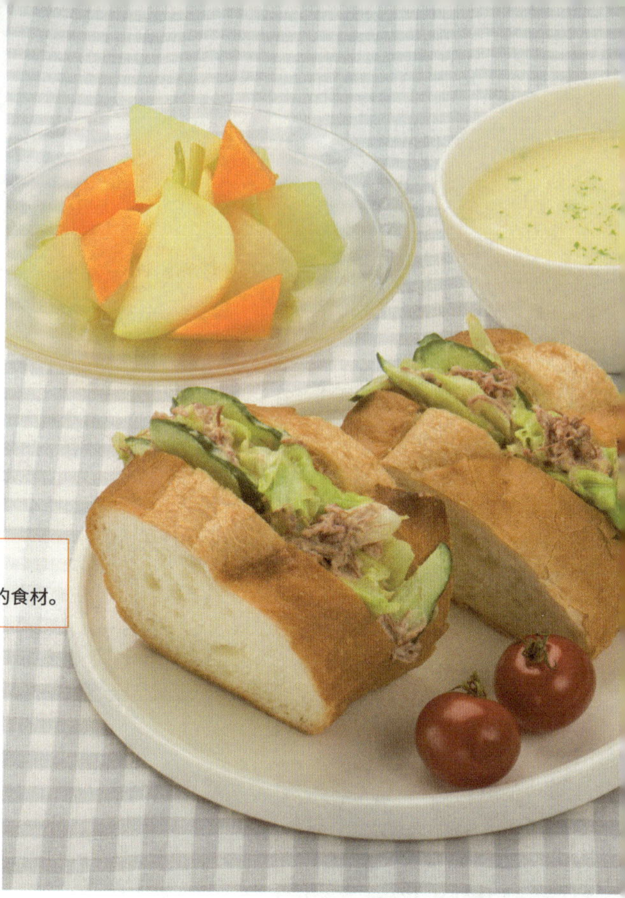

〈小贴士〉
罐头牛肉其实是嘌呤极少的食材。

主食+主菜

也可以用全麦面包

蔬菜牛肉三明治

1 653 kJ　盐分2.3 g

食材(1人份)

法棍面包(9～10 cm)……80 g
黄油……1/2小匙
罐头牛肉……40 g
卷心菜(切成1 cm宽,快速焯水)……50 g
黄瓜(切成斜薄片)……30 g
A　法式沙拉调味汁……1小匙
　　蛋黄酱……1小匙
　　黄芥末酱……1/2小匙
　　黑胡椒粉……少许
圣女果……2个

做法

1. 将A放入小碗混合,加入充分沥水的卷心菜、黄瓜、牛肉并拌匀。
2. 面包上切一道缝,内侧两面涂上黄油,夹入适量的1。
3. 摆盘时放上圣女果。

副菜

用咖喱风味盖住酸味

西式腌萝卜

138 kJ　盐分0.3 g

食材(2人份)

白萝卜(切成块)……80 g
胡萝卜(切成块)……60 g
芜菁(留1 cm的叶子,切成块)……1个
A　水……1/2杯
　　苹果醋……1大匙
　　咖喱粉……1/2小匙
　　蜂蜜……1/2小匙
　　盐……少许

做法

1. 锅中放入A,煮沸后停火。
2. 蔬菜快速焯水捞出,趁热与1混合拌匀,放置20分钟腌入味。

汤

用豆浆不必担心热量

玉米浓汤

406 kJ　盐分0.8 g

食材(1人份)

罐头玉米汤……15 g
罐头奶油玉米……40 g
豆乳……1/2杯
水……80 mL
西式高汤颗粒……1/4小匙
盐、白胡椒粉、欧芹(切碎)……各少许

做法

1. 锅中放入罐头奶油玉米、罐头玉米汤、豆乳、水、西式高汤颗粒并加热。
2. 温热后加入盐、白胡椒粉调味,盛入餐具并撒上欧芹。

要改为7 535 kJ的套餐,蔬菜牛肉三明治用的法棍面包增至90 g。

第2天/午餐

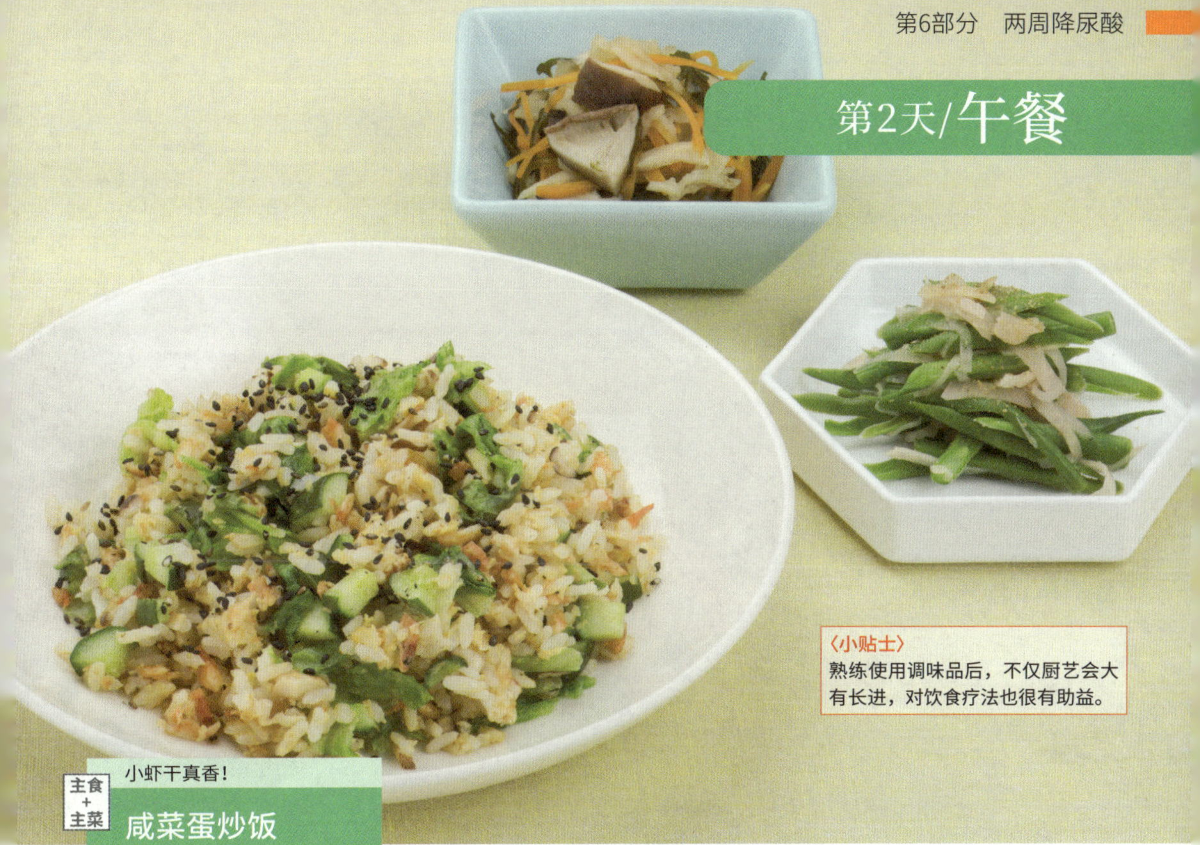

〈小贴士〉
熟练使用调味品后，不仅厨艺会大有长进，对饮食疗法也很有助益。

主食+主菜

小虾干真香！

咸菜蛋炒饭

1 511 kJ　盐分1.8 g

食材（1人份）

米饭……120 g
鸡蛋……1个
胡萝卜（切成末）……1/2个
樱花虾（粗切一下）……6 g
香菇（切成5 mm小丁）……2朵
腌黄瓜（切成5 mm小丁）……40 g
芝麻油……1小匙
生菜（切成小块）……2片
A　料酒……1小匙
　　酱油……1/2小匙
黑芝麻……少许

做法

1. 将米饭与鸡蛋充分混合。
2. 锅里倒入芝麻油，加入胡萝卜、樱花虾，小火炒制。
3. 炒出香味后改中火，加入香菇和腌黄瓜翻炒。
4. 整体炒透后，加入1翻炒，打散米饭再加入生菜，再放入A翻炒。
5. 盛入餐具中，撒上黑芝麻。

副菜

海带的钾有助于排钠

炖煮萝卜干与海带

255 kJ　盐分1.1 g

食材（2人份）

萝卜干（泡发后切成适当长度）……12 g
干香菇（泡发后切成适口大小）……4朵
海带（切成适当长度）……80 g
胡萝卜（切丝）……30 g
A　高汤……3/4杯
　　料酒……1大匙
　　日式面露……2小匙

做法

锅中放入A和全部食材、泡发香菇的水并加热。煮沸后改中火，一边搅拌，一边炖煮7～8分钟，收干汤汁。

副菜

利用腌汁的创意小菜

花椒味凉拌四季豆

92 kJ　盐分0.5 g

食材（1人份）

四季豆（斜切丝）……8根
甜姜（切丝）……15 g
姜的腌汁……2小匙
花椒……少许

做法

1. 碗中放入四季豆、甜姜，加入腌汁。
2. 撒上花椒并拌匀。

要改为7 535 kJ的套餐，咸菜蛋炒饭的米饭增至150 g。

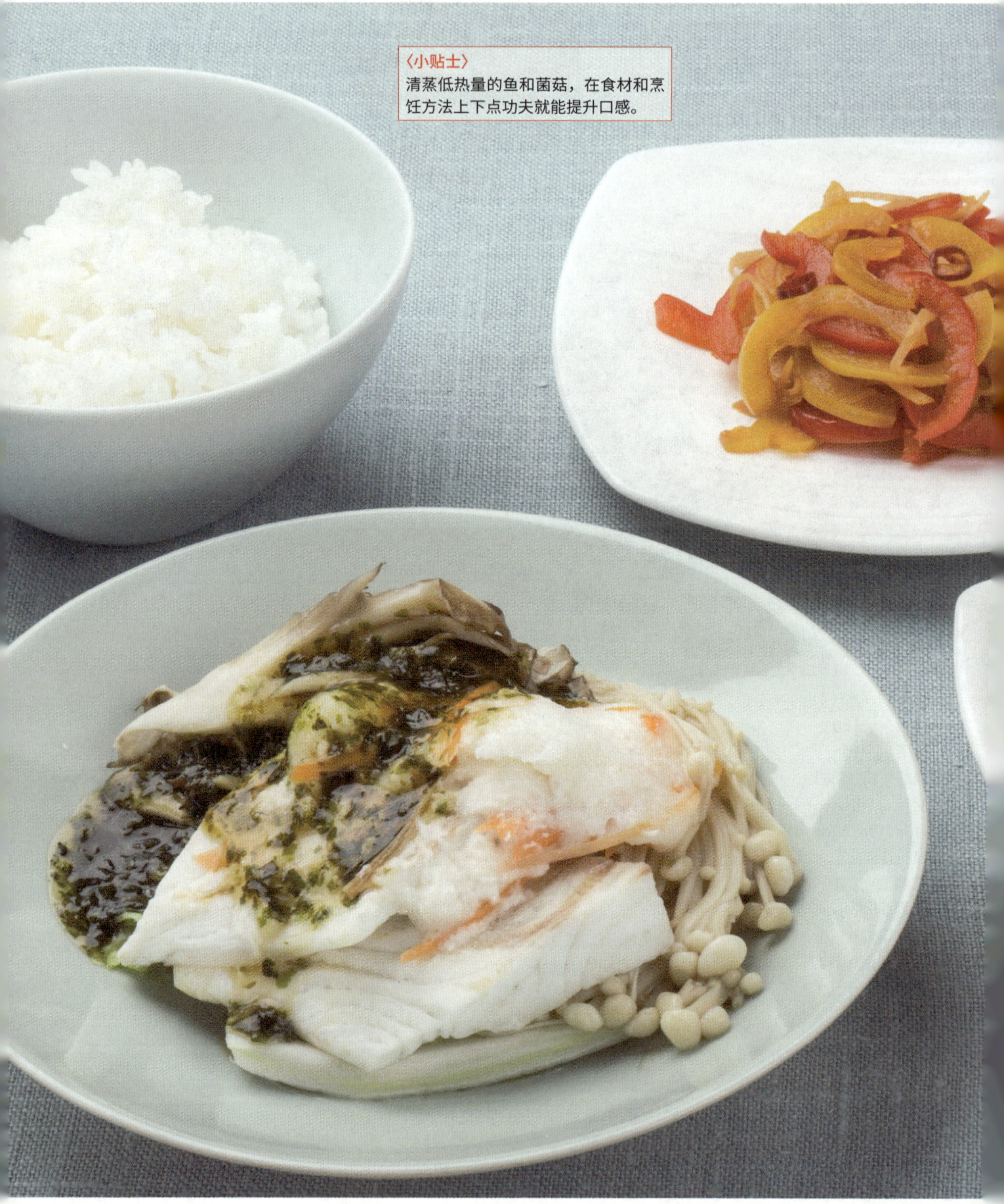

〈小贴士〉
清蒸低热量的鱼和菌菇，在食材和烹饪方法上下点功夫就能提升口感。

第2天/晚餐

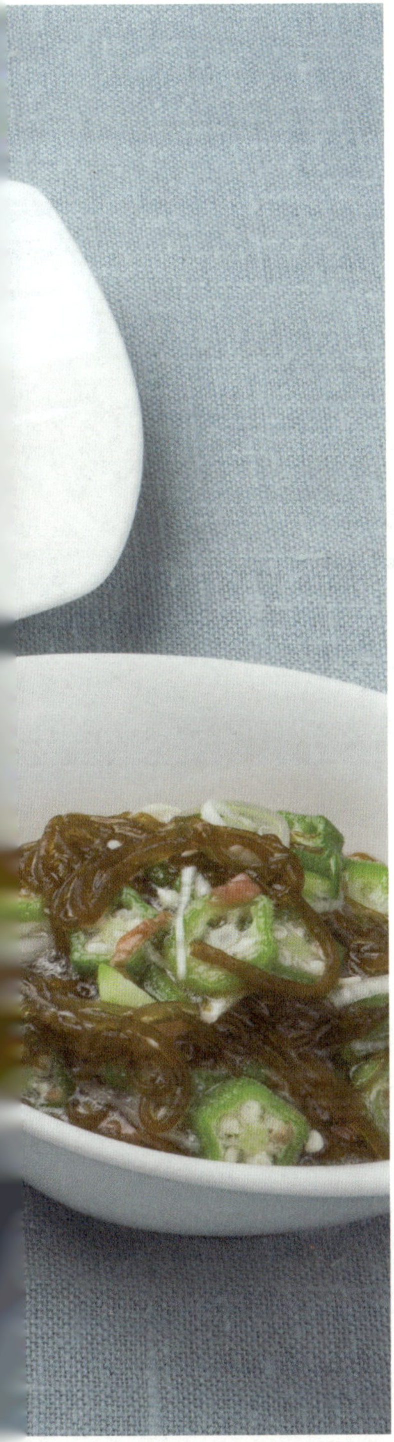

要改为7 535 kJ的套餐，米饭增至150 g。

主食 米饭

846 kJ 盐分0.0 g

米饭(1人份)……120 g

主菜 清蒸鱼肉与菌菇

清蒸低热量食材

1 176 kJ 盐分1.1 g

食材(1人份)

鲷鱼块(切成两半)……80 g
平菇(撕成条)……50 g
金针菇(去根)……50 g
白菜(斜切)……1片
胡萝卜(切丝)……20 g
山药(擦成泥)……60 g
高汤……2小匙
A 高汤……30 mL
淀粉……1/2小匙
料酒……1小匙
酱油……1小匙
海苔碎……1/3小匙

做法

1. 在耐热盘上铺上白菜，再放上鲷鱼块和菌菇。
2. 蒸锅水开后放入蒸笼蒸3分钟。
3. 将山药、胡萝卜、高汤拌匀后铺在2上，再蒸1分钟后盛入餐具。蒸出的汤倒出。
4. 将A和3中蒸出的汤汁放入锅中，一边搅拌一边加热，汤汁变稠浓后再煮1分钟。
5. 将4浇在3上。

副菜 炒彩椒

带甜味的彩椒

197 kJ 盐分0.5 g

食材(2人份)

红彩椒(切成薄片)……1/2个
黄彩椒(切成薄片)……1/2个
芝麻油……1小匙
红辣椒(去籽,切成小圈)……1/2个
生姜(切丝)……6 g
A 料酒……2小匙
味醂……1小匙
蚝油……1/2小匙
水……2大匙

做法

1. 锅中放入芝麻油、红辣椒、生姜，用小火炒。
2. 炒出香味后加入彩椒翻炒。整体断生炒熟后加入A，翻炒至汤收干。

副菜 梅味凉拌秋葵与海藻

富含纤维

96 kJ 盐分0.8 g

食材(1人份)

秋葵(去蒂，焯水并切成小块)……3根
细海藻……1盒(80 g)
大葱(切成圈)……15 g
A 梅肉(捣碎)……1颗
味醂……1/2小匙

做法

将A放入碗中，加入秋葵、细海藻、大葱拌匀。

第3天/早餐

1天的合计还包括正餐以外的牛奶150 mL(或无糖酸奶170 g)加水果的热量707 kJ、盐分0.2 g。

1天合计
6 886 kJ
盐分
9.2 g

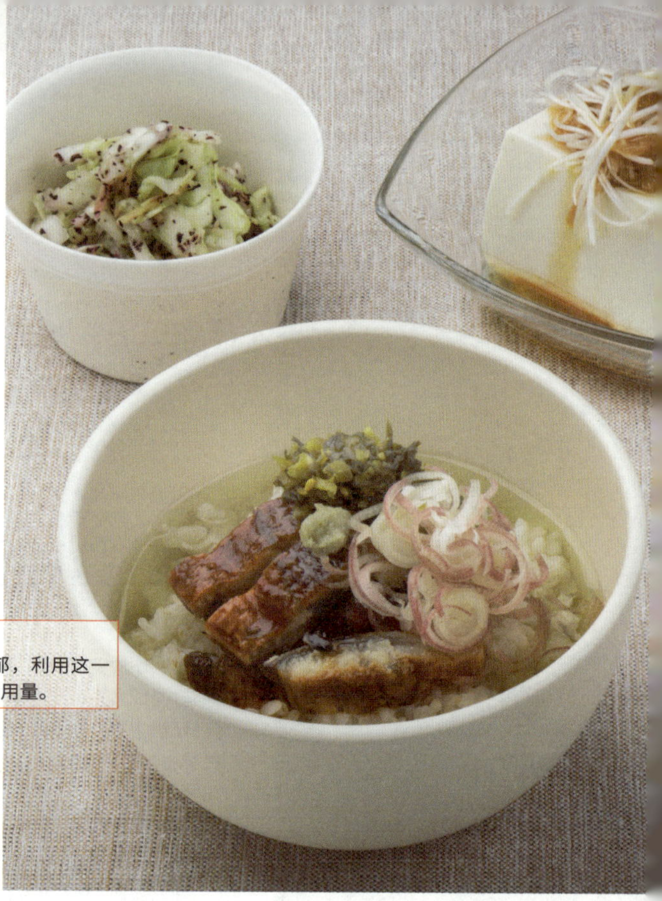

〈小贴士〉
蒲烧鳗鱼本身就味道浓郁，利用这一点可以减少其他调味品的用量。

主食+主菜

芥菜与鳗鱼是最佳组合

鳗鱼茶泡饭

1 402 kJ　盐分1.8 g

食材(1人份)

米饭……120 g
蒲烧鳗鱼(切成小长条)……40 g
阳荷(切圈)……1个
腌芥菜(切碎)……20 g
茶……3/4杯
芥末……少许

做法

米饭盛入餐具，将鳗鱼、阳荷、腌芥菜放在米饭上，倒入热茶，最后点缀上芥末。

副菜

紫苏粉让蔬菜更可口

紫苏粉凉拌卷心菜

63 kJ　盐分0.4 g

食材(2人份)

卷心菜(切成5 mm宽)……100 g
生姜(切丝)……10 g
紫苏粉……1小匙

做法

所有食材放入食品塑料袋并揉搓。入味变软后盛入餐具。

副菜

豆腐有助于体质碱化

滑子菇拌豆腐

419 kJ　盐分1.4 g

食材(1人份)

内酯豆腐……1/2块(150 g)
大葱(葱白部分切丝)……15 g
滑子菇[1]……25 g
酱油……1/3小匙

做法

1. 葱丝与滑子菇拌匀。
2. 餐具中放入豆腐，铺上1，浇上酱油。

要改为7 535 kJ的套餐，鳗鱼茶泡饭里的米饭增至150 g。

注1：此处的滑子菇已经预处理过，与酱油、糖、味醂等调料一起炖煮而成。

第3天/午餐

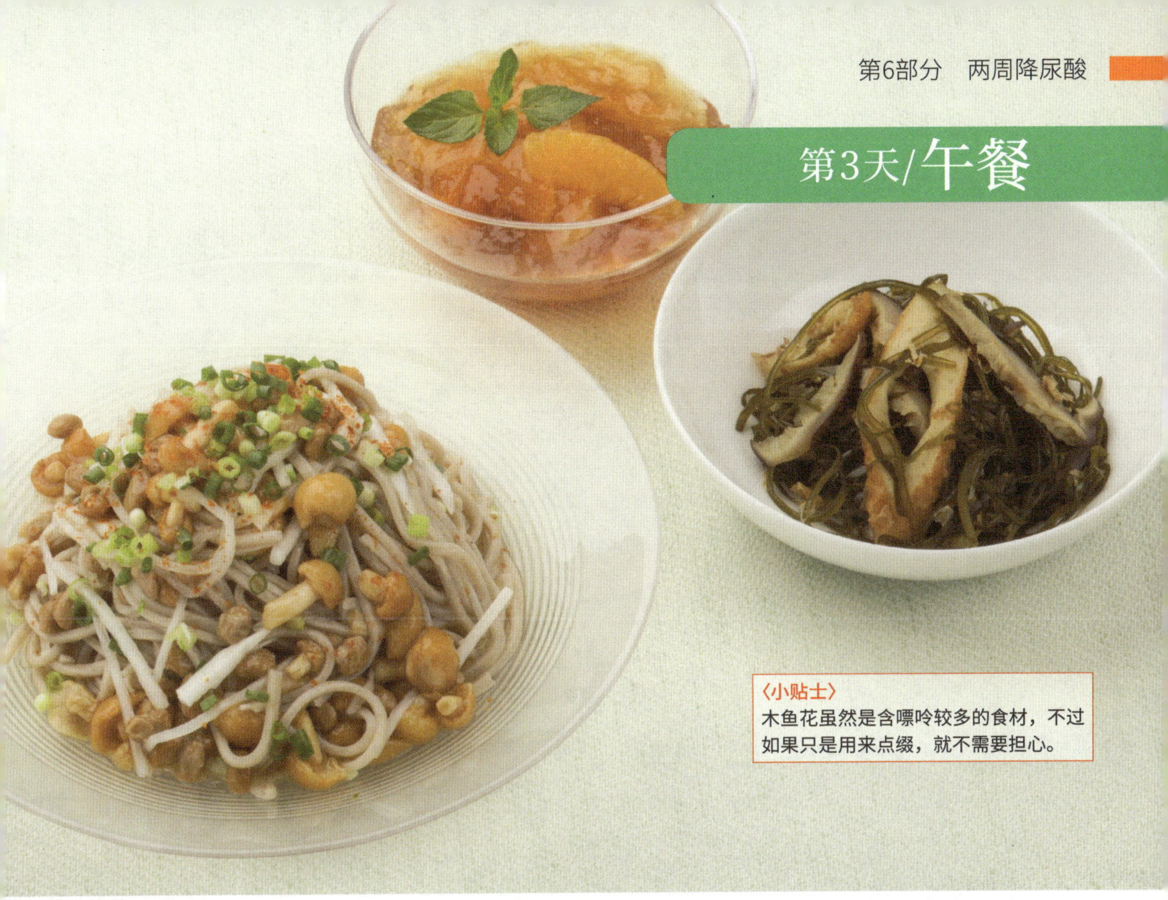

〈小贴士〉
木鱼花虽然是含嘌呤较多的食材，不过如果只是用来点缀，就不需要担心。

主食+主菜

黏黏的纳豆让身体更健康

纳豆滑子菇拌荞麦面

1 662 kJ 盐分1.2 g

食材（1人份）

荞麦面（用开水快速煮好后，浇冷水冷却）……180 g
山药（切丝）……50 g
纳豆……1盒（50 g）
滑子菇（焯水）……50 g
A 高汤……60 mL
  日式面露……2小匙
小葱（切成葱花）……20 g
辣椒粉……少许

做法

1. 碗中放入沥过水的荞麦面、山药、纳豆、滑子菇、A并充分拌匀。
2. 整体拌匀后盛出来，撒上小葱和辣椒粉。

副菜

红茶做底很爽口

薄荷橙子果冻

264 kJ 盐分0.0 g

食材（2人份）

橙子（一半取果肉切成适口大，一半榨汁）……1个
蜂蜜……1大匙
柠檬汁……1小匙
红茶……250 mL
薄荷……少许
明胶（加2大匙水泡软）……5 g
薄荷（装饰用）…… 少许

做法

1. 将橙子果肉与蜂蜜、柠檬汁拌匀。
2. 锅中放入红茶与薄荷加热，待温热后停火，加入1、橙汁与明胶，混合并使其融化。
3. 冷却后转移至餐具，加入果肉后放进冰箱待凝固。
4. 盛入容器中，放薄荷点缀。

副菜

鲜味满满

竹轮海带炖菜

377 kJ 盐分1.5 g

食材（2人份）

竹轮（斜切）……50 g
海带（切成适宜长度）……120 g
干香菇（泡发后切丝）……4朵
A 高汤……1/2杯
  料酒……1大匙
  味醂……1 大匙
  酱油……2小匙
木鱼花……少许

做法

1. 锅中放入A与泡发香菇的水、香菇、海带、竹轮并加热。
2. 煮沸后转中火。搅拌并煮至汁收干。
3. 加上木鱼花点缀并拌匀。

要改为7 535 kJ的套餐，纳豆滑子菇拌荞麦面的荞麦面增至220 g。

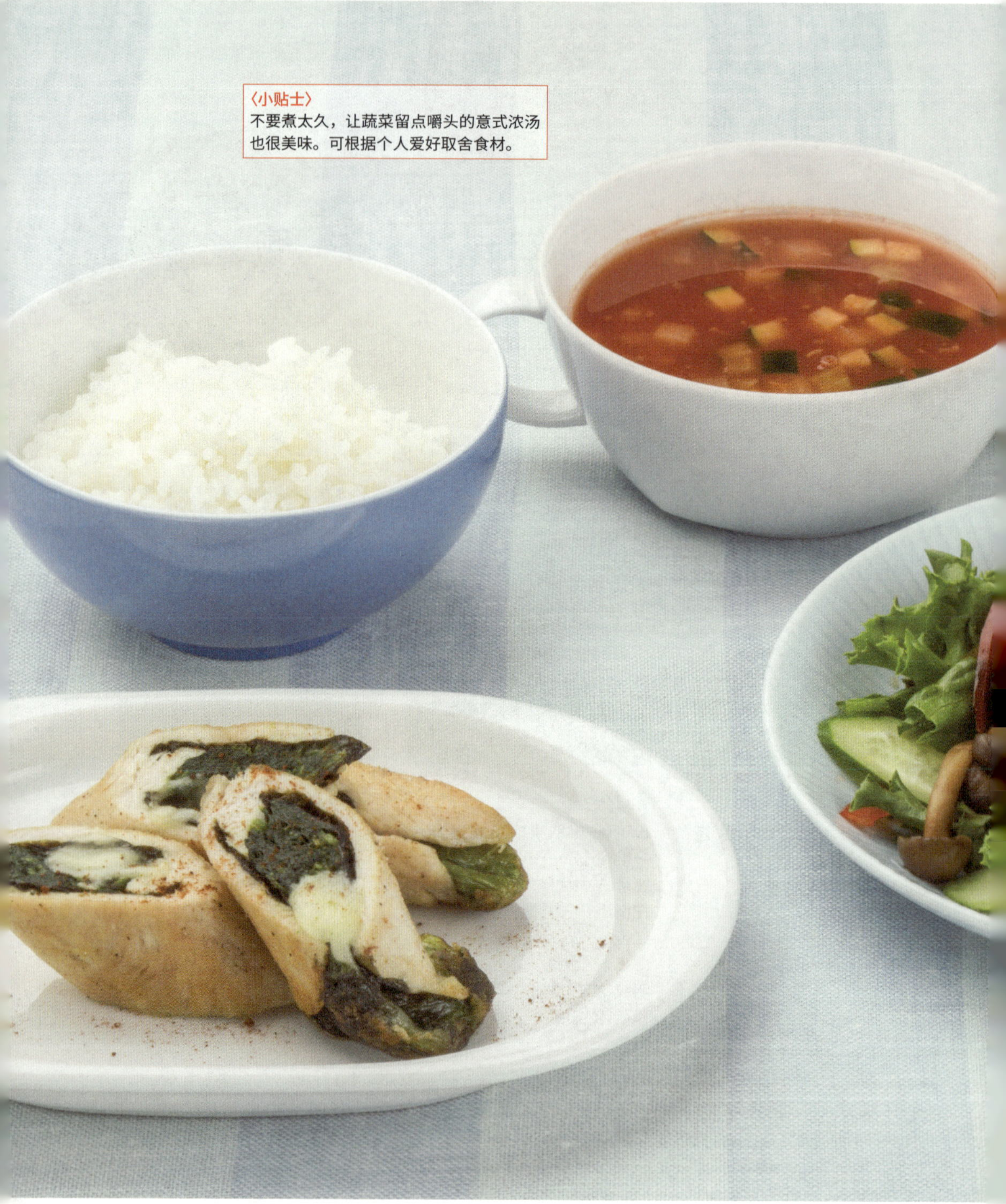

〈小贴士〉
不要煮太久，让蔬菜留点嚼头的意式浓汤也很美味。可根据个人爱好取舍食材。

第3天/晚餐

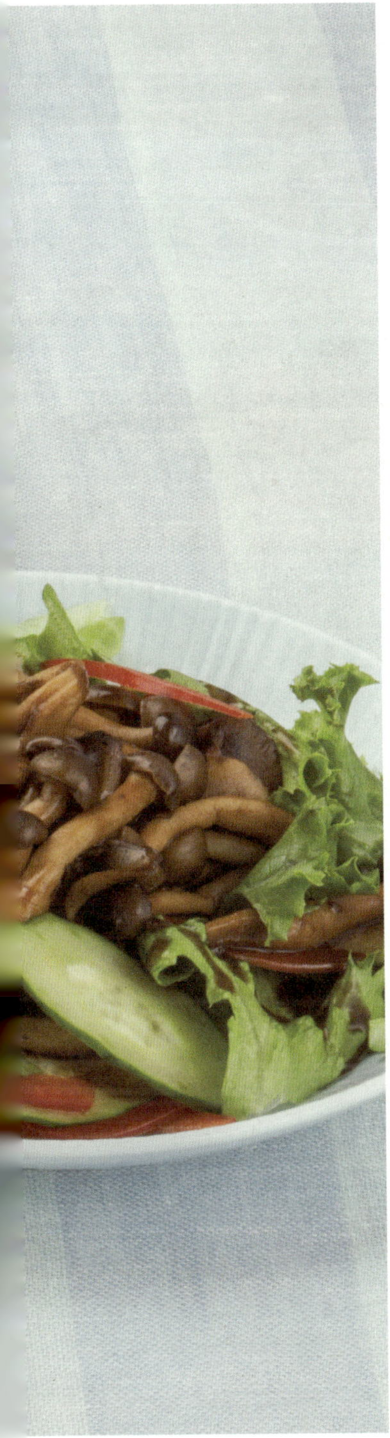

主食

米饭

846 kJ　盐分0.0 g

米饭(1人份)……120 g

煎鸡胸肉的香味绝了

主菜

奶酪鸡肉卷

745 kJ　盐分1.0 g

食材(1人份)

鸡胸肉(去筋,拍打至厚度均匀)……2块(90 g)

海苔……半张

奶酪片(对半切开)……1片

菠菜(焯水后切成和鸡胸肉一样的长度)……50 g

色拉油……1/2小匙

盐、胡椒粉、辣椒粉……各少许

做法

1. 铺开保鲜膜，放上鸡胸肉，再铺上海苔、奶酪、菠菜并卷成筒状。两端轻轻拧紧。
2. 放入微波炉中加热2分钟后静置2～3分钟使其入味。
3. 锅中倒入色拉油并加热，然后放入拆掉保鲜膜的2，撒上盐和胡椒粉。
4. 一边翻一边煎鸡肉表面，煎好后切成块。盛入餐具中后撒少许辣椒粉。

意大利醋带来的清爽可口

副菜

嫩煎菌菇拌沙拉

226 kJ　盐分0.9 g

食材(1人份)

口蘑(切成薄片)……2个

蟹味菇(撕成小朵)……80 g

黄油……1/2小匙

A | 意大利香醋……2小匙
　| 酱油……1小匙
　| 红酒……1大匙
　| 黑胡椒粉……少许

生菜叶(撕碎成适口大小)……1片

黄瓜(斜切成片)……1/3根

红彩椒(切成薄片)……1/6个

做法

1. 锅中热黄油，用大火炒口蘑、蟹味菇。炒软后加入A。
2. 餐具中放入生菜叶、黄瓜、彩椒，铺上1。

小火慢炖出美味

汤

意式浓汤

176 kJ　盐分0.8 g

食材(1人份)

洋葱(切成1 cm大小)……1/6个

西芹(切成1 cm大小)……30 g

西葫芦(切成1 cm大小)……30 g

西式高汤颗粒……1/3小匙

水……3/4杯(150 mL)

西红柿汁……1/2杯(100 mL)

胡萝卜(擦成泥)……半根

盐、胡椒粉……各少许

做法

1. 锅中放入水、西式高汤颗粒、全部蔬菜并加热。
2. 煮沸后改中火，煮2～3分钟。加入西红柿汁，温热后加入胡萝卜泥，最后放入盐、胡椒粉调味。

要改为7 535 kJ的套餐，米饭增至150 g。

第4天/早餐

1天的合计还包括正餐以外的牛奶150 mL（或无糖酸奶170 g）加水果的热量707 kJ、盐分0.2 g。

1天合计
6 689 kJ
盐分 8.7 g

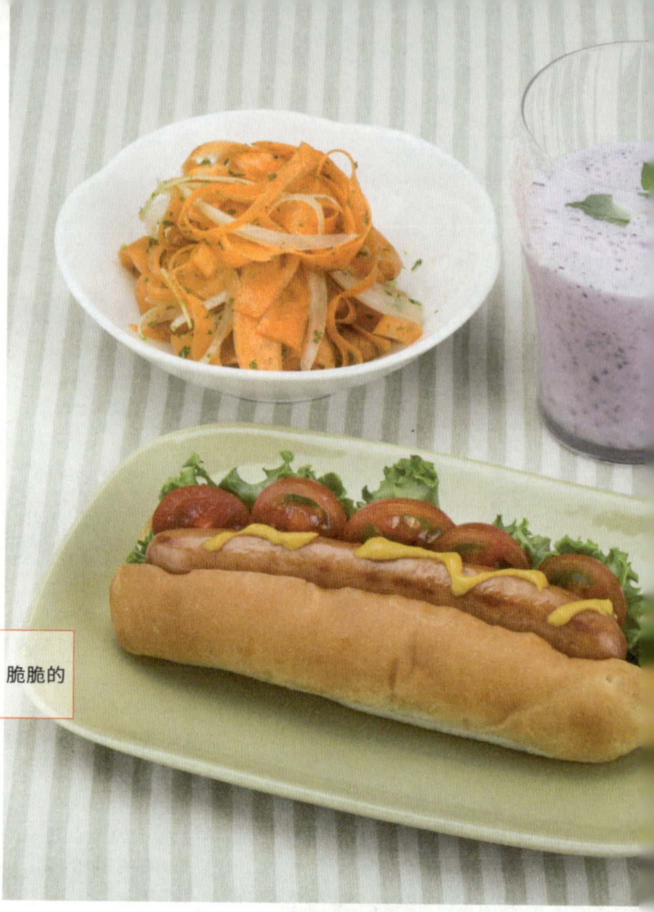

〈小贴士〉
香肠煎一下更有嚼头。脆脆的口感让人胃口大开。

主食+主菜

让人胃口大开

蔬菜香肠热狗

1 511 kJ　盐分2.0 g

食材（1人份）

热狗面包……1根（60 g）
黄油……1小匙
生菜叶（切成小块）……1片
圣女果（去蒂切成薄片）……2颗
香肠（用煎锅煎至焦香）…… 1根
黄芥末酱……1小匙

做法

1. 面包切一道切口并轻烤一下，涂上黄油。
2. 1中夹生菜叶、圣女果片、香肠，挤上黄芥末酱。

副菜

柠檬风味更爽口

胡萝卜沙拉

243 kJ　盐分0.4 g

食材（1人份）

胡萝卜（擦成丝）……30 g
西芹（切成薄片）……20 g
欧芹（切成末）……少许
A | 法式沙拉调味汁……2小匙
　| 黑胡椒粉……少许
　| 柠檬汁……1小匙
　| 柠檬皮（切丝）……少许

做法

碗中放入A混合，再加入胡萝卜、西芹、欧芹拌匀。

甜品

酸奶味道浓郁

蓝莓酸奶

490 kJ　盐分0.2 g

食材（2人份，容易做的分量）

蓝莓……60 g
含糖酸奶……2盒（180 g）
牛奶……120 mL

做法

所有食材放入搅拌机，搅拌至顺滑状态。

要改为7 535 kJ的套餐，蔬菜香肠热狗中的热狗面包改为90 g。

第4天/午餐

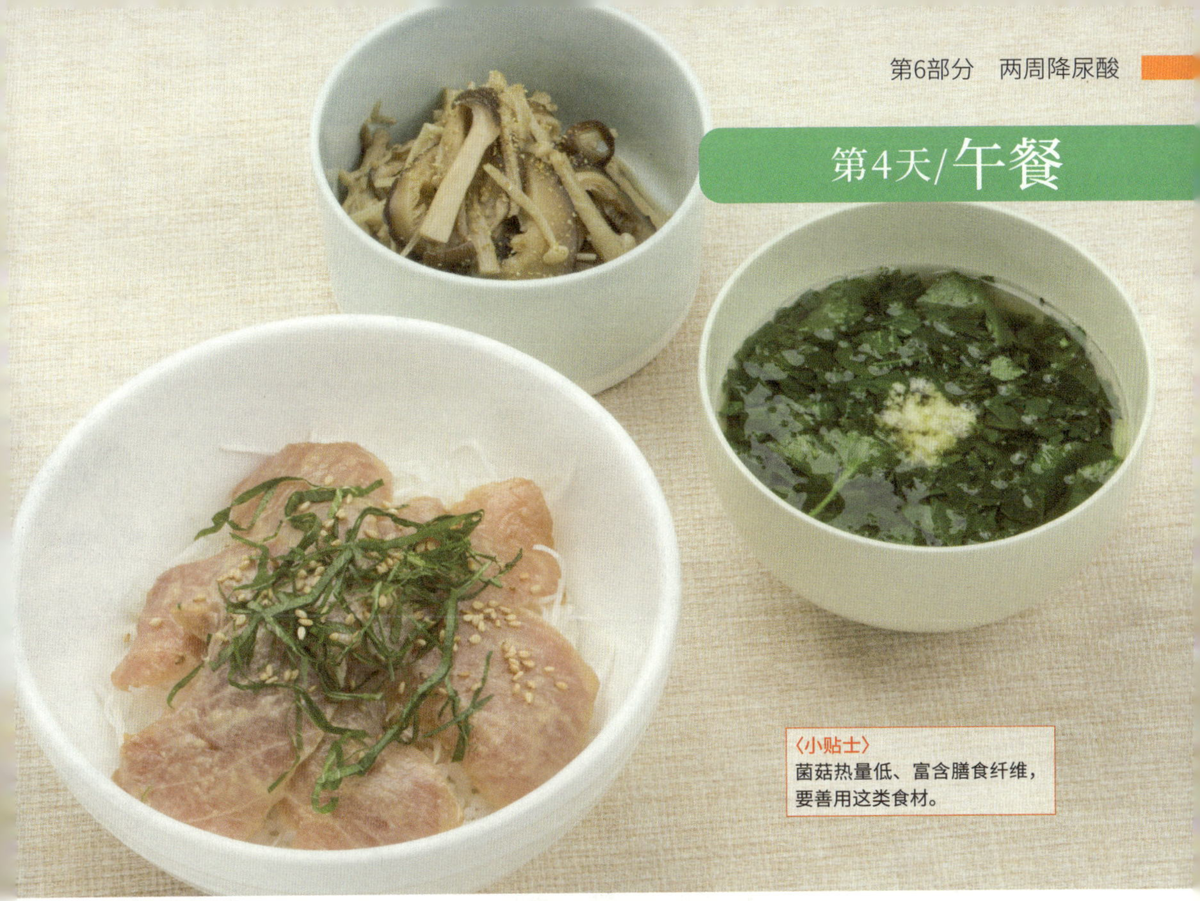

〈小贴士〉
菌菇热量低、富含膳食纤维，要善用这类食材。

主食+主菜

芝麻带来的清爽感！

金枪鱼盖饭

1 411 kJ　盐分1.4 g

食材（1人份）

米饭……120 g
金枪鱼（斜切成片）……60 g
大葱（葱白切丝）……20 g
A　料酒……1小匙
　　味醂……1小匙
　　酱油……1/2大匙
白芝麻酱……1小匙
紫苏（切丝）……2片
白芝麻……少许

做法

1. 耐热容器中放入A，不盖保鲜膜加热1分钟后拌入芝麻酱。
2. 1余热散尽后放入金枪鱼，腌10分钟左右，中途翻一翻。
3. 餐具中盛入米饭，铺上葱丝，盛入2和紫苏，最后撒上白芝麻。

副菜

花椒的香味是重点

酱油煮菌菇

209 kJ　盐分1.0 g

食材（2人份，容易做的分量）

干香菇（泡发后切丝）……4朵
金针菇（去根、切成3等份）……100 g
杏鲍菇（撕成细条）……2个
A　高汤……1杯
　　料酒……1大匙
　　日式面露……1大匙
花椒……少许

做法

1. 锅中放入A与菌菇，煮沸后改中火。
2. 搅拌1至汤汁收干，最后加入花椒搅拌均匀。

汤

口味清淡而高级

王菜清汤

84 kJ　盐分0.6 g

食材（1人份）

王菜（摘掉叶尖，焯水后切碎）……1/2袋
鸭儿芹（切成3~4 cm长）……3根
A　高汤……3/4杯（150 mL）
　　料酒……1小匙
　　淡酱油……1/2小匙
生姜泥……1小匙

做法

锅中放入A加热，温热后放入王菜与鸭儿芹，最后放生姜泥点缀。

要改为7 535 kJ的套餐，金枪鱼盖饭的米饭增至150 g。

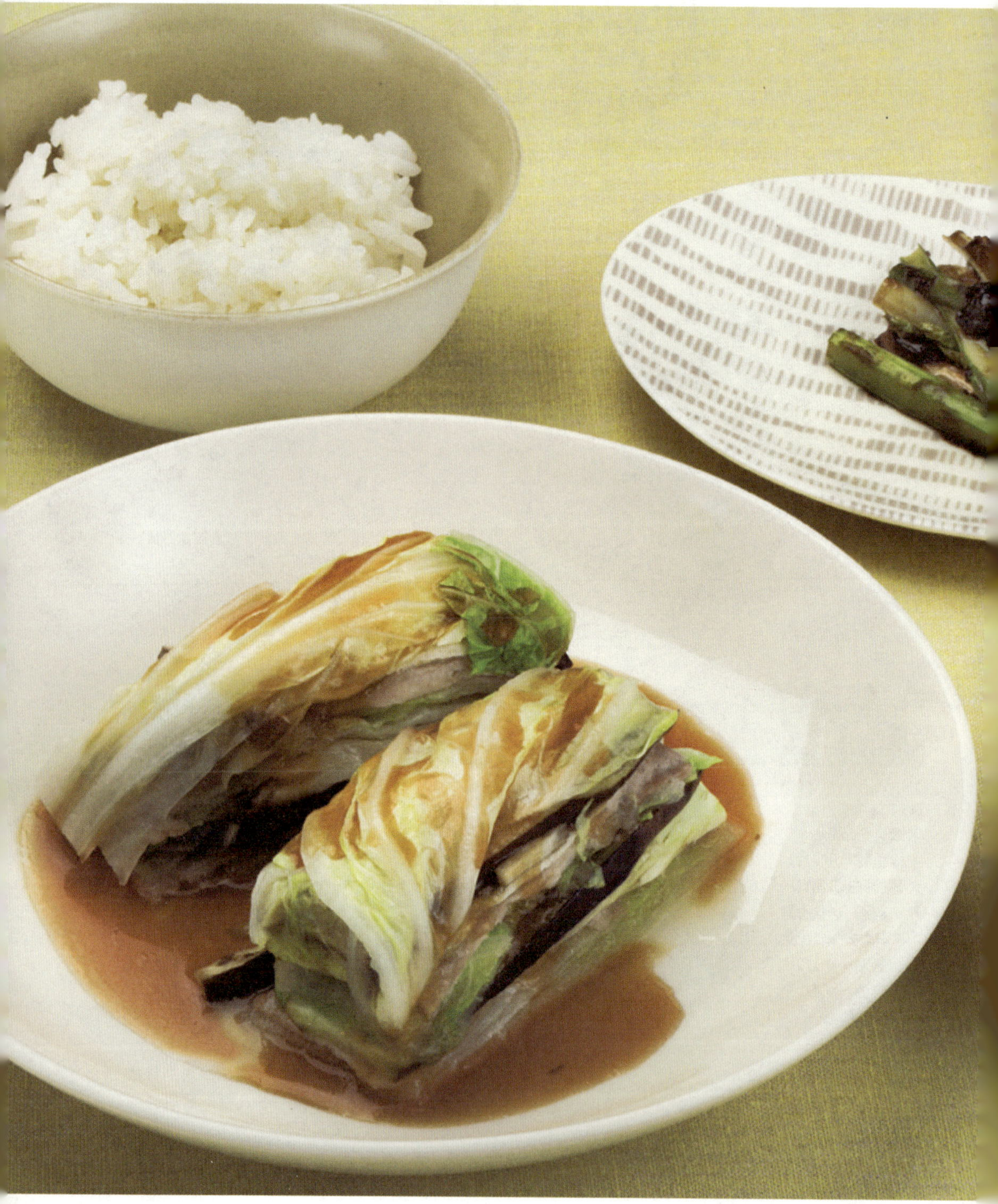

第4天/晚餐

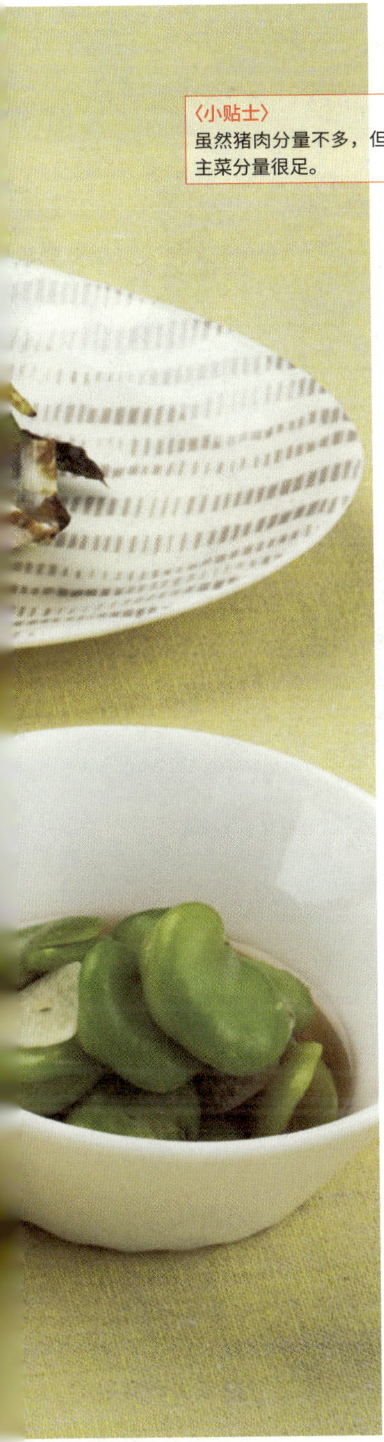

〈小贴士〉
虽然猪肉分量不多，但茄子和杏鲍菇多，主菜分量很足。

主食 米饭

846 kJ　盐分0.0 g

米饭(1人份)……120 g

主菜 蒸猪肉白菜

口感让人十分满足

825 kJ　盐分1.4 g

食材(2人份)

白菜(横向对半切)……4片
薄猪肉片……120 g
茄子(纵向切成薄片)……2根
杏鲍菇(纵向切成薄片)……2个
面粉……少许
A　水……1/4杯
　料酒……2小匙
　酱油……1大匙
　醋……1大匙
　白砂糖……1小匙
　芝麻油……1/2小匙
　淀粉……1/2小匙

做法

1. 在耐热盘中铺上白菜叶，撒上薄薄的一层面粉，按顺序铺上薄猪肉片、茄子、杏鲍菇，连续铺2～3层。
2. 蒸笼出蒸汽后放入耐热盘蒸10分钟，然后切成适宜的大小，盛入餐具。
3. 锅中放入2蒸出来的汁水与A，混合后加热，变浓稠后浇在2上。

副菜 凉拌烤葱烤芦笋

紫菜风味与米饭很配哦

121 kJ　盐分0.6 g

食材(1人份)

大葱(切成4～5 cm长，纵向对半切开)……1/4根
芦笋(去筋，切成3～4等份，纵向对半切开)……3根
A　酱油煮紫菜……2小匙
　料酒……1/2小匙
　辣椒粉……少许

做法

1. 用电烤箱烤大葱与芦笋4～5分钟，烤至变色。
2. 碗中放入A与1并拌匀。

副菜 酱油煮蚕豆

蒜香勾起食欲

243 kJ　盐分0.9 g

食材(2人份)

蚕豆(煮熟后剥皮)……80 g
大蒜(切成薄片)……半瓣
A　高汤……3/4杯
　料酒……2小匙
　味醂……2小匙
　酱油……2小匙

做法

1. 锅中放入A、蒜片并加热，煮沸后停火。
2. 1加入蚕豆腌20分钟入味。

要改为7 535 kJ的套餐，米饭增至150 g。

第5天/早餐

1天的合计还包括正餐以外的牛奶150 mL（或无糖酸奶170 g）加水果的热量707 kJ、盐分0.2 g。

1天合计
6 940 kJ
盐分
9.1 g

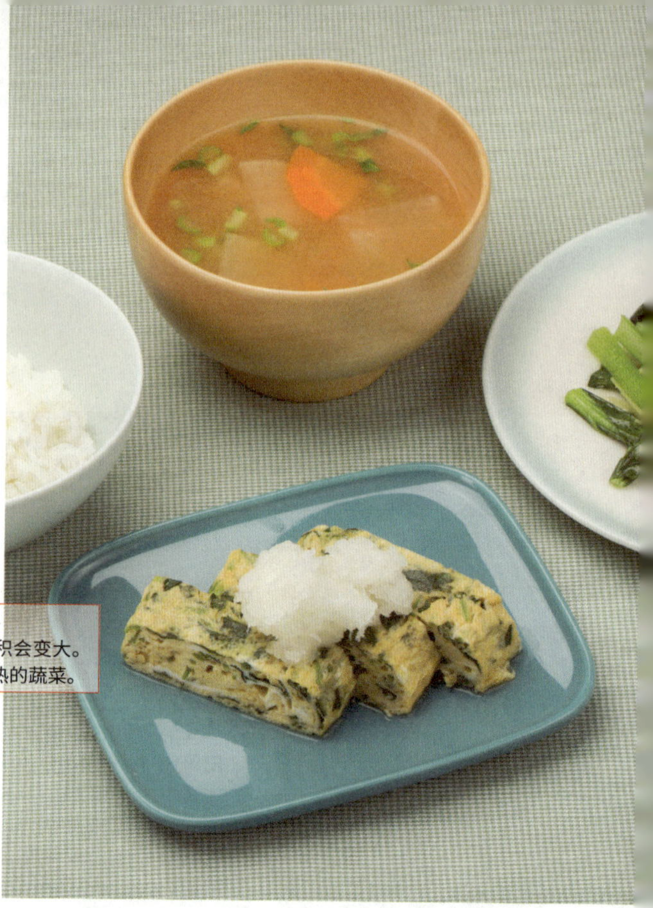

〈小贴士〉
嫩煎蛋卷加入蔬菜后体积会变大。建议用小葱等不需要加热的蔬菜。

主食 米饭

846 kJ　盐分0.0 g

米饭（1人份）……120 g

主菜 早餐桌上少不了 鸭儿芹嫩煎蛋卷

561 kJ　盐分1.3 g

食材（2人份）

鸡蛋（打散）……3颗
鸭儿芹（切成1 cm长）……40 g
A　高汤……40 mL
　　料酒……1小匙
　　淡酱油……2小匙
色拉油……少许
白萝卜泥（轻轻挤掉水分）……50 g

做法

1. 鸡蛋液中加入鸭儿芹与A，搅拌均匀。
2. 预热好煎蛋器，倒入色拉油，加入1中1/4的量并摊开，向面前卷起。
3. 移向一旁，每次倒入剩下蛋液的1/3的量，分几次煎好。
4. 切成适宜的大小，盛入餐具，最后点缀上白萝卜泥。

副菜 口感好的爽口小菜 姜炒小青菜

230 kJ　盐分0.5 g

食材（1人份）

小青菜（切成4～5 cm长）……60 g
大葱（斜切成片）……20 g
生姜（切丝）……8 g
芝麻油……1小匙
A　高汤……1大匙
　　料酒……1小匙
　　盐、黑胡椒粉……各少许

做法

1. 锅中热芝麻油，放入生姜与大葱炒出香味后再加入小青菜大火快炒。
2. 加入A后炒至水干，盛入餐具。

汤 蔬菜让美味倍增 萝卜味噌汤

176 kJ　盐分1.7 g

食材（1人份）

白萝卜（切成扇形薄片）……30 g
白萝卜叶（切成小片）……2片
胡萝卜（切成扇形薄片）……20 g
高汤……1杯
味噌……2小匙

做法

1. 锅中放入高汤、白萝卜、胡萝卜并加热，煮沸后改中火煮3～4分钟。
2. 蔬菜变软后加入白萝卜叶，最后加入味噌，溶解后停火。

要改为7 535 kJ的套餐，米饭增至150 g。

第5天/午餐

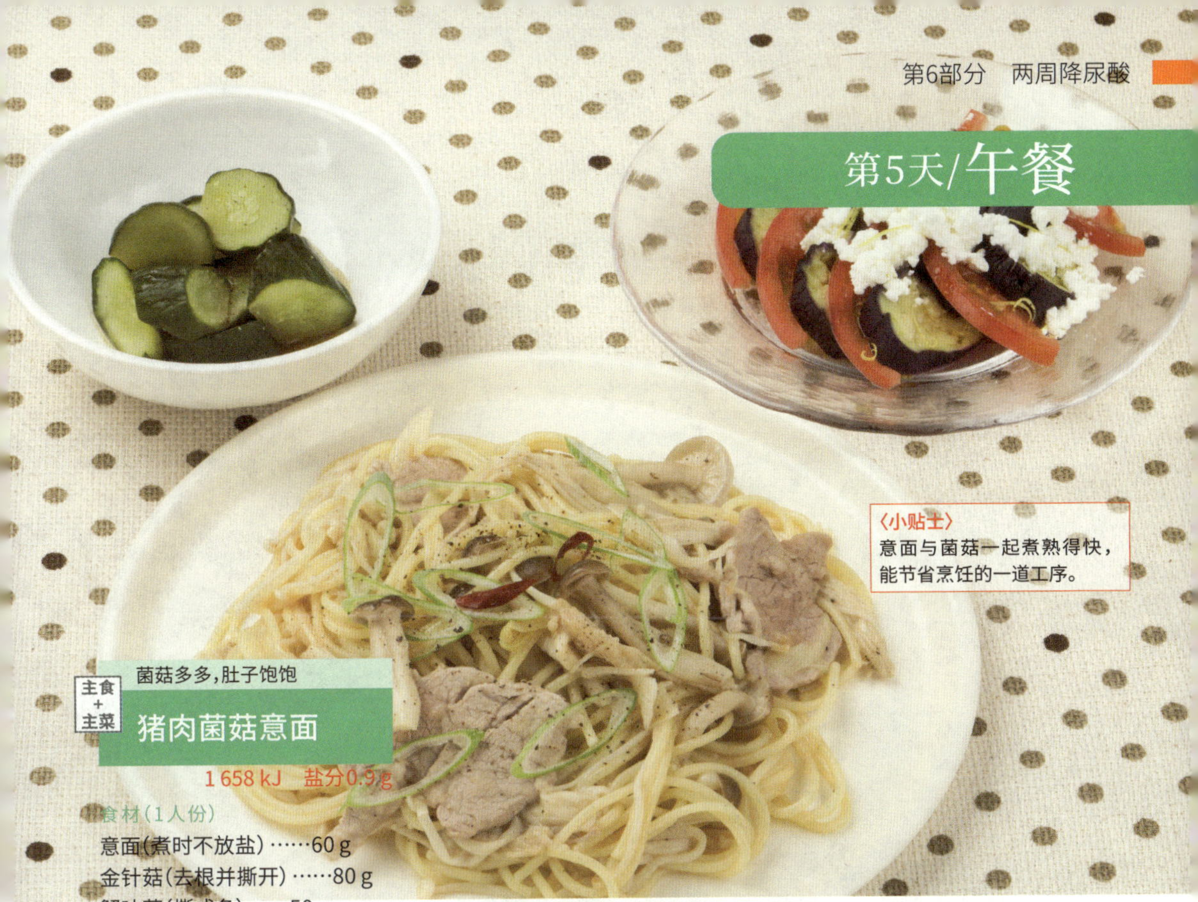

〈小贴士〉
意面与菌菇一起煮熟得快，能节省烹饪的一道工序。

主食+主菜

菌菇多多，肚子饱饱

猪肉菌菇意面

1 658 kJ　盐分0.9 g

食材（1人份）

意面（煮时不放盐）……60 g
金针菇（去根并撕开）……80 g
蟹味菇（撕成条）……50 g
大葱（斜切成片）……7～8 cm
猪里脊肉（切成片）……60 g
面粉……少许
大蒜（切成薄片）……半瓣
青葱（斜切葱绿部分）……少许
红辣椒（斜切）……1/2根
芝麻油……1小匙
白葡萄酒……1大匙
A｜酱油……1小匙
　｜黄油……1/2小匙
黑胡椒粉……少许

做法

1. 平底锅中放入芝麻油、蒜片、红辣椒，用小火加热。
2. 出香味后放入大葱和裹了薄薄一层面粉的猪肉，表面变色后浇上白葡萄酒。
3. 意面煮好前30秒放入菌菇一起煮。
4. 在2中加入1/4杯煮面汁与A，煮沸后加入3，将汤汁炒干。
5. 盛入餐具中，撒上青葱与黑胡椒粉。

副菜

黑胡椒粉真好用！

黑胡椒粉拌黄瓜

96 kJ　盐分1.0 g

食材（1人份）

黄瓜（滚刀切）……1根
盐……少许
A｜日式沙拉调味汁……2小匙
　｜黑胡椒粉……少许

做法

1. 耐热盘中放入黄瓜，撒少许盐后浇上A。
2. 覆盖保鲜膜，微波炉加热2分钟，待其冷却后即可食用。

副菜

奶酪风味是特色

西红柿奶酪沙拉

431 kJ　盐分0.8 g

食材（1人份）

西红柿（切成薄片）……半个
茄子（轻轻覆盖保鲜膜，用微波炉加热1分半钟后切成圆片）……1根
茅屋奶酪……30 g
柠檬皮（切丝）……少许
A｜橄榄油……1小匙
　｜柠檬汁……1小匙
　｜盐、黑胡椒粉……各少许

做法

1. 餐具中交错放入西红柿和茄子，再放茅屋奶酪与柠檬皮。
2. 撒上A。

要改为7 535 kJ的套餐，猪肉菌菇意面中的意面增至75 g。

〈小贴士〉
米饭配柑橘类可能会产生惊喜。葡萄柚的酸味发挥了寿司醋的作用，可谓绝配。

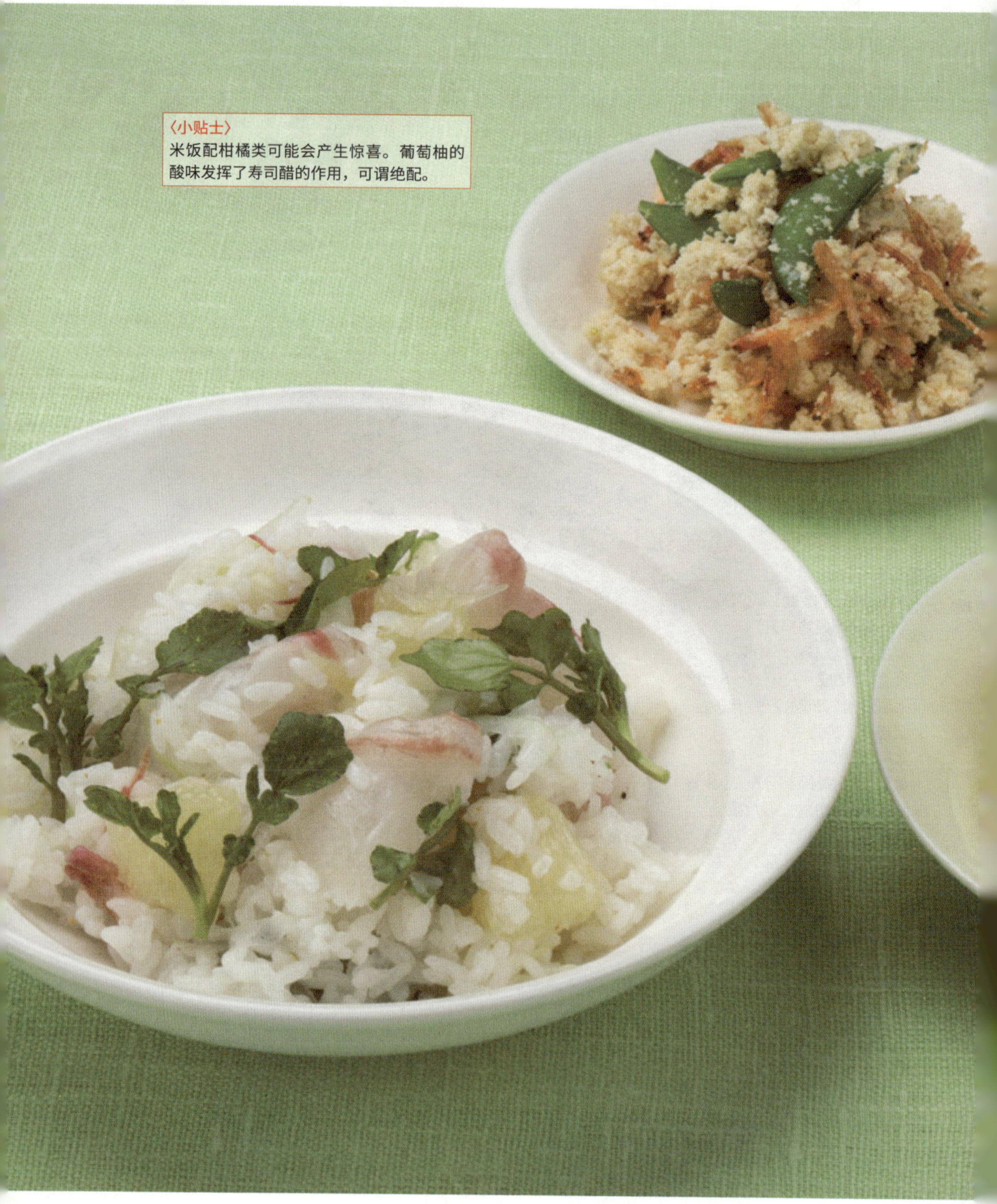

第5天/晚餐

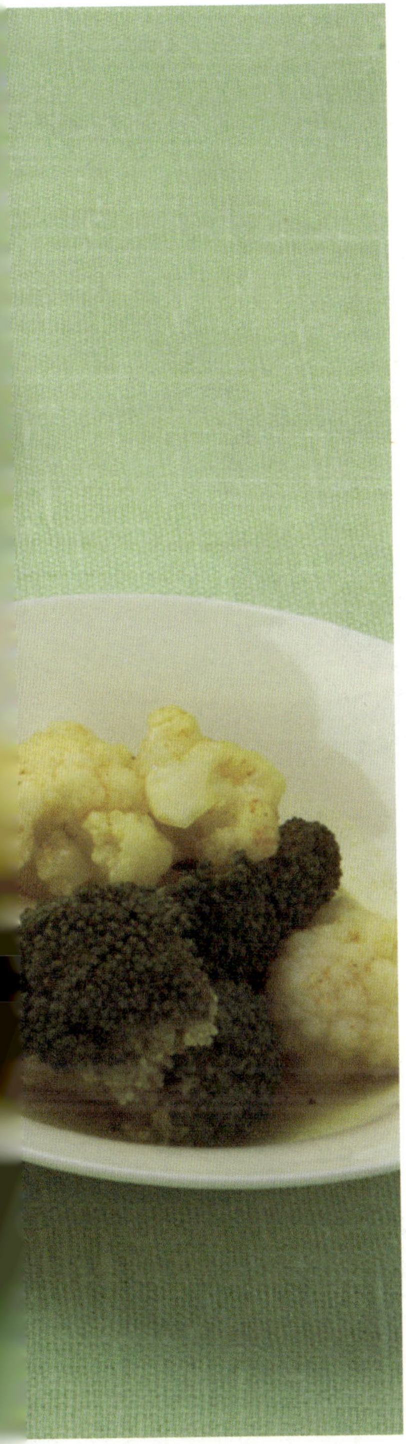

主食+主菜

香、味俱清爽

鲷鱼葡萄柚寿司饭

1 667 kJ　盐分1.4 g

食材（1人份）

米饭……120 g
葡萄柚（分成小块）……1/2个
A　葡萄柚汁……2大匙
　　醋……1大匙
　　盐……少许
　　白砂糖……1/2小匙
鲷鱼（切成片）……60 g
阳荷（纵向对半切开，切丝）……1个
洋葱（切丝，加盐揉搓）……20 g
豆瓣菜（叶尖）……10 g

做法

1. 鲷鱼片中加入一大匙A并拌匀。
2. 米饭放入碗中，趁温热加入剩下的A。
3. 2的余热散后，放入鲷鱼、葡萄柚果肉、阳荷、挤干水分的洋葱丝、豆瓣菜并拌匀。

副菜

用来提味的芥末是关键

凉拌豆腐渣

377 kJ　盐分0.8 g

食材（1人份）

豆腐渣（干）……30 g
豌豆荚（去筋、煮熟后对半斜）……3根
樱花虾（微波炉加热15秒）……4 g
A　蛋黄酱……1小匙
　　酱油……1/2小匙
　　芥末……1/3小匙

做法

碗中放入全部食材和A，充分搅拌。

副菜

冰一下美味倍增

咖喱腌泡菜

193 kJ　盐分0.5 g

食材（2人份）

西蓝花（分成小朵）……60 g
花椰菜（分成小朵）……60 g
A　橄榄油……1小匙
　　柠檬汁……1大匙
　　咖喱粉……1小匙
　　白砂糖……1/2小匙
　　盐、胡椒粉……各少许
　　水……80 mL

做法

1. 耐热盘中均匀地摆上西蓝花、花椰菜，混合后浇上A。
2. 轻轻覆盖上保鲜膜，用微波炉加热3分钟，整体搅拌后放凉。

要改为7 535 kJ的套餐，寿司饭中的米饭增至150 g。

第6天/早餐

1天的合计还包括正餐以外的牛奶150 mL（或无糖酸奶170 g）加水果的热量707 kJ、盐分0.2 g。

1天合计
7 024 kJ
盐分
9.3 g

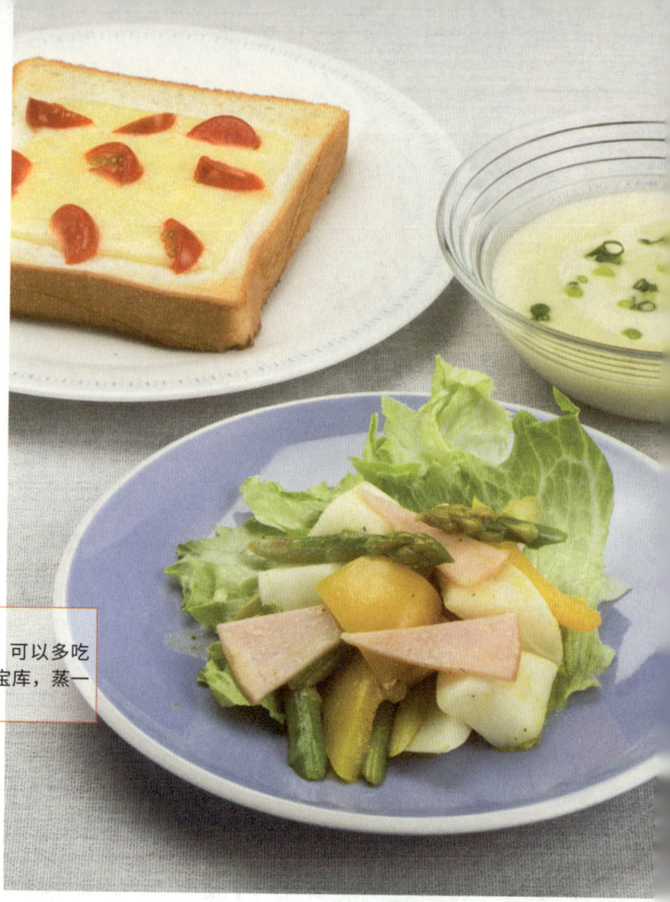

〈小贴士〉
蔬菜蒸过后体积会缩小，可以多吃一些。彩椒是维生素C的宝库，蒸一蒸甜味、香味会更浓。

主食+主菜

多汁的烤西红柿美味可口

奶酪吐司

925 kJ　盐分1.2 g

食材（1人份）

吐司面包……1片（60 g）
切片奶酪……1片
圣女果（去蒂切成小块）……2颗

做法

面包上放奶酪与圣女果并烘烤。

要改为7 535 kJ的套餐，奶酪吐司中吐司增至90 g。

副菜

让人吃得饱饱的一道菜

蒸菜火腿沙拉

440 kJ　盐分1.2 g

食材（1人份）

芦笋（去筋、斜切）……2根
芜菁（切成块）……1个
黄彩椒（切成块）……1/4个
白葡萄酒……2小匙
火腿片（切扇形）……2片
A | 橄榄油……1/2小匙
　| 盐、胡椒粉……各少许
　| 黄芥末酱……1/2小匙
生菜……1片

做法

1. 耐热盘中均匀地铺上芦笋、芜菁和黄彩椒，淋上白葡萄酒，轻轻覆盖保鲜膜，用微波炉加热2分钟。
2. 餐具中铺上生菜，摆上1的蔬菜与火腿。
3. 将1蒸出来的汁与A混合，浇在2上。

汤

浓汤加上酸奶更美味

土豆酸奶冷汤

553 kJ　盐分0.6 g

食材（2人份）

土豆（切成薄片）……1个
洋葱（切成薄片）……1/4个
黄油……1/2小匙
西式高汤颗粒……少许
水……1杯半
无糖酸奶……120 g
牛奶…… 60 mL
小葱（切成末）……少许
盐、胡椒粉……各少许

做法

1. 锅中放黄油加热，放入土豆与洋葱并翻炒。
2. 加入西式高汤颗粒与水，中火煮7～8分钟。
3. 2的余热散尽后，转移至搅拌机，加入酸奶与牛奶搅拌，再加入盐、胡椒粉调味。
4. 冷却后盛入餐具中，撒上小葱。

第6天/午餐

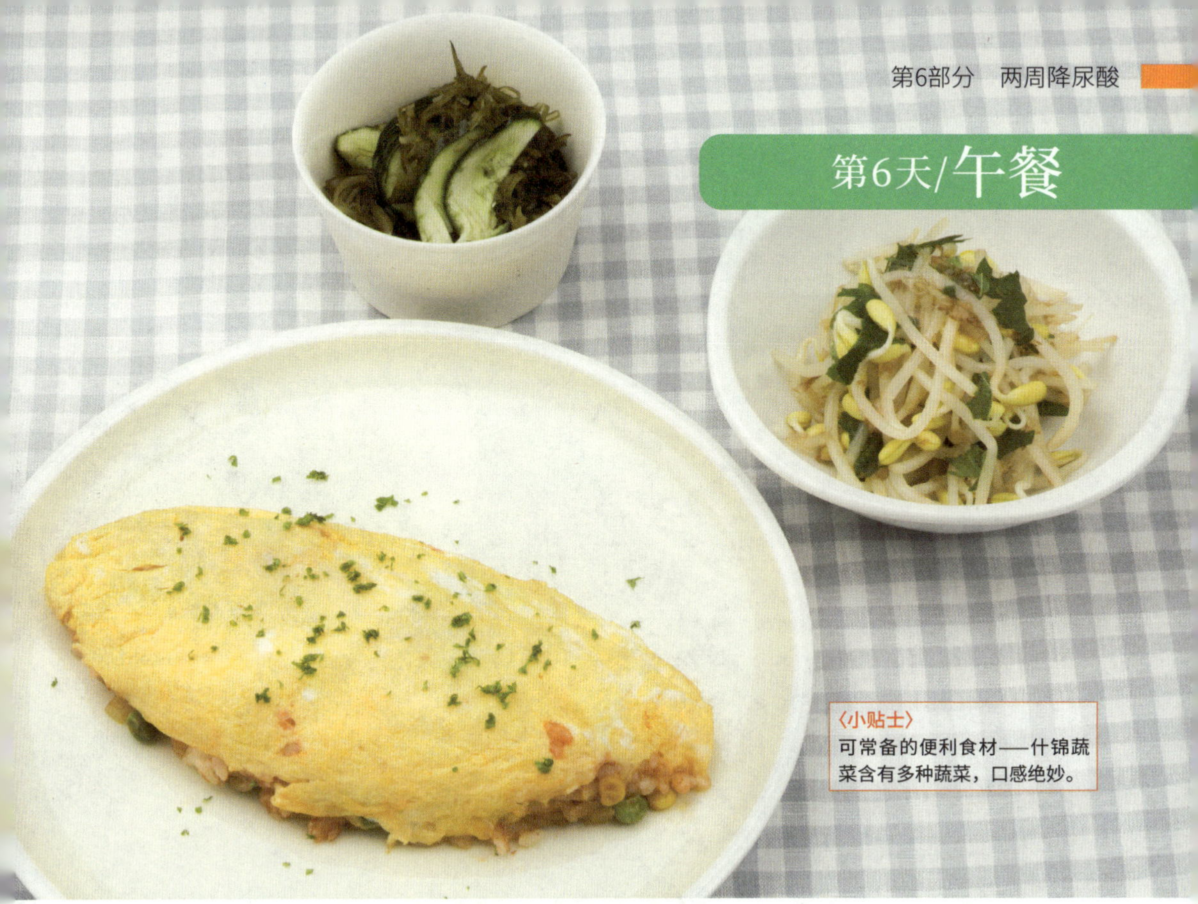

〈小贴士〉
可常备的便利食材——什锦蔬菜含有多种蔬菜，口感绝妙。

主食+主菜

使用多种蔬菜，分量十足

蛋包饭

1 854 kJ　盐分1.3 g

食材（1人份）

米饭……120 g
洋葱（切成5 mm碎末）……30 g
什锦蔬菜……60 g
A | 西红柿泥……2小匙
　| 番茄酱……2小匙
　| 伍斯特酱……1小匙
鸡蛋（打散）……1个半
牛奶……2小匙
色拉油……1/2小匙
欧芹（切碎末）……少许

做法

1. 鸡蛋（1个）与牛奶混合。
2. 锅中放入色拉油预热，加入洋葱、什锦蔬菜并翻炒。
3. 2变软后加入鸡蛋（半个）并翻炒，加入A。
4. 锅中再加色拉油，加入1后摊开。
5. 用4包住3，盛入餐具，最后撒上欧芹。

副菜

蒜香让人回味无穷

黄瓜拌裙带菜

88 kJ　盐分0.6 g

食材（1人份）

黄瓜（蓑衣花刀切）……1/2根
裙带菜……40 g
A | 蒜泥……1/3小匙
　| 酱油……1/2小匙
　| 味醂……1/3小匙

做法

碗中放入A，加入黄瓜与裙带菜后拌匀。

副菜

紫苏风味爽口

豆芽拌紫苏

176 kJ　盐分1.1 g

食材（1人份）

豆芽……80 g
紫苏（手撕成碎片）……2片
柚子醋……2小匙
木鱼花……少许

做法

豆芽用开水快速焯一下，余热散尽后，加入紫苏、柚子醋、木鱼花并搅拌均匀。

要改为7 535 kJ的套餐，蛋包饭中的米饭增至150 g。

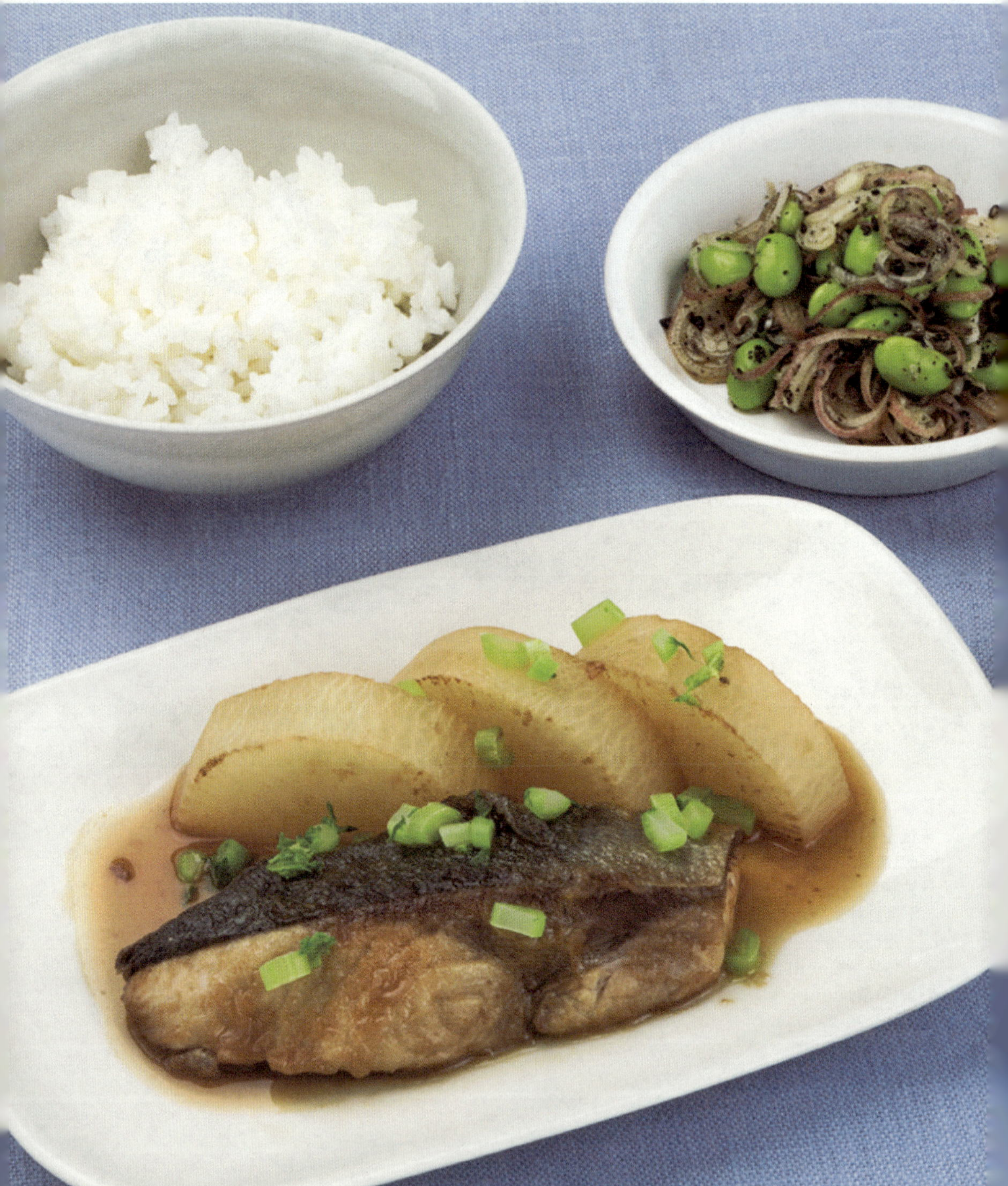

第6天/晚餐

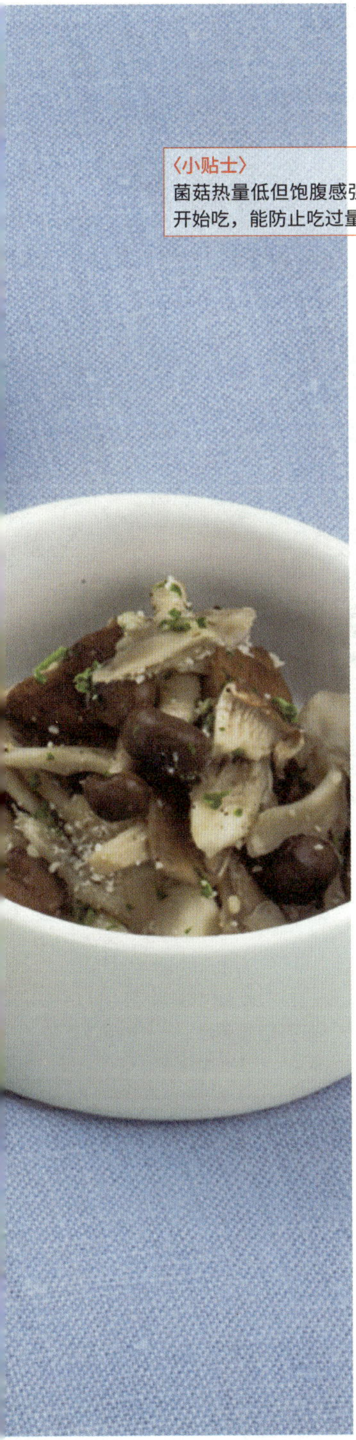

〈小贴士〉
菌菇热量低但饱腹感强。先从菌菇等蔬菜开始吃，能防止吃过量。

要改为7 535 kJ的套餐，米饭增至150 g。

主食 米饭

846 kJ 盐分0.0 g

米饭（1人份）……120 g

主菜 黑醋萝卜炖鱼

黑醋能烘托鱼的甜味

1 176 kJ 盐分2.8 g

食材（1人份）

鱼块……1块（70 g）
萝卜（切成半圆形煮10分钟）……100 g
萝卜叶（煮后切碎）……2片
面粉……少许
芝麻油……1小匙
A 高汤……1/2杯
黑醋……1大匙
白砂糖……1/2小匙
味醂……1小匙
酱油……1大匙
生姜泥……2小匙

做法

1. 锅中放芝麻油加热，加入裹了薄薄一层面粉的鱼块和萝卜，煎至两面变色。
2. 变色后加入A，盖上锅盖焖煎4～5分钟，然后将鱼和萝卜盛入餐具。
3. 将2剩下的汤煮至浓稠后加入生姜泥。
4. 在盛入餐具中的鱼和萝卜上浇3，最后撒上萝卜叶。

副菜 芝麻阳荷拌毛豆

味道搭配和谐，浓烈而爽口

163 kJ 盐分0.3 g

食材（1人份）

阳荷（切丝）……2个
毛豆（煮熟后剥掉豆荚）……20 g
黑芝麻……1/2小匙
柚子醋……1/2小匙

做法

碗中放入全部食材，充分拌匀。

副菜 菌菇拌欧芹

不同的菌菇各有妙趣

96 kJ 盐分0.0 g

食材（2人份）

香菇（切成适口大小）……4朵
杏鲍菇（手撕）……1个
平菇（分成小块）……80 g
欧芹（切碎）……少许
A 奶酪粉……1小匙
黑胡椒粉……少许

做法

1. 耐热盘中均匀地摆上菌菇，轻轻覆盖上保鲜膜，用微波炉加热2分钟，然后放凉。
2. 加入A与欧芹并搅拌均匀。

第7天/早餐

1天的合计还包括正餐以外的牛奶150 mL（或无糖酸奶170 g）加水果的热量707 kJ、盐分0.2 g。

1天合计
6 706 kJ
盐分
9.5 g

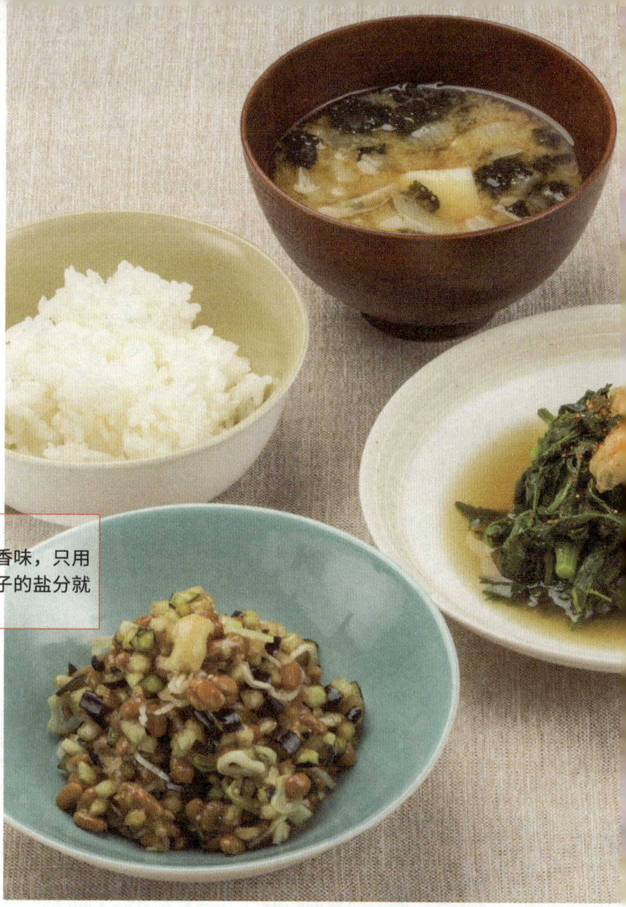

〈小贴士〉
拌纳豆的酱油仅用于提香味，只用一点点就够了。靠腌茄子的盐分就能吃得很香。

主食 米饭

846 kJ　盐分0.0 g

米饭（1人份）……120 g

主菜 用芥末给茄子调味 盐渍茄子拌纳豆

548 kJ　盐分0.7 g

食材（1人份）

茄子（切成5mm小丁并加盐揉搓腌渍）……1根
纳豆……1盒（50 g）
大葱（切成小块）……20 g
酱油……1/3小匙
芥末粉……1/3小匙

做法

1. 碗中放入脱水的茄子、纳豆、大葱和酱油并充分混合。
2. 盛入餐具并撒上芥末粉。

副菜 温和的高汤定乾坤 上汤茼蒿

322 kJ　盐分0.7 g

食材（1人份）

茼蒿（切成3～4 cm长段）……60 g
油豆腐（热水烫后切小块）……1个
A 高汤……3/4杯
　料酒……1小匙
　味醂……1小匙
　酱油……1/2小匙
七味粉……少许

做法

1. 锅中放入A并加热，煮沸后放入油豆腐与茼蒿，煮2～3分钟。
2. 连汤汁一起盛入餐具中，撒上七味粉。

汤 尝尝经典味噌汤 土豆洋葱味噌汤

389 kJ　盐分1.7 g

食材（1人份）

土豆（切成扇形薄片）……1/2个
洋葱（切成薄片）……30 g
高汤……180 mL
味噌……2小匙
烤紫菜……1/3片

做法

1. 锅中放高汤，加入土豆、洋葱并加热。
2. 煮沸后改中火煮3～4分钟，土豆变软后将味噌溶入汤中。
3. 停火将烤紫菜撕碎加入汤中，盛入餐具。

要改为7 535 kJ的套餐，米饭增至150 g。

第7天/午餐

〈小贴士〉
龙须面不要煮太久，这样可以减少盐分。含盐多的干面这样煮比较放心。

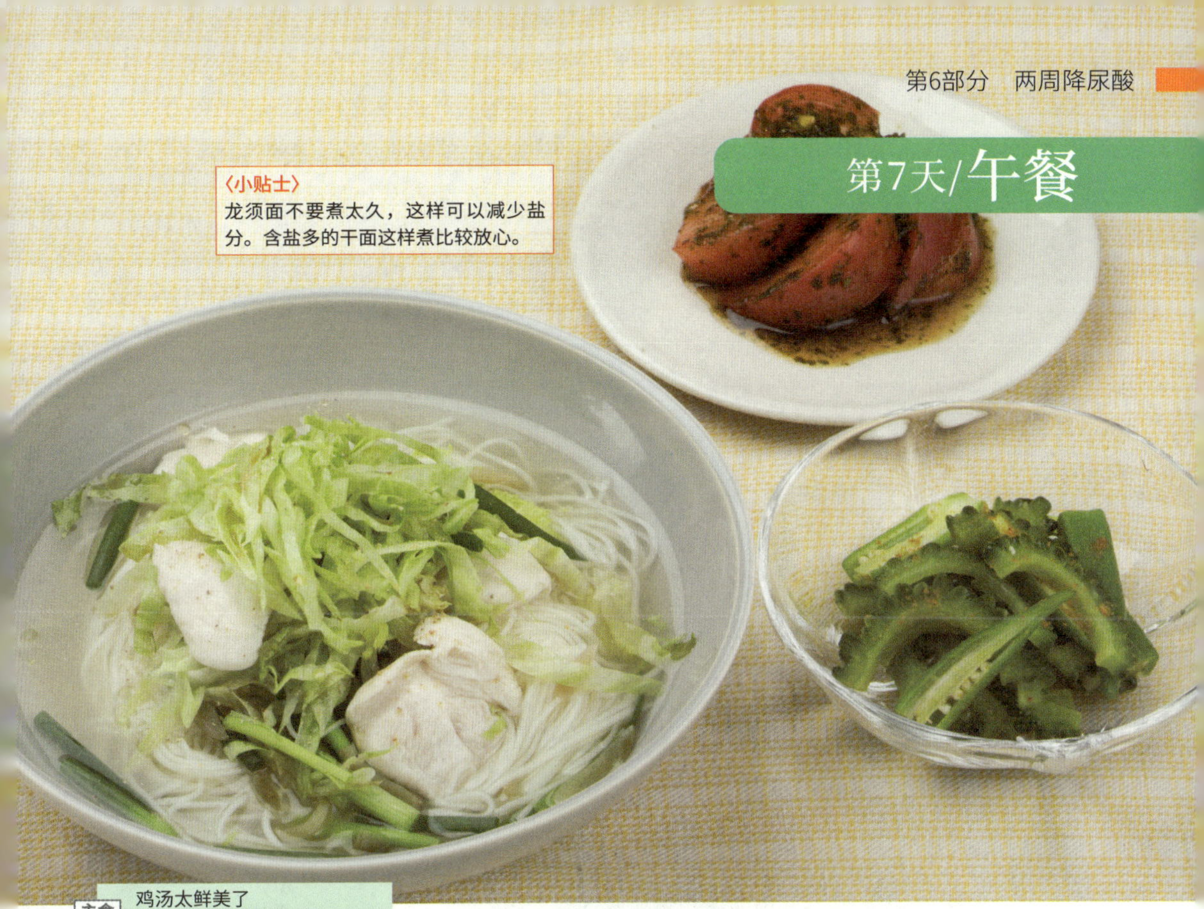

主食+主菜

鸡汤太鲜美了

鸡肉生菜龙须面

1 457 kJ　盐分2.3 g

食材（1人份）

龙须面（煮的时间比标注时间短一点）……75 g
鸡胸肉（去筋，切成片）……45 g
面粉……少许
榨菜（切丝）……10 g
小葱（切成3～4 cm长）……20 g
鸡精……1/3小匙
水……1杯半
黑胡椒……少许
生菜（切丝）……1片
芝麻油……1/2小匙

做法

1. 锅中放入水、鸡精、榨菜并煮沸，加入抹了一层面粉的鸡胸肉。
2. 鸡胸肉变色后加入龙须面和小葱煮约2分钟。
3. 撒上黑胡椒粉，盛入餐具，以生菜点缀，淋上芝麻油。

副菜

芝麻可盖住苦瓜的苦味

秋葵拌苦瓜

151 kJ　盐分0.0 g

食材（1人份）

秋葵（去蒂，煮熟后斜切）……3根
苦瓜（切成半月形并快速焯水）……40 g

A
黑芝麻……2/3小匙
白砂糖……2/3小匙
醋……2小匙

做法

碗中放入A，加入挤干水分的苦瓜与秋葵后拌匀。

副菜

海苔的香气浓郁扑鼻

西红柿拌海苔

155 kJ　盐分0.8 g

食材（1人份）

西红柿（滚刀切）……1个
日式沙拉调味汁……2小匙
海苔碎……1/2小匙

做法

碗中放入全部食材并拌匀。

要改为7 535 kJ的套餐，鸡肉生菜龙须面中的龙须面增至100 g。

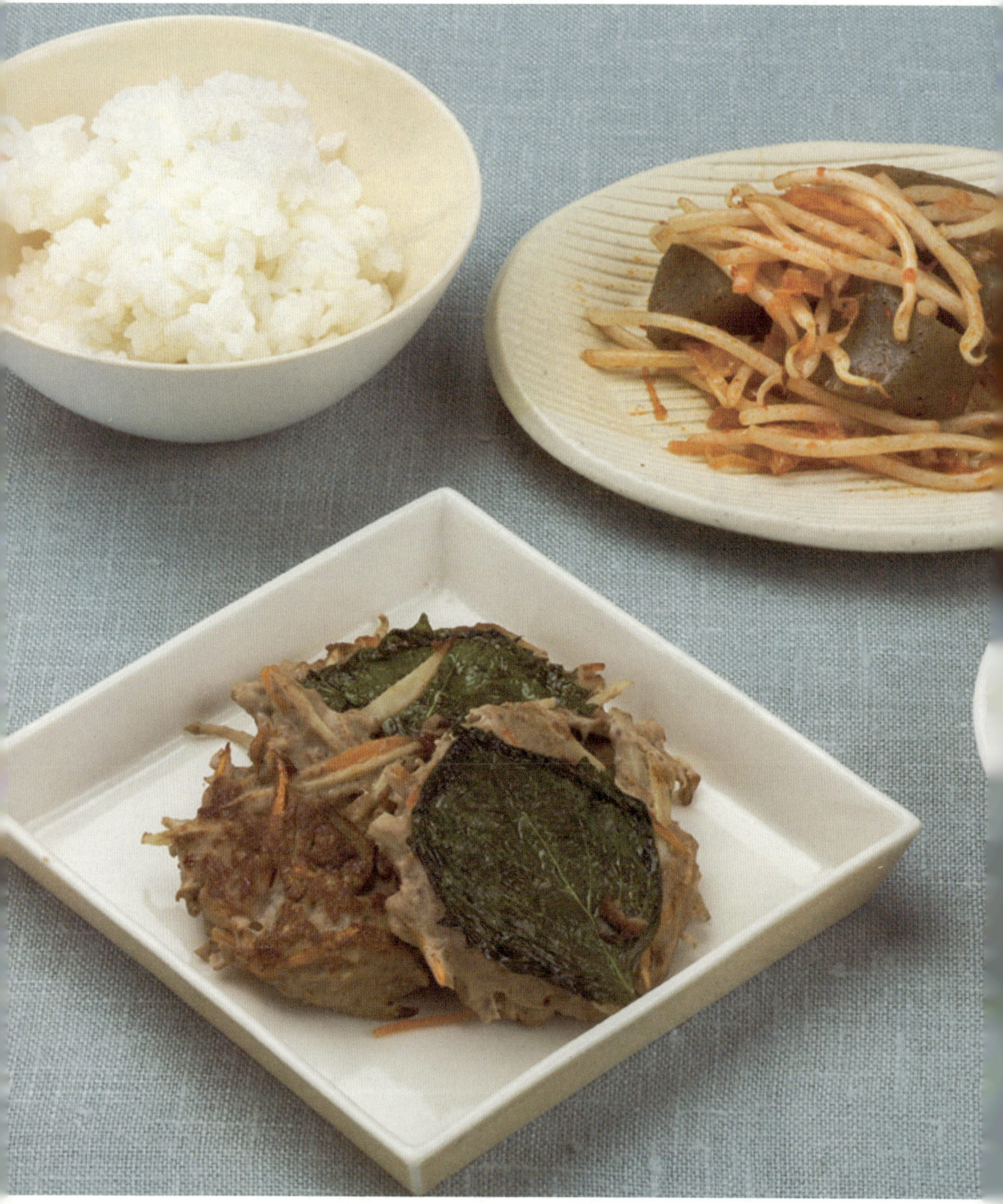

第7天/晚餐

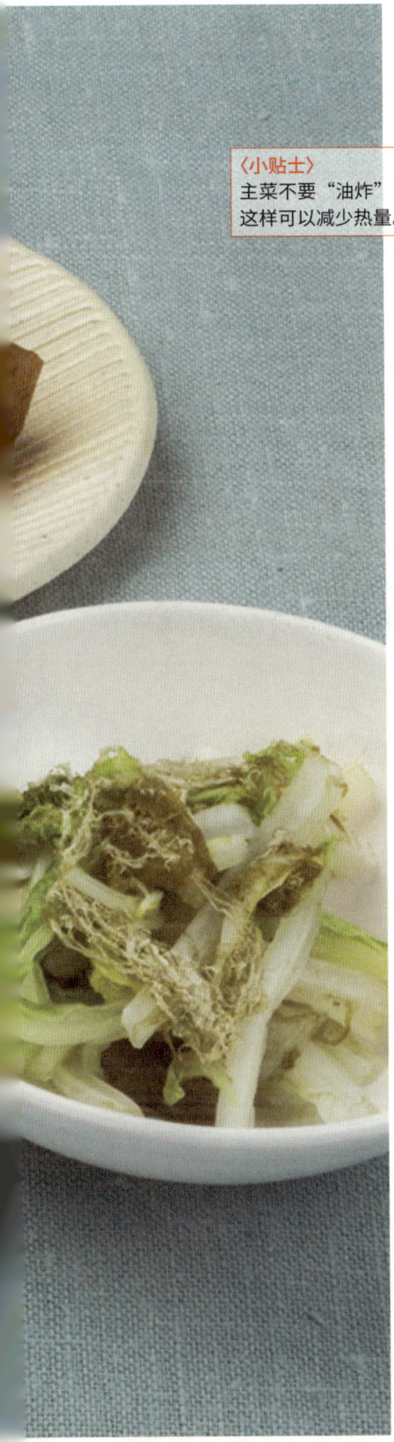

〈小贴士〉
主菜不要“油炸”而是“油煎”，这样可以减少热量。

主食 米饭

846 kJ　盐分0.0 g

米饭(1人份)……120 g

主菜 煎沙丁鱼肉饼

脆脆的口感

913 kJ　盐分0.8 g

食材(2人份)

沙丁鱼(去骨、去内脏并剥皮)……4条(120 g)
牛蒡(切丝)……50 g
胡萝卜(切丝)……40 g
面粉……1/2小匙
阳荷泥……2小匙
A 淀粉……1小匙
味噌……1/2大匙
料酒……2小匙
鸡蛋清……1个鸡蛋的量
紫苏……6片
色拉油……2小匙
高汤……2大匙

做法

1. 将沙丁鱼和A、阳荷泥放入料理机中充分搅拌。
2. 牛蒡和胡萝卜裹上面粉并与1充分混合。
3. 锅中热好色拉油，将2六等分，用勺子等舀出来，做成圆饼形，贴上紫苏叶后下锅煎。
4. 底面煎好后再翻面，两面都煎得焦脆，浇上高汤，盖上盖子，焖煎4～5分钟。
5. 收汁后盛入餐具中。

副菜 豆芽辣炒魔芋

豆芽的清凉感绝妙

247 kJ　盐分1.3 g

食材(1人份)

魔芋(切成块并煮熟)……80 g
豆芽……60 g
芝麻油……1小匙
豆瓣酱……1/2小匙
A 料酒……1小匙
高汤……80 mL
日式面露……1小匙

做法

1. 锅中放入芝麻油和豆瓣酱并小火加热。
2. 炒出香味后加入魔芋翻炒，再加入豆芽和A，炒至收干汁。

副菜 海苔丝凉拌白菜

海苔丝是优秀的调味品

126 kJ　盐分1.0 g

食材(1人份)

白菜(纵向切成5 cm长条，并用微波炉加热1分30秒)……100 g
海苔丝……少许
A 寿司醋……2小匙
酱油……1/3小匙

做法

碗中放入余热散尽的白菜，加入A与海苔丝并拌匀。

要改为7 535 kJ的套餐，米饭增至150 g。

第8天/早餐

1天的合计还包括正餐以外的牛奶150 mL（或无糖酸奶170 g）加水果的热量707 kJ、盐分0.2 g。

1天合计
6 898 kJ
盐分
9.2 g

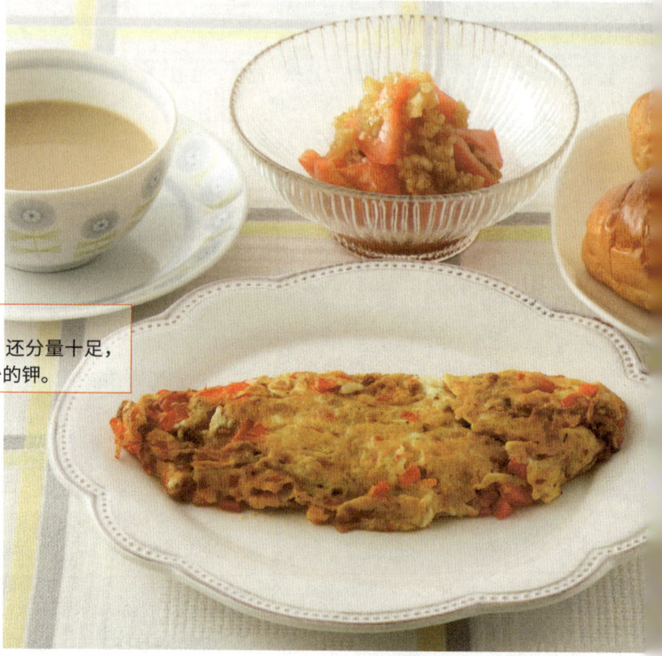

〈小贴士〉
萝卜干不仅有嚼头，还分量十足，也富含排盐不可缺少的钾。

主食 小餐包

795 kJ　盐分0.7 g

小餐包（1人份）……2个

主菜 萝卜干煎蛋卷

口感与分量都让人十分满足

950 kJ　盐分0.9 g

食材（1人份）

鸡蛋（打散）……2小颗
盐、胡椒粉……各少许
比萨奶酪……8 g
萝卜干……10 g
大葱（切成末）……1/4根（25 g）
红彩椒（切成末）……1/4个（30 g）
色拉油……1/2小匙

做法

1. 用水泡发萝卜干，切成适口大小。
2. 在锅里热油，放入萝卜干、大葱、彩椒并翻炒，变软后加入混合了盐、胡椒粉、混入比萨奶酪的鸡蛋，摊成煎蛋卷的形状。

副菜 西红柿洋葱沙拉

美味的爽口沙拉

201 kJ　盐分0.4 g

食材（1人份）

西红柿（切成块）……1/2个（75 g）
洋葱（切成末）……2大匙（20 g）
酱油……1/2小匙
醋……1大匙
白砂糖、胡椒粉……各少许
橄榄油……1/2小匙

做法

洋葱、酱油、醋、白砂糖、胡椒粉混合后加入橄榄油拌匀，浇在盛入餐具的西红柿上。

饮品 欧蕾咖啡

对降尿酸值有奇效的绝妙组合

306 kJ　盐分0.1 g

食材（1人份）

牛奶……100 mL
咖啡……100 mL

做法

将牛奶、咖啡倒入咖啡杯中混合。

要改为7 535 kJ的套餐，小餐包增至3个。

第8天/午餐

〈小贴士〉
用不含油的水煮金枪鱼罐头可减少热量。
炒菜的油用橄榄油。

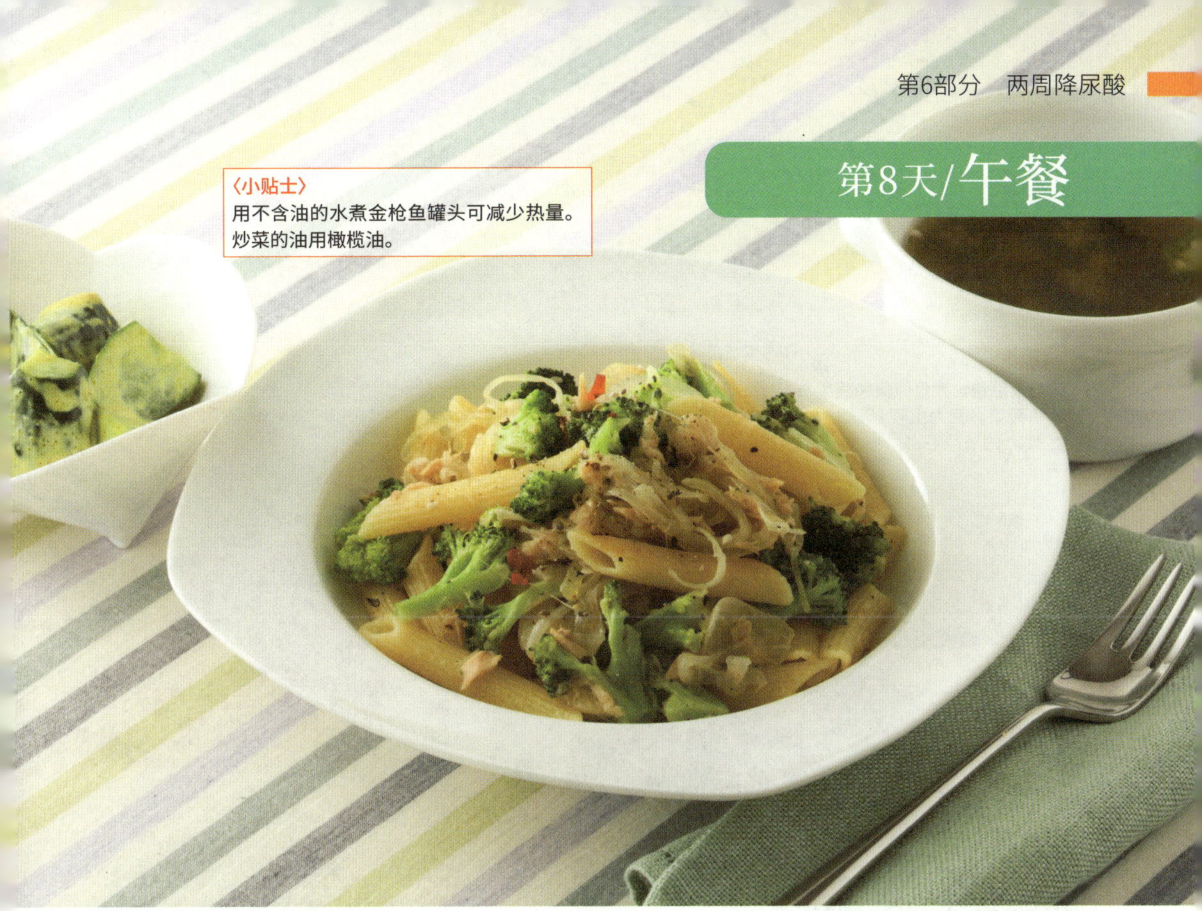

主食+主菜

鸡汤太鲜美了

西蓝花金枪鱼通心粉

1 432 kJ　盐分1.1 g

食材（1人份）

通心粉……60 g
西蓝花……1/3颗（80 g）
金枪鱼罐头（水煮）……1/2罐（40 g）
洋葱（切成薄片）……1/4个（50 g）
大蒜（切成末）……1/2瓣
红辣椒（切成小圈）……1/2个
橄榄油……1小匙
胡椒粉……少许

做法

1. 煮通心粉。
2. 锅中放入橄榄油、大蒜、红辣椒并加热，加入洋葱翻炒，变软后加入分成小朵的西蓝花和沥汁的金枪鱼，再加入半汤勺煮通心粉的面汤。
3. 翻炒均匀加入煮好的通心粉并拌匀，最后撒一点胡椒粉调味。

副菜

配上咖喱蛋黄酱的黄瓜更爽口

咖喱蛋黄酱拌黄瓜

205 kJ　盐分0.7 g

食材（1人份）

黄瓜……半根（50 g）
咖喱粉……1/4小匙
蛋黄酱……1/2大匙

做法

1. 黄瓜滚刀切后撒盐。
2. 沥去1的水分，加入咖喱粉、蛋黄酱拌匀。

汤

黏黏的秋葵口感顺滑

茄子秋葵汤

159 kJ　盐分1.0 g

食材（1人份）

茄子（切成扇形小块）……40 g
秋葵（切成小块）……3根
西式高汤颗粒……1/2小匙
水……3/4杯
盐、胡椒粉……各少许
色拉油……1/2小匙

做法

锅中热油，加入茄子与秋葵翻炒，再加入西式高汤颗粒、水煮开，最后放入盐、胡椒粉调味。

要改为7 535 kJ的套餐，通心粉增至80 g。

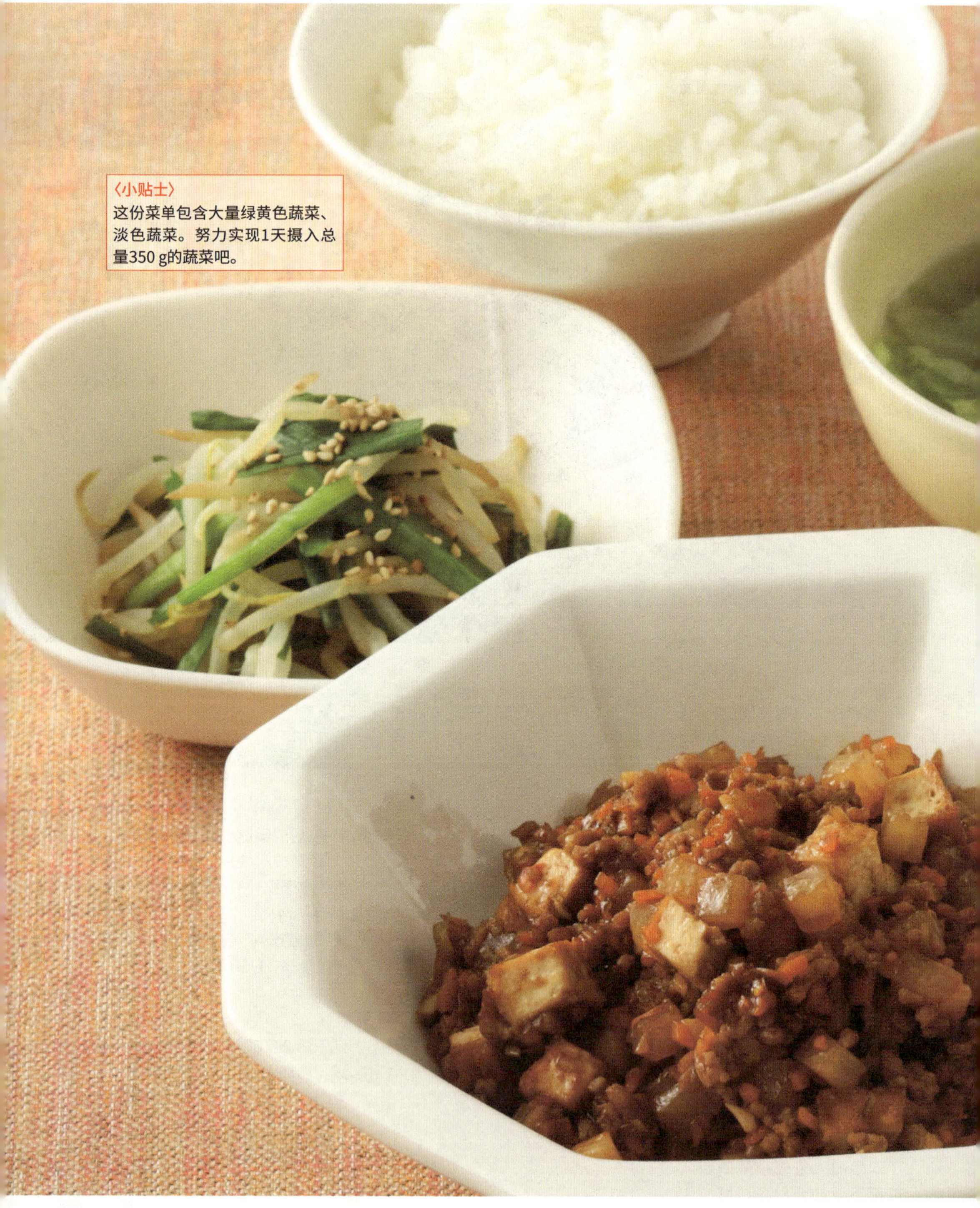

〈小贴士〉
这份菜单包含大量绿黄色蔬菜、淡色蔬菜。努力实现1天摄入总量350 g的蔬菜吧。

第8天/晚餐

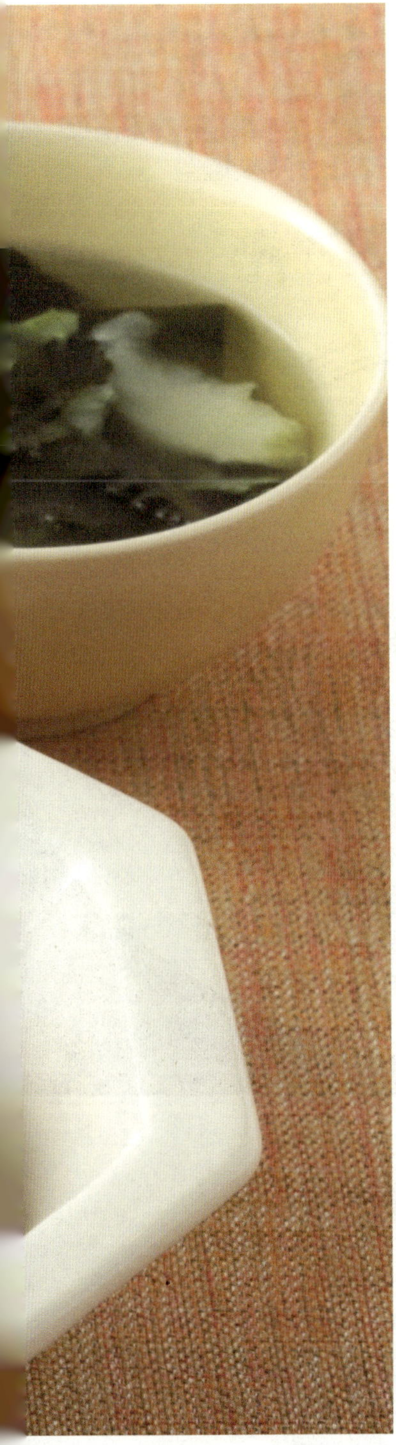

主食 米饭

846 kJ　盐分0.0 g

米饭（1人份）……120 g

主菜 麻婆萝卜

清爽的大萝卜变身中餐经典

1 155 kJ　盐分2.2 g

食材（1人份）

萝卜……1/6根（150 g）
胡萝卜（切成末）……1/8根（25 g）
炸豆腐……25 g
大葱（切成末）……1/4根（25 g）
生姜（切成末）……1/4块
大蒜（切成末）……1/4瓣
猪肉末……30 g
色拉油……1小匙

A
豆瓣酱……1/4小匙
甜面酱……1小匙
蚝油……1小匙
酱油……1/2小匙
料酒……2大匙
白砂糖……1小匙
淀粉……1/2小匙
水……1小匙

做法

1. 萝卜切成小丁，快速煮一下。炸豆腐切成小丁。
2. 锅中热油，放入大葱、姜末、蒜末煸出香味后放入胡萝卜、猪肉末翻炒。
3. 加入 1 和 A，待汤汁浓稠后拌匀。

副菜 芥末酱拌豆芽韭菜

富含维生素A和维生素C

100 kJ　盐分0.7 g

食材（1人份）

豆芽……60 g
韭菜（切成段）……1/6把

A
芥末酱……1/3小匙
酱油、高汤……各2/3小匙

熟芝麻……少许

做法

将去掉须根的豆芽与韭菜快速焯水，余热散尽后加入 A 拌匀，最后撒上芝麻。

汤 卷心菜裙带菜汤

卷心菜的甜味令人眼前一亮

42 kJ　盐分1.2 g

食材（1人份）

卷心菜……半片（25 g）
裙带菜……1 g
鸡精……1/2小匙
水……3/4杯
盐、胡椒粉……各少许

做法

1. 卷心菜切成容易入口的小块。
2. 锅中加入水、鸡精、裙带菜并加热，加入 1 并煮开，再用盐、胡椒粉调味。

要改为7 535 kJ的套餐，米饭增至150 g。

主菜

优质蛋白质来源有禽畜肉、鱼、虾、贝类、大豆或大豆制品、鸡蛋等，接下来我们将介绍使用这些食材的菜谱。虽然都控制了热量，但分量看上去并不少。

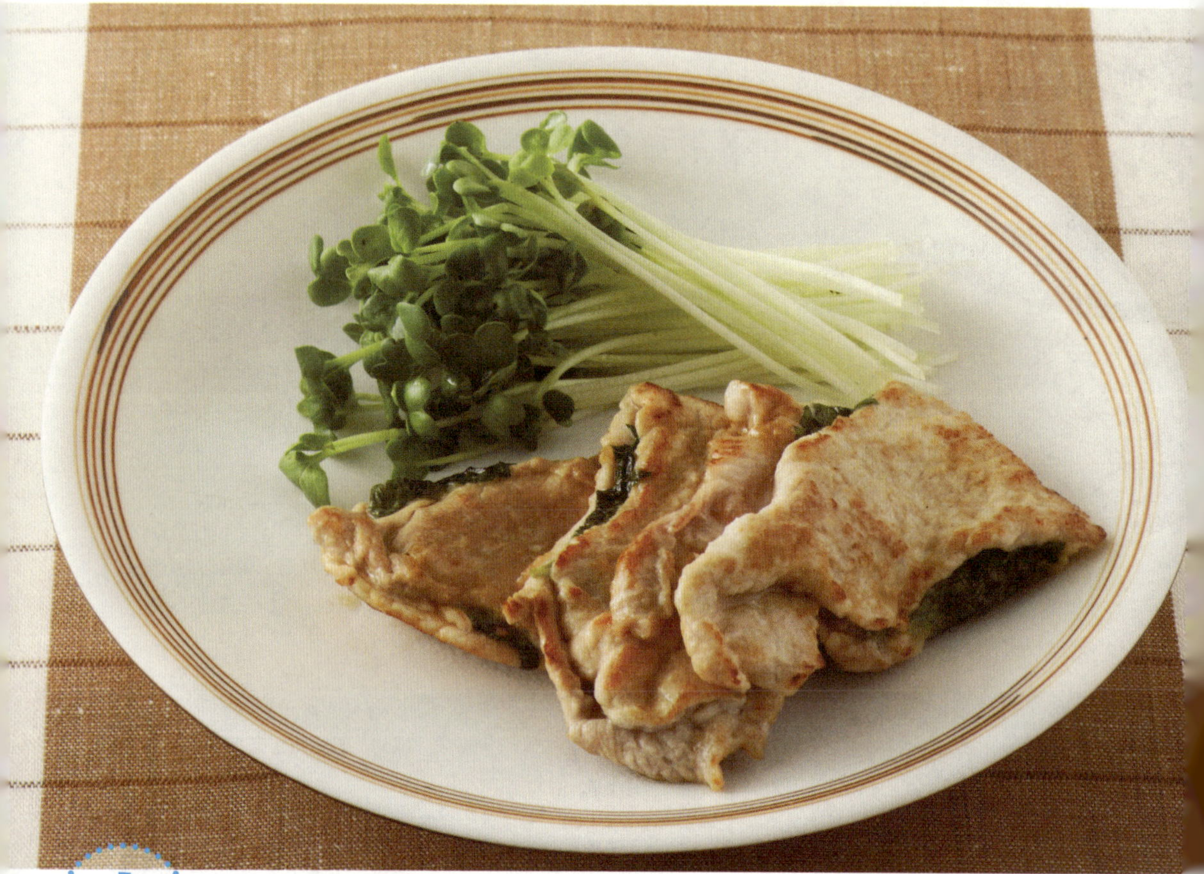

肉

猪肉的维生素 B_1 能促进热量代谢

油煎猪腿肉夹紫苏

908 kJ　盐分0.4 g

食材（1人份）

猪腿肉片……3片（80 g）
梅干菜（拍扁）……1/2个
味醂……1小匙
紫苏……2片
面粉……适量
色拉油……1/4大匙
萝卜苗……10 g

做法

1. 猪肉片撒上面粉，抹上味醂，放上梅干菜、紫苏后对折。
2. 锅中热油，将 1 两面各煎一下，盖上盖子小火焖煎 3～4 分钟后盛入餐具中，摆上萝卜苗。

肉、菜分量都很足

牛肉炒杂菜

肉

1 076 kJ　盐分1.7 g

食材（1人份）

肥牛片……60 g

A　酱油……1/2大匙
　白砂糖、料酒……各1小匙
　芝麻油、熟芝麻……各1/2小匙
　大蒜（擦成泥）……少许
　胡椒粉……少许

豆芽（去须根）……50 g

韭菜（切成3 cm长）……1/8把

红彩椒（切丝）……1/4个

盐、胡椒粉……各少许

做法

1. 牛肉用 A 腌 5 分钟。
2. 热锅，加入 1 翻炒，肉变色后加入蔬菜继续翻炒，最后加入盐、胡椒粉调味。

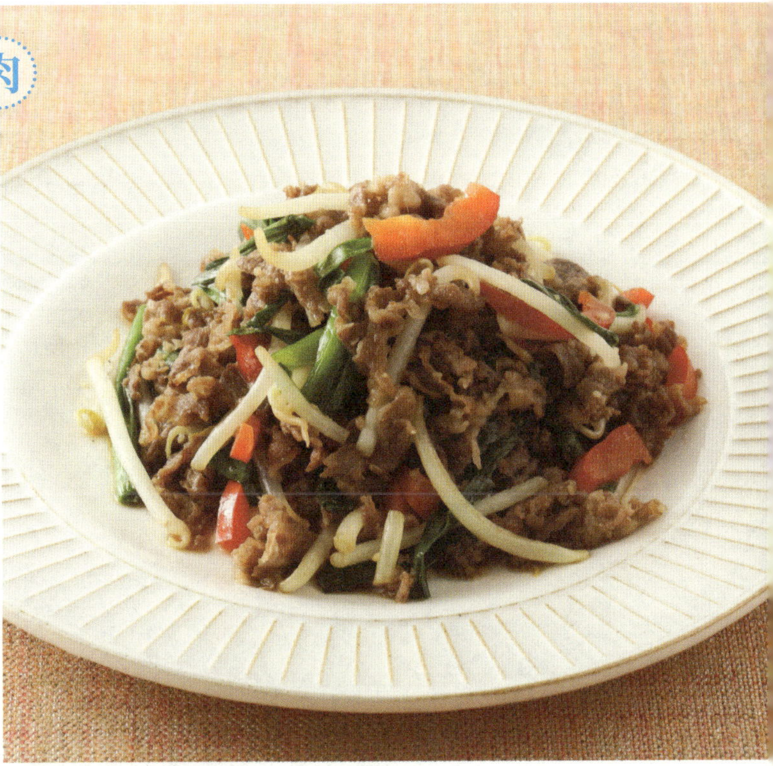

用鸡胸肉就不必担心动物脂肪的问题

蚝油鸡胸肉炒西芹

肉

871 kJ　盐分1.4 g

食材（1人份）

鸡胸肉……80 g

A　酱油……1/2小匙
　料酒……1/2小匙
　淀粉……1/2小匙

西芹……1/2根

色拉油……1/4大匙

B　蚝油……1/2小匙
　酱油……1/2小匙
　料酒……1/2大匙
　蒜泥……少许

做法

1. 鸡胸肉切成适口大小，用 A 揉搓腌渍。
2. 将西芹的茎斜切成 5 mm 宽，西芹叶粗略切一下。
3. 锅中热油，翻炒鸡肉，变色后加入 2，变软后加入 B 炒匀。

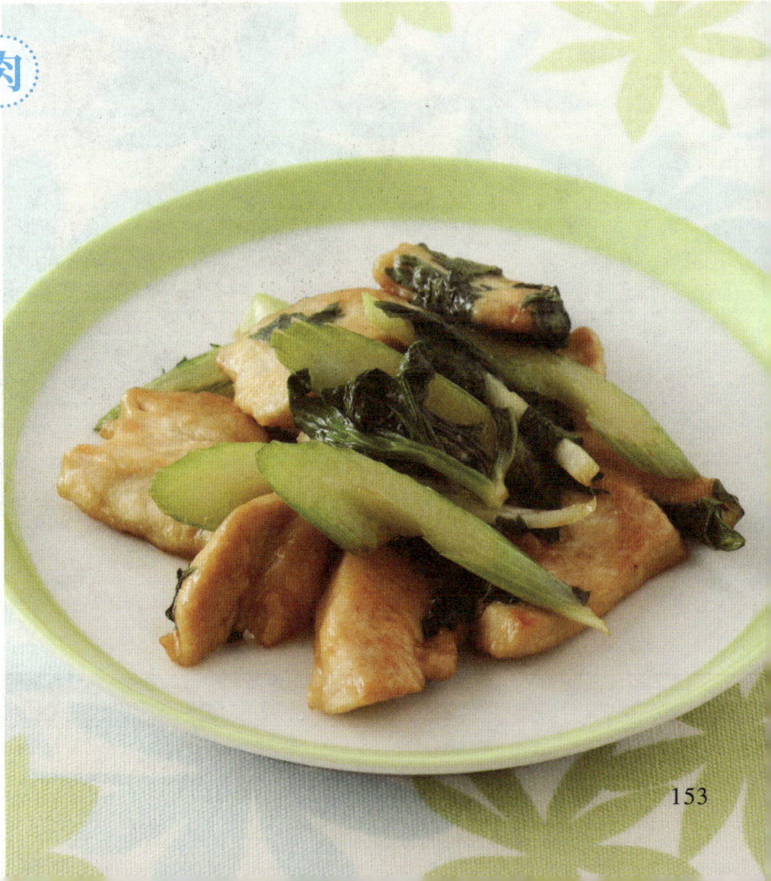

苦瓜的苦味恰到好处

油煎苦瓜塞肉

1 063 kJ　盐分0.4 g

食材（1人份）

苦瓜……1/4根（50 g）
面粉……适量
牛肉末……80 g
洋葱（切成末）……1/8个（25 g）
盐、胡椒粉、咖喱粉……各少许
淀粉……1/2小匙
色拉油……1小匙

做法

1. 苦瓜切成4等份的圈状，去籽，内侧抹上面粉。
2. 将牛肉末、洋葱、盐、胡椒粉、咖喱粉、淀粉搅拌均匀，塞满苦瓜的洞。
3. 锅中热油，将2煎至两面变色，盖上盖子小火焖煎3～4分钟。

肉

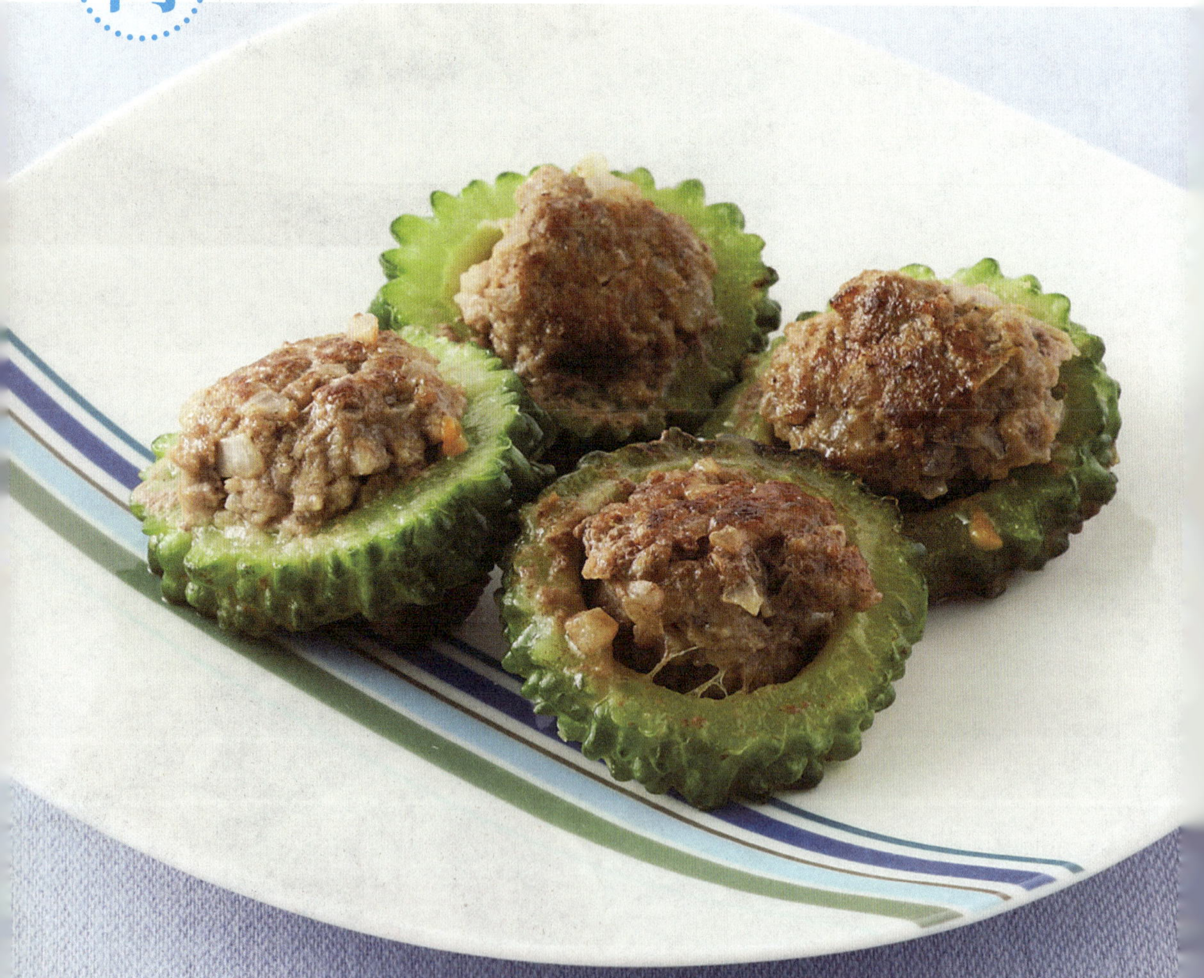

油豆腐的焦脆口感与肉末是绝配

油豆腐塞肉

肉

766 kJ　盐分0.6 g

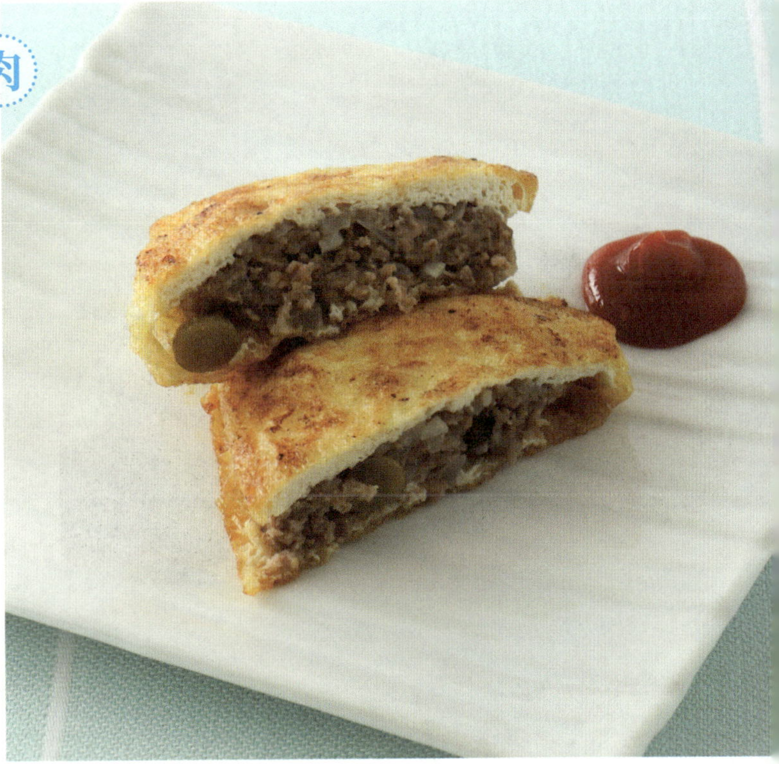

食材(1人份)

油豆腐……1块
混合肉末……40 g
混合豆类……10 g
洋葱(切成末)……1大匙
面包糠……1小匙
盐、胡椒粉……各少许
色拉油……少许
番茄酱……适量

做法

1. 切开油豆腐，翻开内侧。
2. 将肉末、混合豆类、洋葱、面包糠、盐、胡椒粉混合拌匀，塞入油豆腐。
3. 锅中热油，煎 2 的两面，煎熟后切成适口大小，盛到餐具中，挤上番茄酱。

鸡肉与莲藕的分量令人十分满足

黑醋莲藕炖鸡翅

肉

1 067 kJ　盐分2.3 g

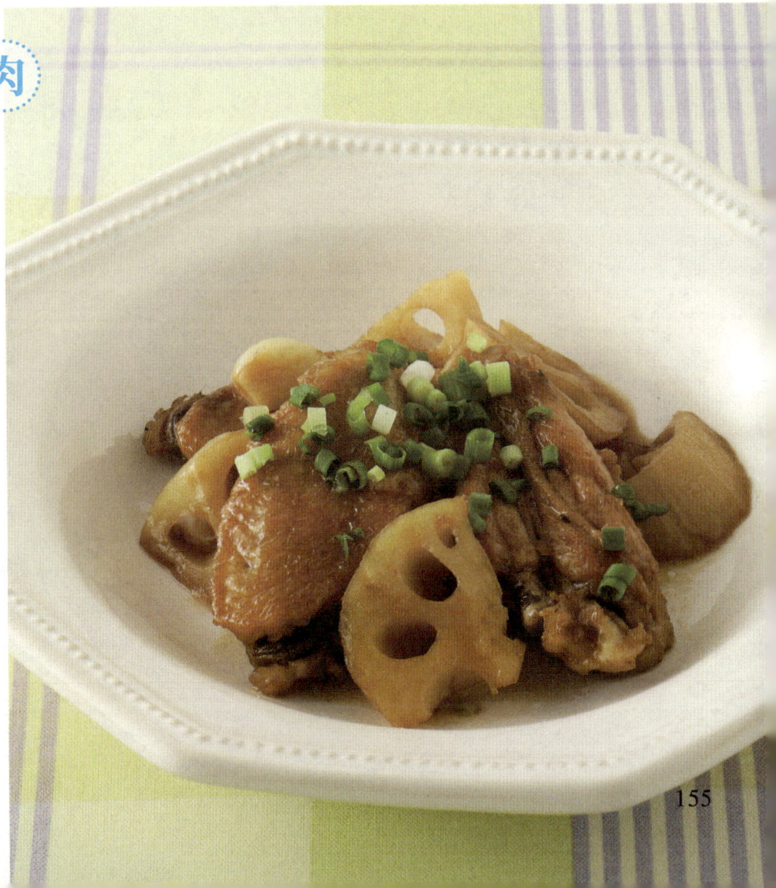

食材(1人份)

鸡中翅……3个
莲藕(滚刀切)……半根(80 g)
色拉油……1/2小匙
A | 黑醋、料酒……各5小匙
　| 水……2大匙
　| 白砂糖、酱油……各1大匙
　| 生姜(切成薄片)……1/2块
　| 大蒜(拍成碎)……1/2瓣
小葱(切成葱花)……1/2根

做法

1. 锅中热油，放入切花刀的鸡中翅煎至变色，再加入莲藕翻炒，沥出多余的油。
2. 放入 A 煮开后盖上盖子中火炖煮。约炖 8 分钟后捞出莲藕，再炖 3～5 分钟。
3. 盛入餐具，撒上小葱点缀。

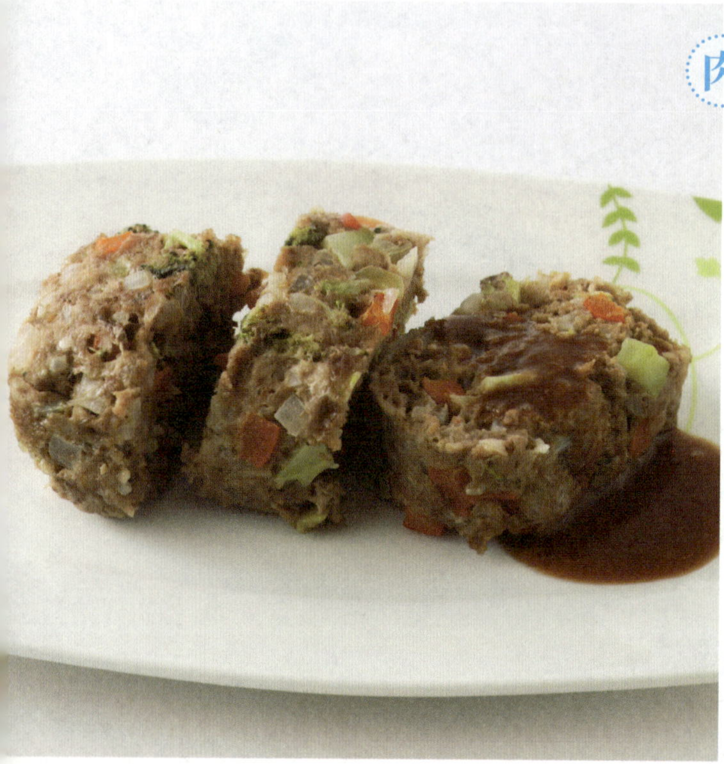

微波炉烤肉饼，蔬菜足量又健康

肉

肉饼

975 kJ　盐分0.9 g

食材（2人份）

牛肉末……140 g
洋葱（切碎）……1/3个（65 g）
西蓝花（切碎）……1/3个（80 g）
红彩椒（切碎）……1/2个（60 g）
面包糠、牛奶……各3大匙
盐、胡椒粉……各少许
番茄酱……1/2大匙
伍斯特酱……1/2大匙

做法

1. 将牛肉末、盐、胡椒粉、掺入牛奶的面包糠、洋葱、西蓝花、红彩椒混合拌匀。
2. 将1放在保鲜膜上，调整成10 cm长的椭圆形，再用保鲜膜将整体包起来。
3. 用牙签在保鲜膜上扎5个小孔后放在餐盘上，用微波炉加热7～8分钟。上下翻面再加热1～2分钟，静置15分钟左右让余热把肉饼热透。
4. 将3蒸出来的汁与番茄酱、伍斯特酱混合后浇在肉饼上。

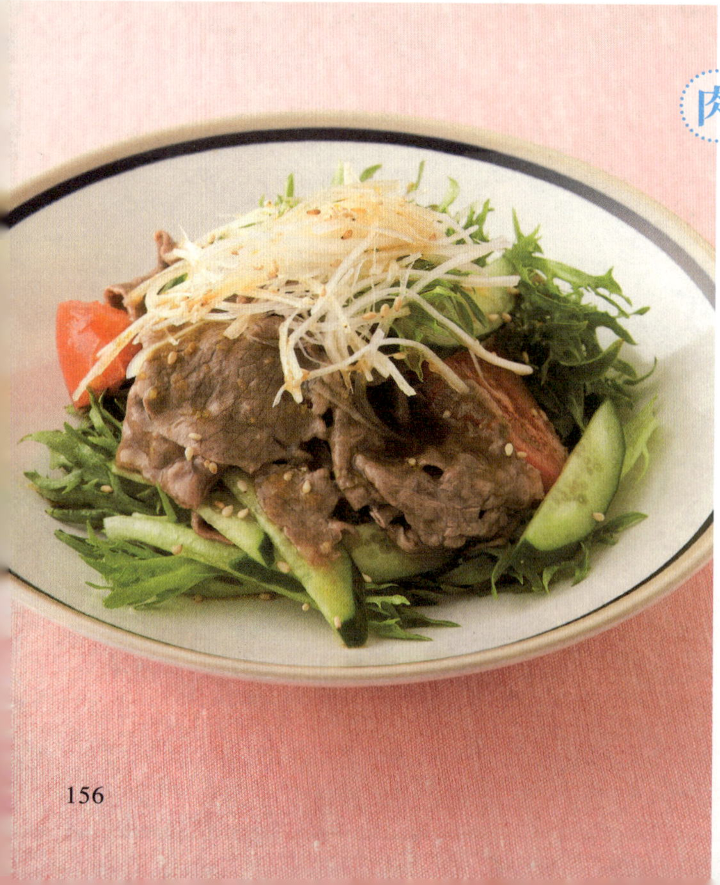

切掉多余脂肪来降低热量

肉

牛肉沙拉

745 kJ　盐分1.6 g

食材（1人份）

牛腿肉薄片……70 g
淀粉……少许
绿菜叶……1片
黄瓜……半根
西红柿……半个
大葱（葱白）……10 g
A　日式沙拉调味汁……1大匙
　　柚子胡椒酱……1/3小匙
　　柠檬汁……1小匙
白芝麻……少许

做法

1. 牛肉片裹上淀粉迅速焯熟，沥去水分。
2. 绿菜叶切碎，黄瓜纵向对半切开，斜切成薄片，西红柿切成块，一起盛入餐具中。
3. 将1和2、大葱放在一起，浇上拌匀的A，最后撒上白芝麻。

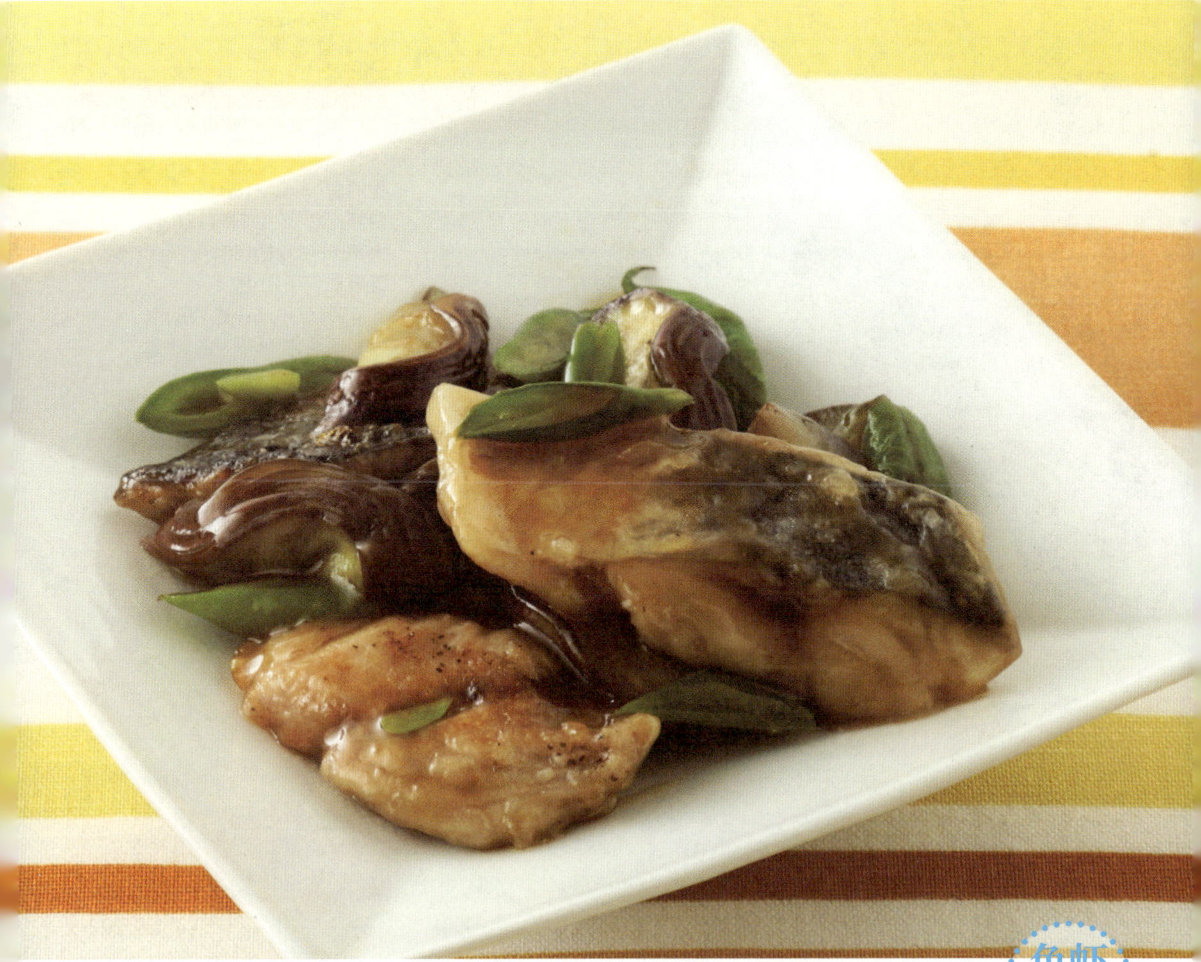

鱼虾贝类

富含不饱和脂肪酸，可预防动脉硬化症

蚝油炖青花鱼

1 063 kJ　盐分2.1 g

食材（1人份）

青花鱼……1块（80 g）
盐、胡椒粉……各少许
面粉……适量
四季豆（斜切）……3根
茄子（切成大块）……半根
色拉油……1小匙

A
- 鸡精……1/2小匙
- 白砂糖……少许
- 料酒……1大匙
- 蚝油……1小匙
- 淀粉……1小匙
- 水……1/4杯

做法

1. 青花鱼上抹盐、胡椒粉，裹上面粉。
2. 锅中放油，半热，煎青花鱼，煎好后盛出。
3. 加热剩下的油，翻炒四季豆、茄子，盖上锅盖小火焖3～4分钟，再将煎好的青花鱼放回锅中，加入A，炖煮至汤汁浓稠。

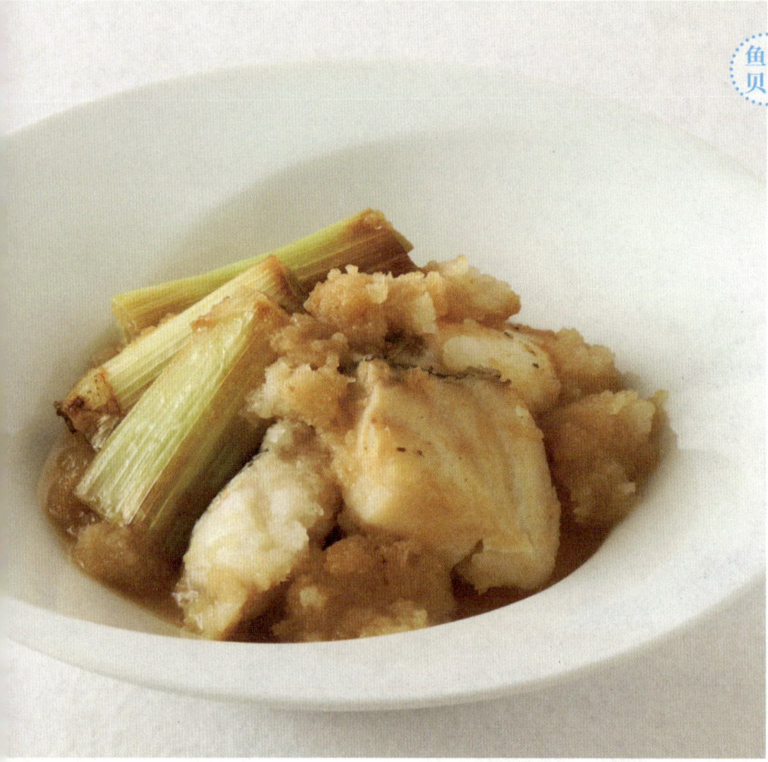

鱼虾贝类

白萝卜泥带来清爽的口感

焖煎鳕鱼

699 kJ　盐分1.2 g

食材（1人份）

生鳕鱼……1块（80 g）
白萝卜泥……1/6根（150 g）
大葱……1/2根（50 g）
芝麻油……1小匙
A　高汤……5小匙（25 mL）
　　酱油、味醂……各1小匙
　　料酒……1/2小匙
辣椒粉……少许

做法

1. 鳕鱼切成大块。大葱切至3～4 cm长。
2. 锅中热油，两面煎鳕鱼和大葱。
3. 2 中加入 A 炖煮，最后加入白萝卜泥继续煮一会儿。可根据个人爱好撒上辣椒粉。

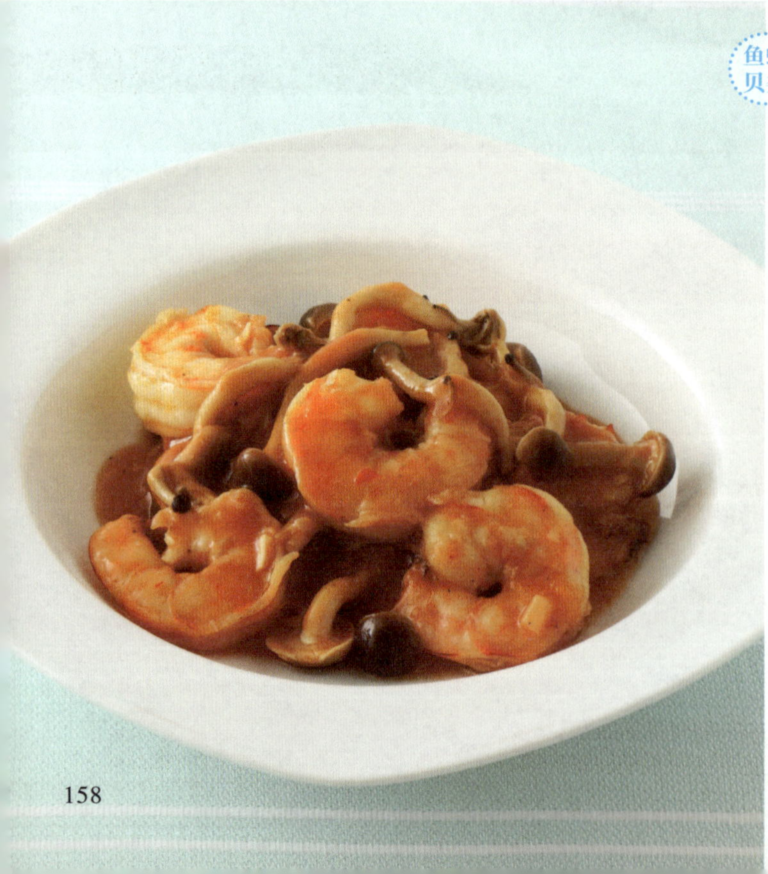

鱼虾贝类

分量足、口感好

菌菇虾球

519 kJ　盐分2.5 g

食材（1人份）

虾……6只
盐、胡椒粉、料酒……各少许
蟹味菇（弄散）……50 g
A　大葱（切成末）……1大匙
　　鸡精……少许
　　番茄酱……1大匙
　　酱油……1小匙
　　豆瓣酱……少许
　　淀粉……1/2小匙
　　水……1大匙

做法

1. 虾剥壳、去虾线，撒上盐、胡椒粉、料酒，抓匀。
2. 耐热碗中加入 A 充分混合，再放入虾、蟹味菇拌匀，用微波炉加热 3 分钟。

这样调味鲣鱼的美味更加凸现

风味腌泡鲣鱼肉

鱼虾贝类

599 kJ　盐分0.8 g

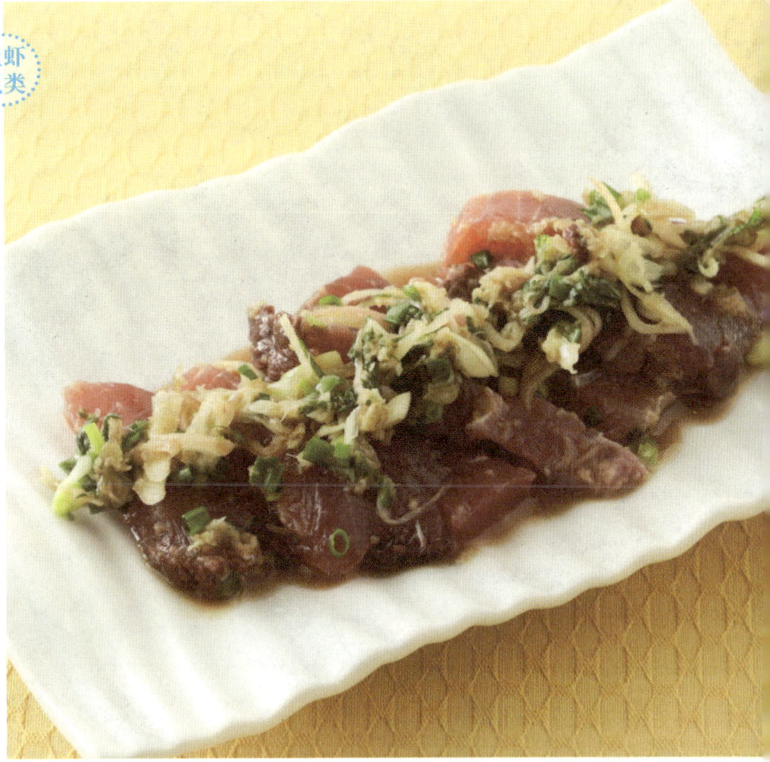

食材（1人份）

鲣鱼……80 g
紫苏……2片
阳荷……1个
小葱……1根
生姜（擦成泥）……1/2块
柚子醋……1/2大匙
水……1/2大匙

做法

1. 鲣鱼切成 5 mm 厚的薄片。
2. 紫苏切丝，阳荷对半切开再斜切，小葱切成末。
3. 所有食材混合并搅拌均匀。

红鲷鱼和圣女果让人食欲大增

意式海鲜烩

鱼虾贝类

774 kJ　盐分1.1 g

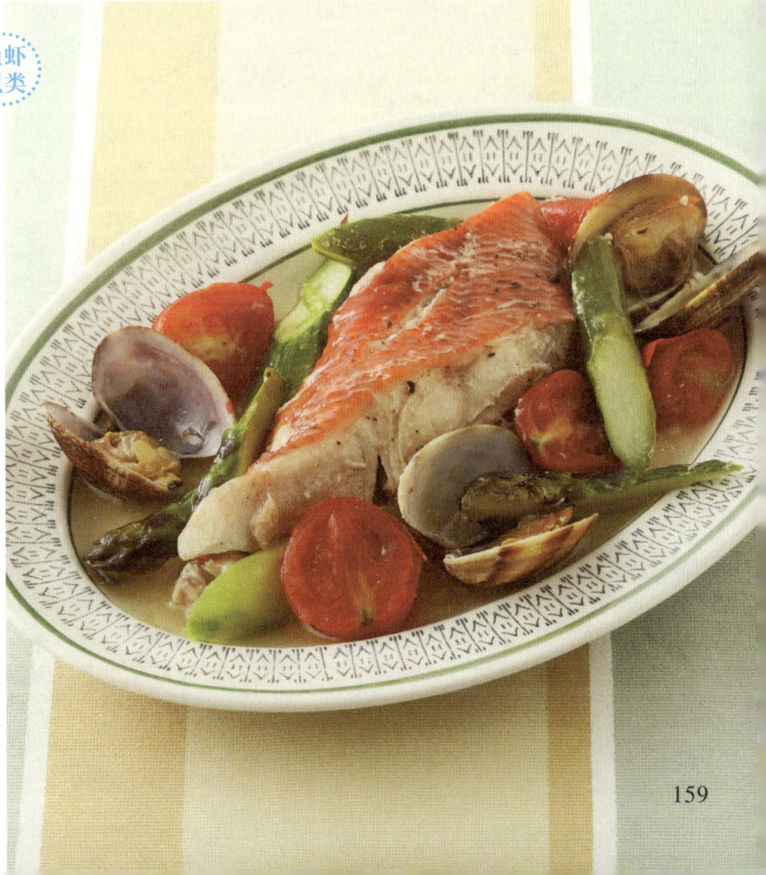

食材（1人份）

金眼鲷……1块（100 g）
盐、胡椒粉……各少许
花蛤（带壳）……50 g
圣女果……2颗（30 g）
芦笋……1根
大蒜（拍碎）……半瓣
白葡萄酒……2大匙

做法

1. 在金眼鲷上抹盐、胡椒粉。花蛤去砂。
2. 圣女果切成两半。芦笋斜切成段。
3. 耐热盘中放入金眼鲷、花蛤、圣女果、芦笋、大蒜，浇上白葡萄酒，用微波炉加热 3 分 30 秒～5 分钟。

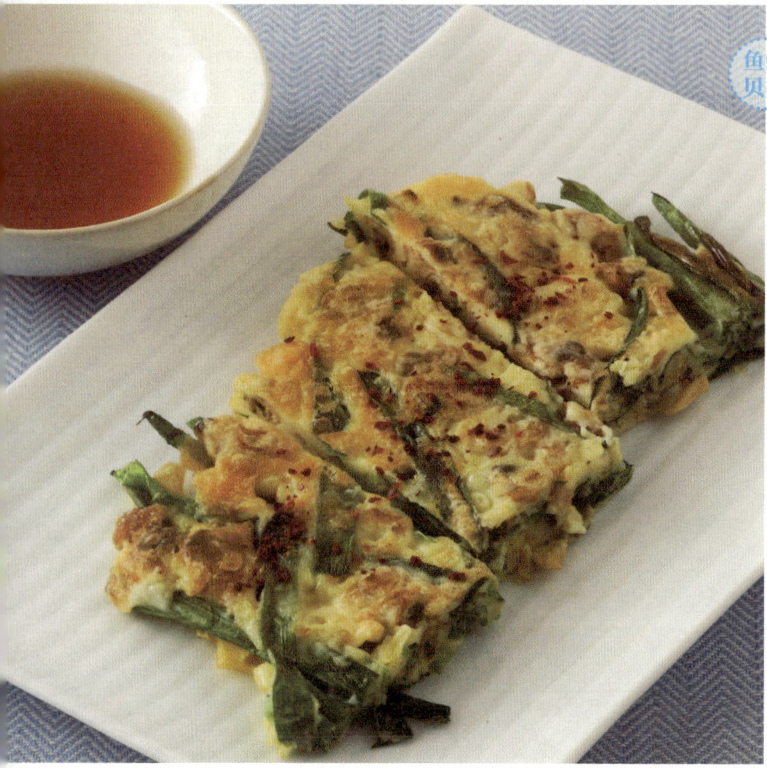

鱼虾贝类

花蛤香味在口中回味无穷

韩式花蛤韭菜煎饼

603 kJ　盐分0.6 g

食材（1人份）

花蛤肉……25 g
韭菜（切成10 cm长段）……1/4把
糯米粉……1/2大匙
A　鸡蛋……半个
　　糯米粉……1/2大匙
　　水……5小匙
芝麻油……1小匙
调味汁……适量

做法

1. 花蛤肉沥干，与韭菜混合，裹上糯米粉，与 A 混合搅拌。
2. 锅中热油，两面煎 1，煎熟后盛入餐具中。吃的时候蘸调味汁。

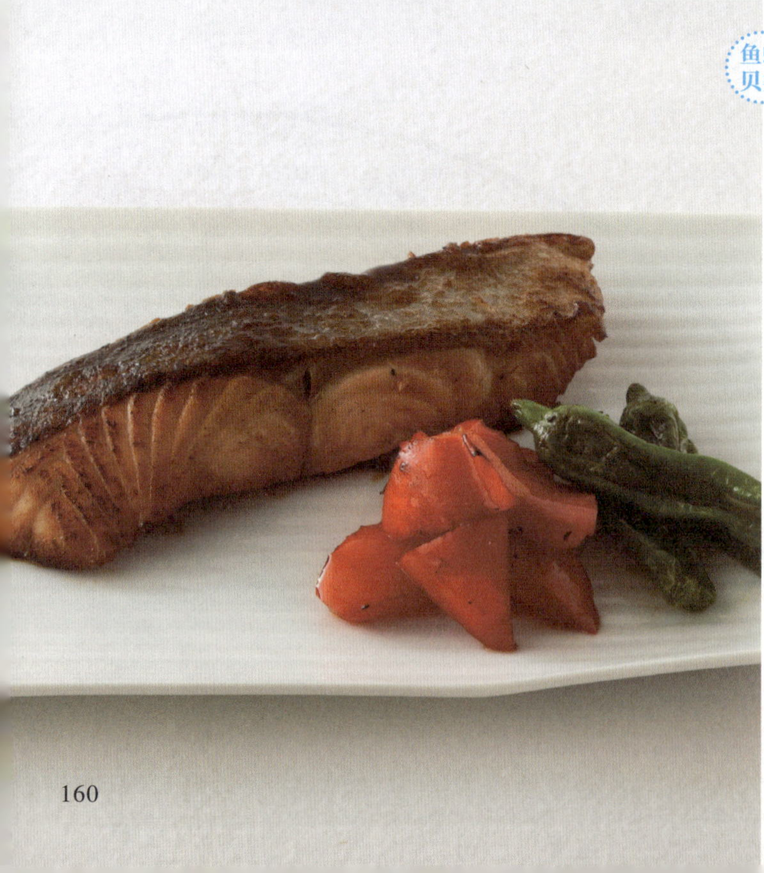

鱼虾贝类

色香味俱全，让人食欲大增

照烧鲑鱼

632 kJ　盐分1.0 g

食材（1人份）

去骨鲑鱼肉……1块（80 g）
酱油、味醂、料酒……各1小匙
小尖椒……3根
红彩椒……1/4个（30 g）
黑胡椒粉……少许
色拉油……1/2小匙

做法

1. 尖椒去芯。彩椒切成适口大小。
2. 鲑鱼肉用酱油、味醂和料酒腌 10 分钟入味。
3. 锅中热油，两面煎沥干水分的 2，在锅中空余位置加入 1 翻炒。
4. 蔬菜变软后一起盛出，撒上黑胡椒粉。

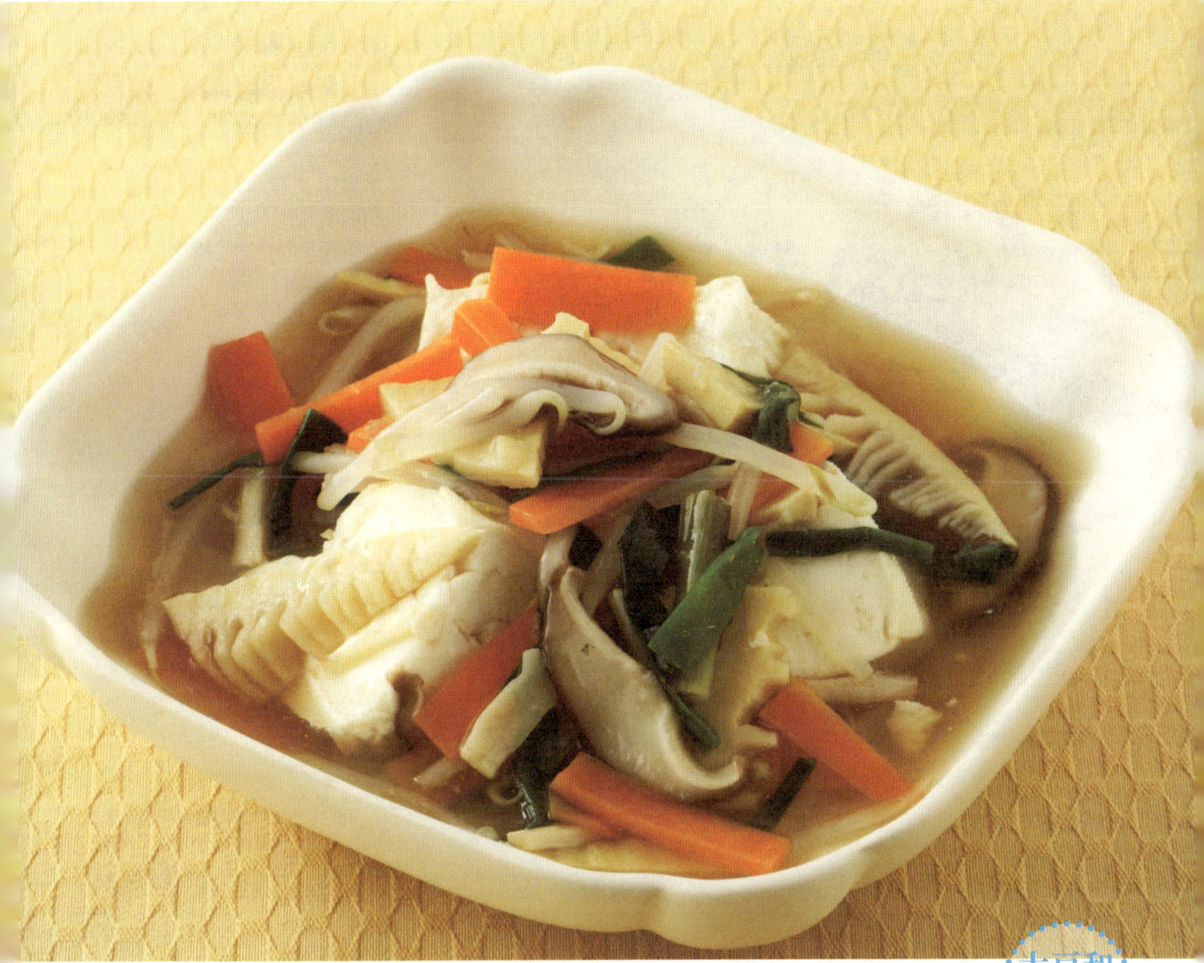

大豆和
豆制品

可大量摄入蔬菜的主菜

中式豆腐炖杂蔬

649 kJ　盐分1.5 g

食材（1人份）

豆腐……1/2块（150 g）
胡萝卜（切成长条形）……1/6根（30 g）
香菇（切成薄片）……1个
韭菜（切成3 cm长段）……1/5把
豆芽……30 g
竹笋（切成片）……50 g
鸡精……1小撮
蚝油……1小匙
盐、胡椒粉……各少许
淀粉……1/2小匙
水……1小匙

做法

1. 锅中放入蔬菜、鸡精、水（另取 1/2 杯）、蚝油并炖煮。
2. 蔬菜变软后将豆腐掰成大块放入锅中，再加入盐、胡椒粉调味，最后加水淀粉勾芡。

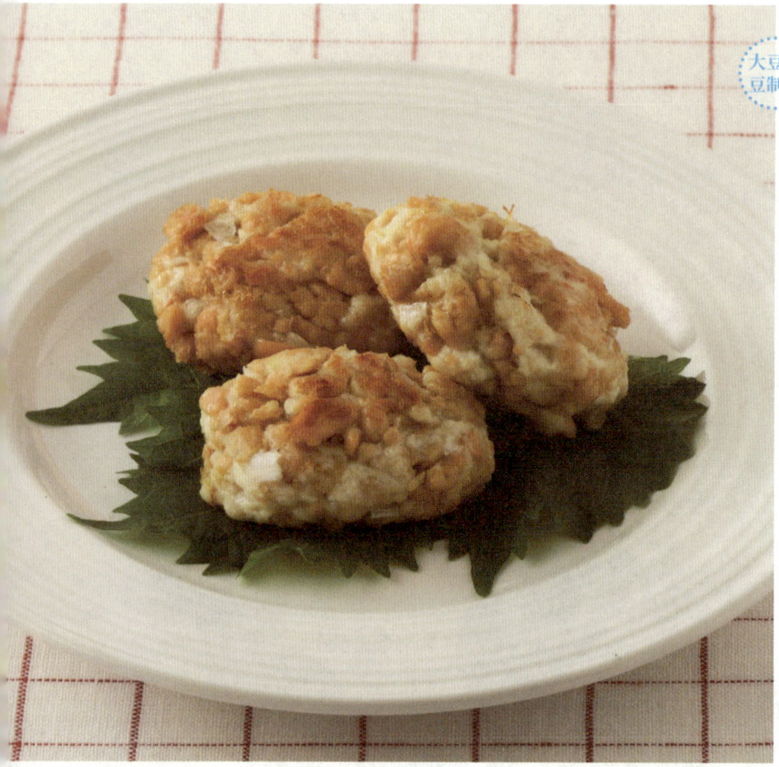

大豆和豆制品

分量十足，肚子饱饱

大豆丸子

896 kJ　盐分0.7 g

食材（1人份）

大豆（水煮罐头装）……50 g
鸡肉末……50 g
大葱（切成末）……1大匙
味噌……1/2小匙
淀粉……1/2大匙
色拉油……1小匙
紫苏……3片

做法

1. 把大豆压碎，和鸡肉末、大葱、味噌、淀粉充分混合拌匀，分成3等份，搓成长椭圆形。
2. 锅中热油，煎1。
3. 餐具中铺上紫苏叶，盛入煎熟的2。

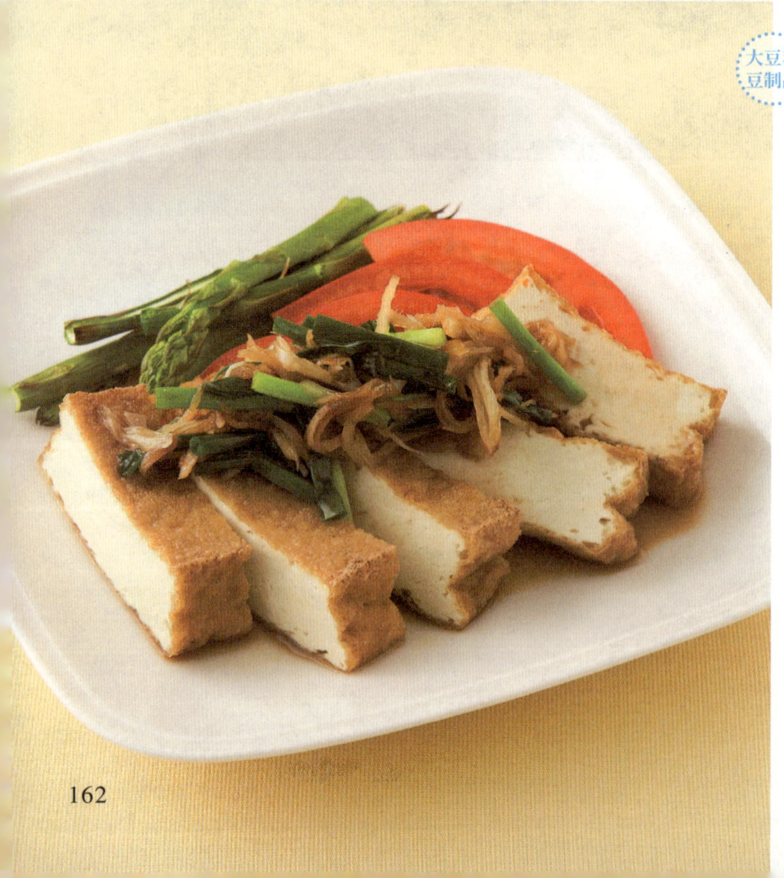

大豆和豆制品

西红柿、芦笋，蔬菜多多

风味炸豆腐

908 kJ　盐分1.7 g

食材（1人份）

炸豆腐……120 g
芦笋……2根
生姜（切丝）……5 g
芝麻油……1/2小匙
A　阳荷（切丝）……1个
　　小葱（切成2 cm长段）……3根
B　料酒、味醂……各1小匙
　　酱油……2小匙
西红柿……半个

做法

1. 将炸豆腐在开水中涮一涮并对半切开，芦笋也对半切开。用电烤箱将它们烤至变色，再将豆腐切成适口的长条形。
2. 锅中放入芝麻油与生姜并加热，煸出香味后依次加入A和B，再翻炒2～3分钟。
3. 将1与切成薄片的西红柿盛入餐具，浇上2。

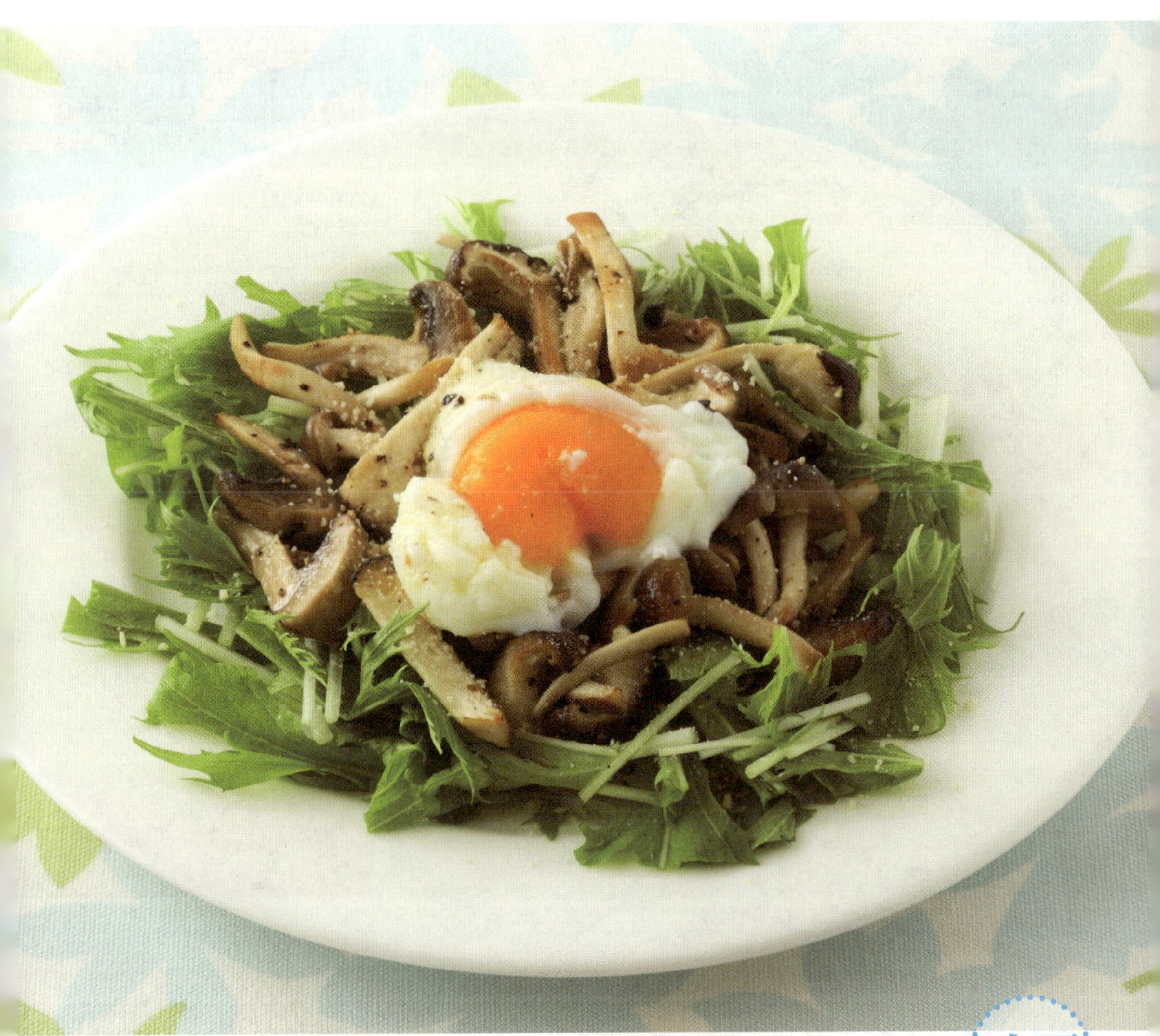

鸡蛋

利用菌菇的膳食纤维把鸡蛋的胆固醇拒之门外

菌菇温玉沙拉

649 kJ　盐分0.8 g

食材（1人份）

蟹味菇……50 g
香菇（切成4小块）……1大朵
白蘑菇（切成4小块）……1大个
苦菊等绿叶菜（切成3 cm段状）……1棵
温泉蛋……1颗
奶酪粉、葡萄酒醋、盐、粗磨胡椒……各少许
橄榄油……1/2大匙

做法

1. 锅中热油，翻炒菌菇，撒上奶酪粉。
2. 餐具中铺上苦菊等绿叶菜，盛入1、放上1颗温泉蛋，最后撒上葡萄酒醋、盐和粗磨胡椒。

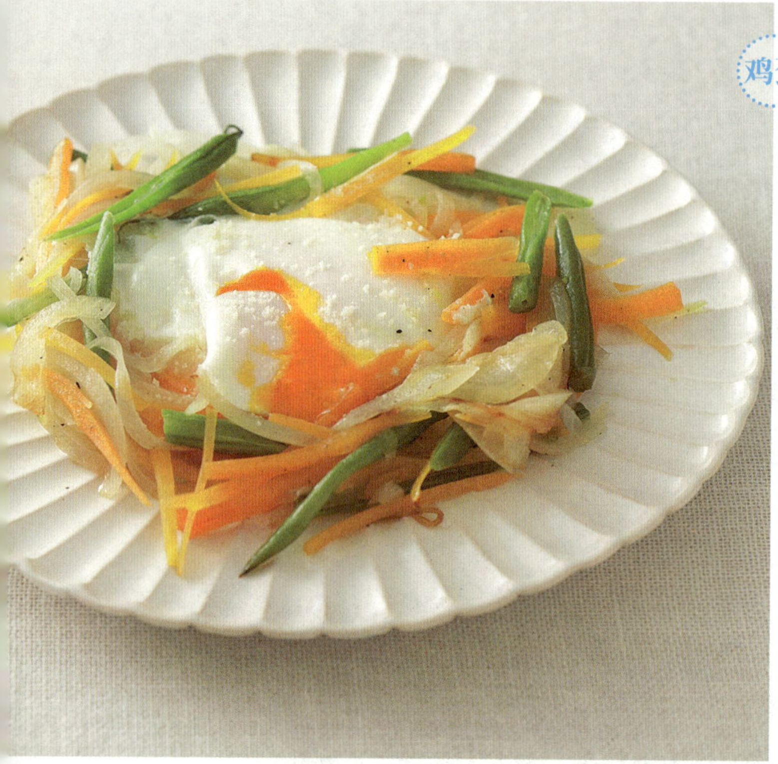

加上蔬菜显得分量十足

鸡蛋

嫩鸡蛋焖炒蔬菜

645 kJ　盐分1.1 g

食材（1人份）

鸡蛋……1颗
洋葱（切丝）……1/4个
胡萝卜（切丝）……20 g
四季豆（斜切成段）……3根
色拉油……1小匙
白葡萄酒……2小匙
盐、胡椒粉……各少许
奶酪粉……1小匙

做法

1. 锅中热色拉油，加入洋葱、胡萝卜、四季豆翻炒，炒软后中间打入鸡蛋。
2. 撒上白葡萄酒，盖上锅盖焖1～2分钟，根据喜好将鸡蛋焖到半熟或全熟。
3. 撒上盐、胡椒粉，盛入餐具中，最后撒上奶酪粉。

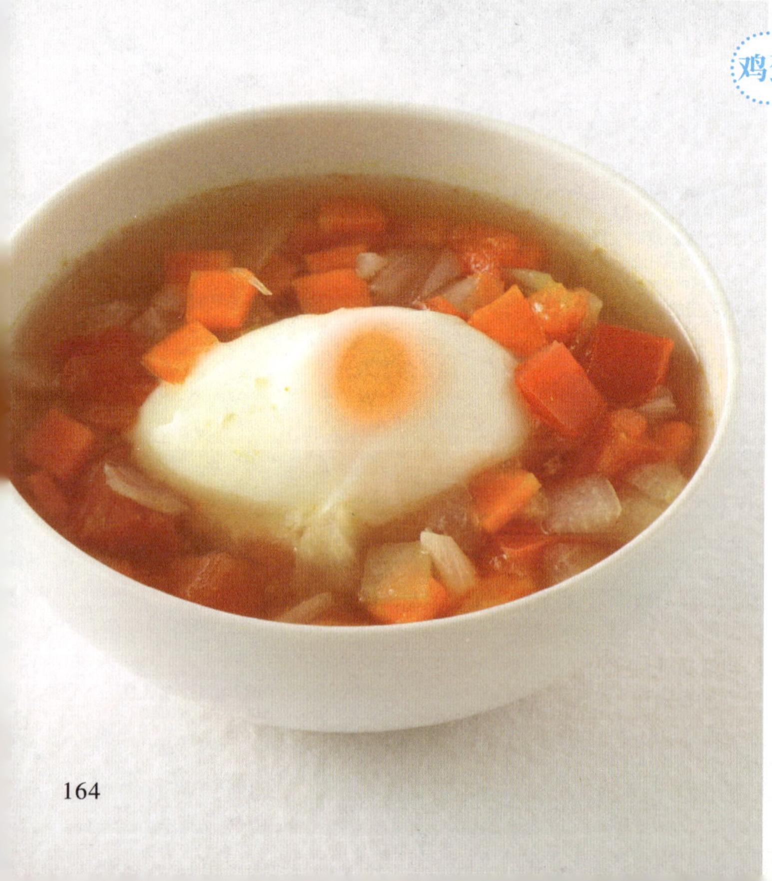

包含各种食材的靓汤

鸡蛋

杂蔬鸡蛋汤

620 kJ　盐分1.4 g

食材（1人份）

鸡蛋……1颗
洋葱（切成小块）……1/6个（35 g）
胡萝卜（切成小块）……1/6根（35 g）
西红柿（切成小块）……1/4个（40 g）
水……3/4杯
西式高汤颗粒……1/2小匙
盐、胡椒粉……各少许
橄榄油……少许

做法

1. 锅中热色拉油，翻炒洋葱、胡萝卜，炒软后加入水、西式高汤颗粒，煮熟后加入西红柿。
2. 再次煮沸后打入鸡蛋，煮2～3分钟，不要搅散。最后用盐、胡椒粉调味。

主食+主菜

鸡胸肉配蔬菜

蔬菜鸡肉乌冬面

2 043 kJ 盐分2.8 g

食材（1人份）

乌冬面……230 g
鸡胸肉（切丝）……60 g
A 盐……少许
料酒……1小匙
面粉……2小匙
胡萝卜（切长条）……1/6根（30 g）
洋葱（切丝）……1/8个（25 g）
白萝卜（切长条）……1/8根（115 g）
南瓜（切成小块）……50 g
B 水……1杯
鸡精…… 2/3小匙
料酒……1/2大匙
蚝油、酱油……各1小匙
淀粉 ……2小匙
水……4小匙
生姜（擦成泥）……少许

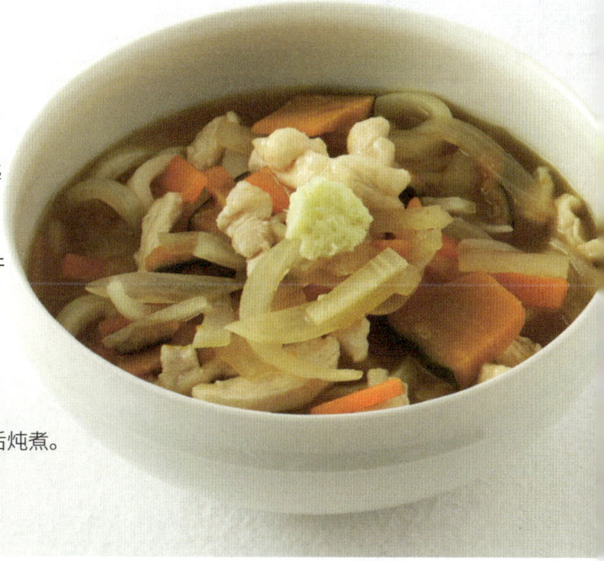

做法

1. 鸡肉上撒 A，裹上面粉。
2. 锅中放入 B 并煮沸，放入胡萝卜、洋葱、白萝卜、南瓜后炖煮。
3. 蔬菜煮熟后加入鸡肉，然后把乌冬面弄散后放入锅中。
4. 煮开后，加入蚝油、酱油，再加入水淀粉煮至浓稠。
5. 盛入餐具，点上姜泥。

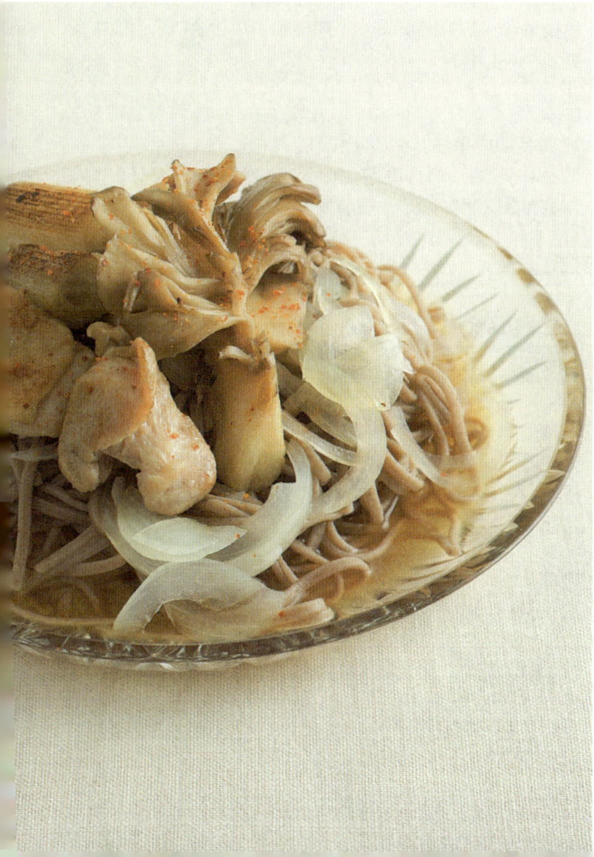

鸡肉分量足，味道鲜

鸡肉菌菇荞麦面

1 549 kJ 盐分2.8 g

食材（1人份）

荞麦面（干）……60 g
洋葱（切丝）……1/3个
鸡腿肉（切成块）……40 g
A 高汤……1/2杯
日式面露（浓缩3倍）……1大匙
芥末……2/3小匙
大葱（切成2 cm长的葱段）……25 g
平菇（撕成小朵）……50 g
色拉油……1/3小匙
辣椒粉……少许

做法

1. 先煮荞麦面，煮熟前放入洋葱。将 A 搅拌均匀后冰镇。
2. 锅中热色拉油，鸡皮朝下放入锅中。大葱与平菇倒在鸡肉旁边，用小火煎鸡肉两面。
3. 将荞麦面与洋葱盛入餐具中，放上 2。浇上冰镇的 A，最后撒上辣椒粉。

副菜（209 kJ）

现代人的饮食中脂肪含量偏多，下面我们介绍营养均衡的副菜，以富含维生素、矿物质和膳食纤维的菌菇、蔬菜、海藻为主。

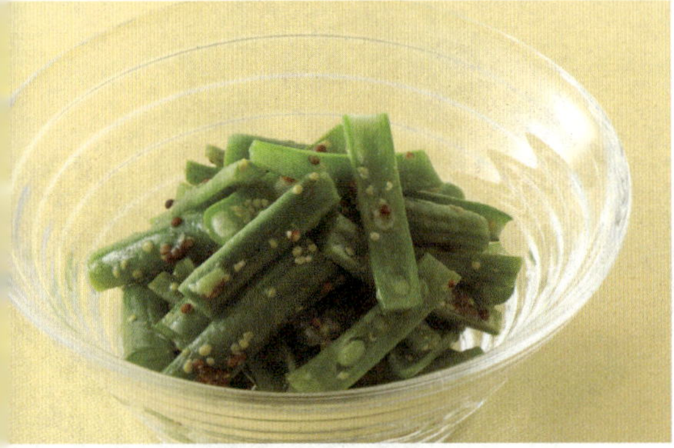

芥末衬托四季豆的美味

芥末粒拌四季豆

159 kJ　盐分0.2 g

食材（1人份）

四季豆……7根

A　洋葱（切成末）……1/2大匙
　　法式沙拉调味汁……1小匙
　　芥末粒、粗磨胡椒……各少许

做法

1. 四季豆去筋后煮熟，再对半切开后切成 4 cm 长段。
2. 将 A 加入四季豆并拌匀。

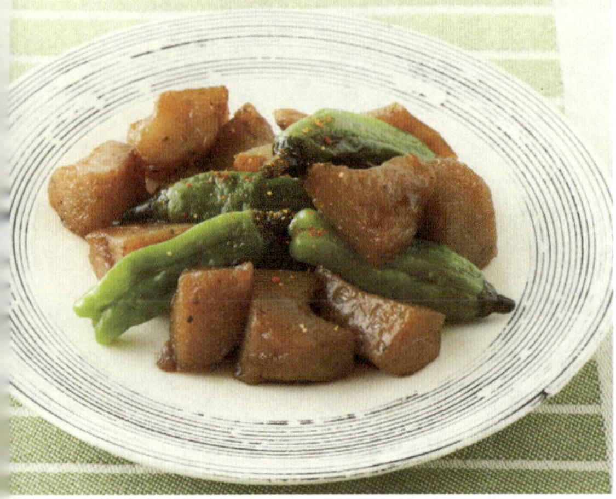

沁入食材的甜辣味回味无穷

小尖椒煮魔芋

209 kJ　盐分1.4 g

食材（1人份）

魔芋……80 g
小尖椒……5根
色拉油……1/2小匙
高汤……1/4杯
料酒……1小匙
酱油、味醂……各1/2大匙
辣椒粉……少许

做法

1. 魔芋切成小块。尖椒上扎几个小孔。
2. 锅中热油，翻炒魔芋，加入小尖椒，倒入高汤、料酒、酱油、味醂并翻炒，最后撒上辣椒粉。

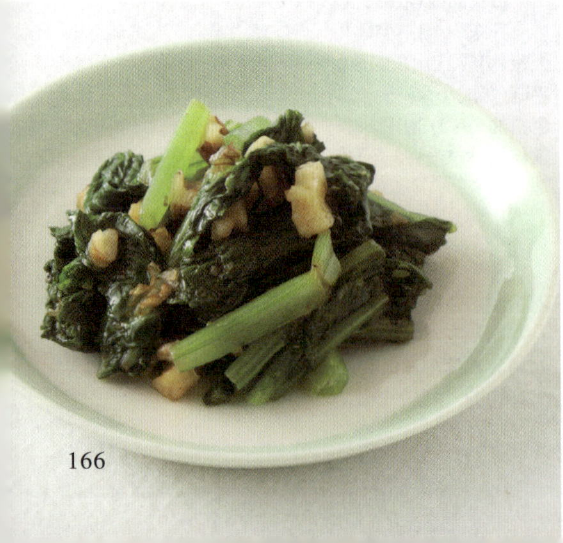

芜菁叶富含 β- 胡萝卜素、维生素 C

凉拌核桃芜菁叶

230 kJ　盐分0.4 g

食材（1人份）

芜菁叶……1棵
核桃……1颗
酱油……1/2小匙
橄榄油……1/2小匙
粗磨胡椒……少许

做法

1. 芜菁叶焯水后切成 4 cm 长段。
2. 干炒核桃并切碎。
3. 1 与 2 混合，加入酱油、橄榄油与粗磨胡椒并拌匀。

葱味噌衬托出蟹味菇与青椒的味道

大葱味噌蟹味菇炒青椒

172 kJ　盐分0.4 g

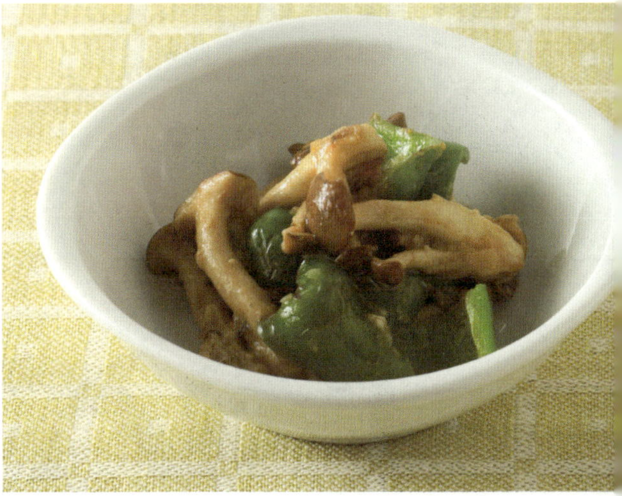

食材（1人份）

蟹味菇……30 g
青椒……1个（30 g）
大葱味噌……1大匙

大葱味噌
大葱（切成末）……1/2根（50 g）
味噌……2大匙
白砂糖……1大匙
料酒……2小匙

做法

1. 蟹味菇拆成小朵，青椒切成小块。
2. 混合大葱味噌的配料。
3. 锅中热油，翻炒蟹味菇、青椒，加入大葱味噌继续翻炒。

使用金枪鱼罐头的简单沙拉

芥末味西芹拌金枪鱼

255 kJ　盐分0.6 g

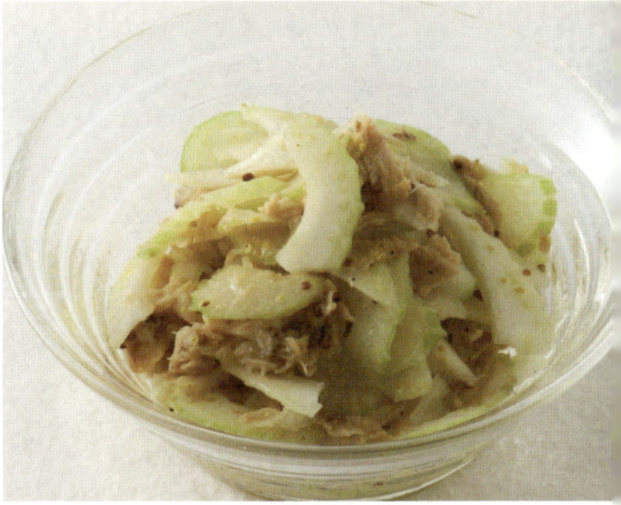

食材（1人份）

西芹（斜切成薄片）……1/2棵
金枪鱼罐头（水煮）……1/2罐（40 g）

A
橄榄油……1/2小匙
醋……1小匙
芥末粒……1/2小匙
白砂糖、盐……各少许

做法

1. 金枪鱼沥干水分。
2. 将1与西芹混合，加入A拌匀。

萝卜脆脆的口感是重点

萝卜黑橄榄沙拉

180 kJ　盐分1.5 g

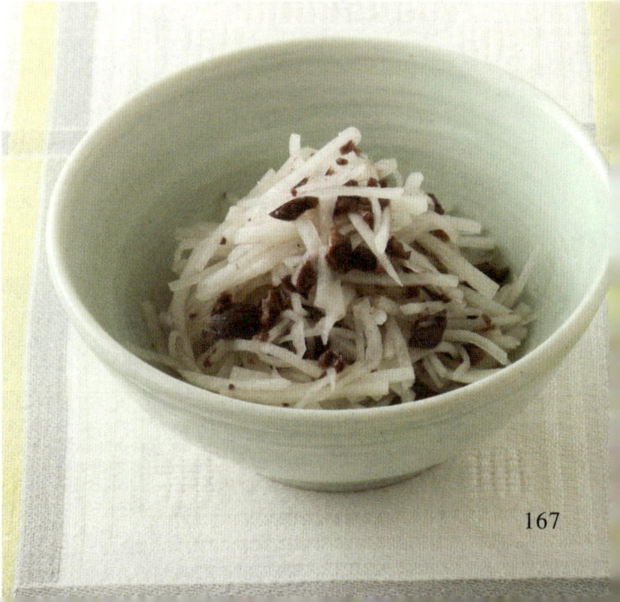

食材（1人份）

白萝卜（切成4 cm长的细丝）……60 g
盐……少许
黑橄榄……3颗

A
白葡萄酒醋……1小匙
盐、胡椒粉……各少许
橄榄油……1/2小匙

做法

1. 黑橄榄去核切碎。
2. 在用盐腌渍过的萝卜中，加入黑橄榄，用A调味拌匀。

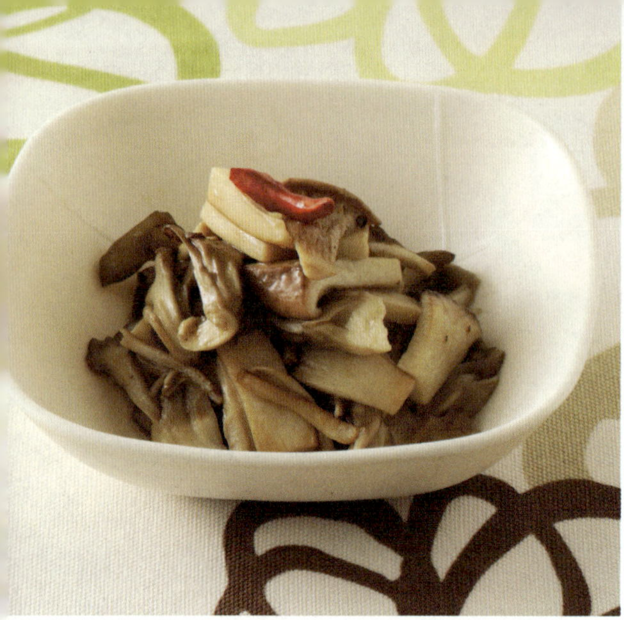

用辣椒和醋调味，清淡又有特点

腌泡菌菇

159 kJ　盐分0.3 g

食材（1人份）

香菇……1朵
平菇……2朵
杏鲍菇……1/2个
辣椒……1/2个
橄榄油……1/2小匙
醋……1大匙
盐、胡椒粉……各少许

做法

1. 香菇切成薄片，平菇撕散，杏鲍菇切成长条。
2. 锅中热油，翻炒香菇、平菇、杏鲍菇和辣椒，加入醋，最后用盐、胡椒粉调味。

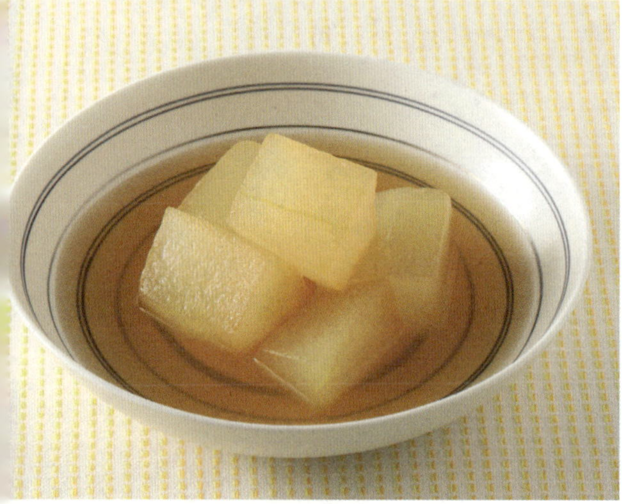

吸收了高汤的冬瓜好吃到停不下来

炖冬瓜

180 kJ　盐分2.1 g

食材（1人份）

冬瓜……100 g
高汤……3/4杯
淡酱油……2小匙
味醂……1/2大匙
生姜汁……1/2小匙
淀粉……1/2小匙
水……1小匙

做法

1. 冬瓜去皮，切成适口大小。
2. 锅中放入高汤、酱油、味醂和冬瓜加热，冬瓜变软后浇上生姜汁，再用水淀粉勾芡。

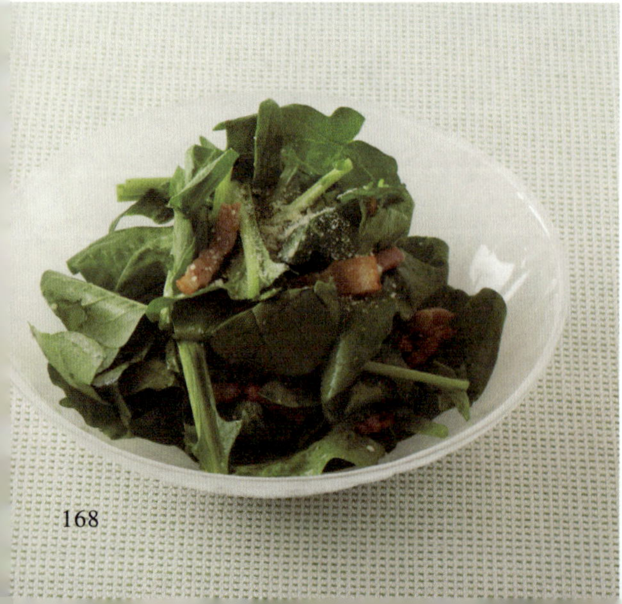

芝麻菜的风味与培根的口感相得益彰

芝麻菜脆培根沙拉

205 kJ　盐分0.1 g

食材（1人份）

芝麻菜（简单切一下）……30 g
培根（切成细条）……1/4片（5 g）
橄榄油……1/2小匙
奶酪粉……1/2小匙

做法

1. 锅中热油，将培根煎至焦脆。
2. 将1与芝麻菜混合，最后撒上奶酪粉。

樱花虾香味温和、独具风味

卷心菜煮樱花虾

193 kJ　盐分0.1 g

食材（1人份）

卷心菜……50 g
油豆腐……10 g
樱花虾……1大匙
高汤……1/4杯
淡酱油……1/2小匙
味醂……1/2小匙

做法

1. 将卷心菜切丝。油豆腐在沸水中去油后，切成短条状。
2. 锅中放入高汤、淡酱油、味醂并加热，再加入卷心菜、油豆腐、樱花虾煮制。
3. 卷心菜变软、油豆腐鼓起来后即可关火。

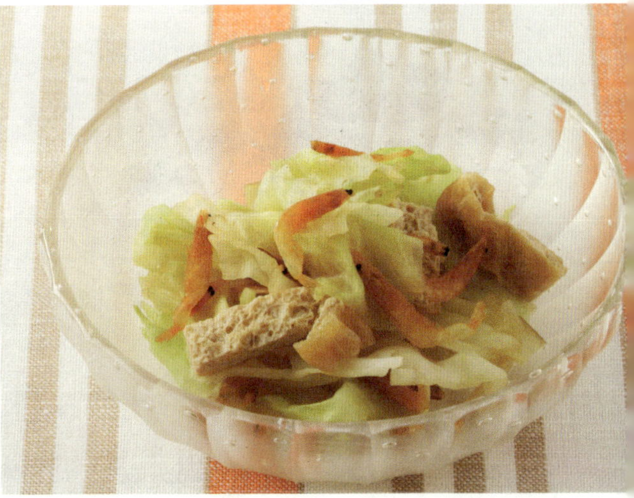

酸味不浓，容易入口

寿司醋腌泡萝卜干

176 kJ　盐分0.6 g

食材（1人份）

萝卜干（用水泡发后沥水并切成片）……30 g
洋葱（切丝）……1/4个
樱花虾……8 g
A 寿司醋……2大匙
　清酒……1小匙
　水……1大匙

做法

1. 耐热容器中均匀地放入萝卜干、洋葱、樱花虾，并浇上A。
2. 轻轻盖上保鲜膜，用微波炉加热2分30秒，静置至余热散尽。

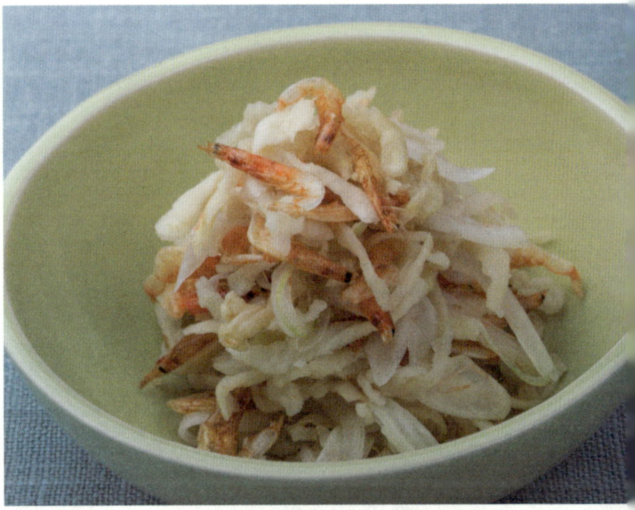

清脆的口感与梅肉的清爽感是绝配

萝卜拌梅肉

138 kJ　盐分0.7 g

食材（1人份）

萝卜（切成长条）……100 g
盐……少许
梅肉……1/2个
味醂……1小匙

做法

1. 萝卜用盐腌渍一会儿后沥干水分。
2. 混合梅肉与味醂，与1搅拌均匀。

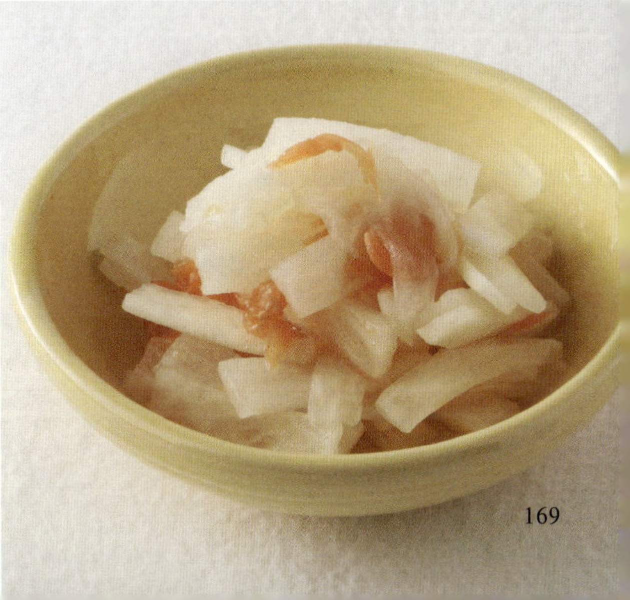

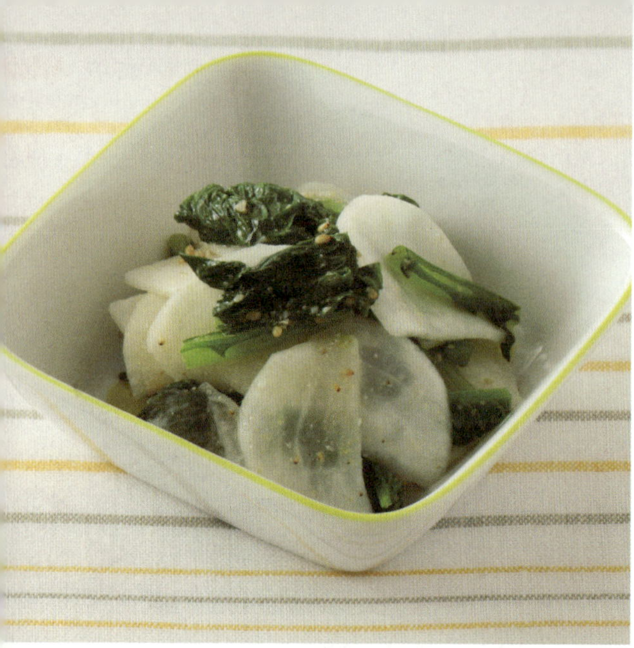

芝麻是重点

芝麻凉拌芜菁与芜菁叶

197 kJ　盐分0.3 g

食材（1人份）

芜菁……1棵
盐……少许
芜菁叶……半个芜菁的量
白芝麻……1/2小匙
醋……1小匙
芝麻油……1/2小匙

做法

1. 芜菁切成薄片。芜菁叶焯水后切成 3 cm 长段。
2. 所有食材混合并拌匀。

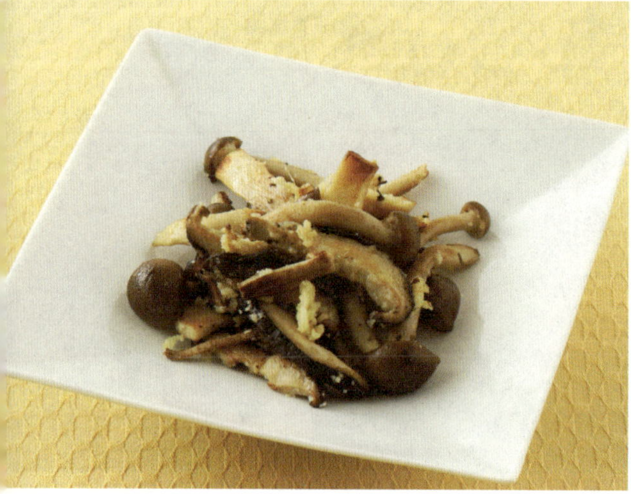

菌菇与奶酪的浓郁味道融为一体

奶酪嫩煎菌菇

176 kJ　盐分0.1 g

食材（1人份）

蟹味菇……25 g
杏鲍菇……1/2根
香菇……1个
奶酪粉……1小匙
橄榄油……1/2小匙

做法

1. 蟹味菇拆成小朵，杏鲍菇切成长条状，香菇切成薄片。
2. 锅中热油，翻炒菌菇，最后撒上奶酪粉。

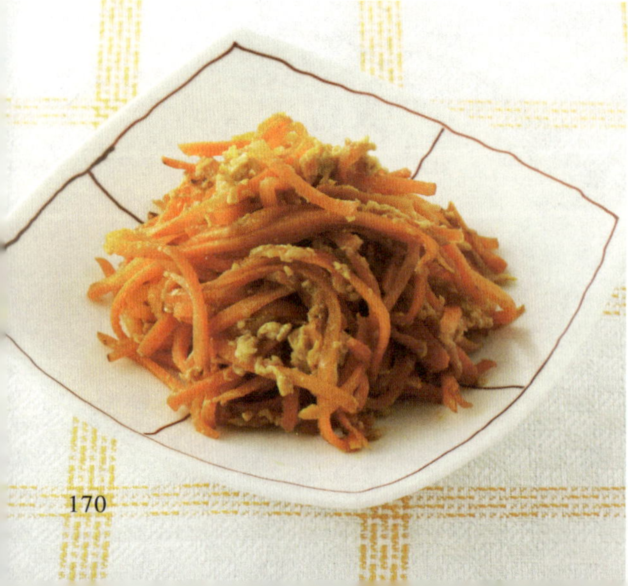

日式面露与鸡蛋能衬托出胡萝卜的香甜

炒胡萝卜丝

239 kJ　盐分0.3 g

食材（1人份）

胡萝卜……45 g
鸡蛋 ……1/4颗
色拉油……1/2小匙
日式面露……1小匙

做法

1. 胡萝卜切成细丝。
2. 锅中热油，翻炒胡萝卜，炒软后加入面露，最后加入打散的鸡蛋液。

胡椒与山药的甜味相得益彰

黑胡椒煎山药

213 kJ　盐分0.3 g

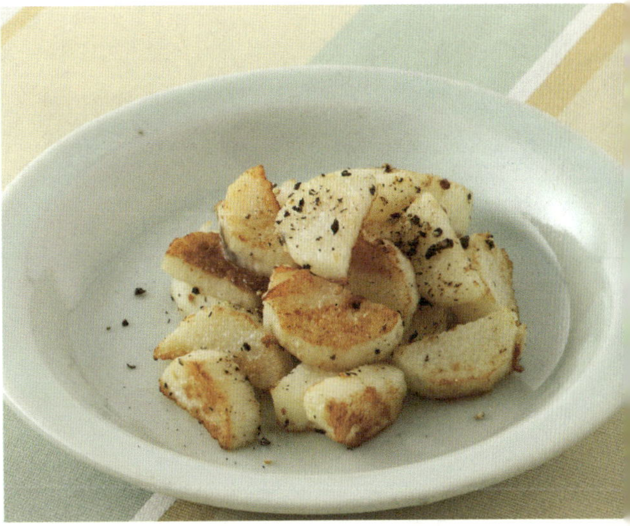

食材（1人份）

山药……50 g
盐、粗磨黑胡椒……各少许
色拉油……1/2小匙

做法

1. 山药切成半圆形小块。
2. 锅热油，将山药的两面煎至微黄，再撒上盐与黑胡椒粒。

萝卜干越嚼越有滋味

萝卜干扇贝柱沙拉

230 kJ　盐分0.5 g

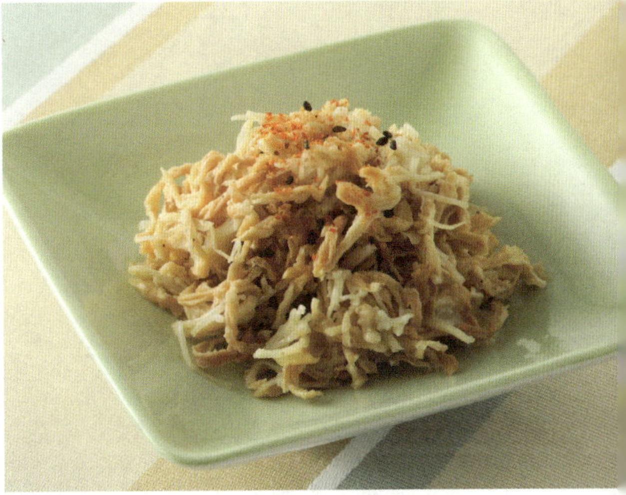

食材（1人份）

萝卜干……8 g
扇贝柱（可直接食用）……20 g
蛋黄酱……1/2小匙
盐、胡椒粉……各少许
辣椒粉……少许

做法

1. 用水泡发萝卜干，切成适口长度。
2. 1与扇贝柱混合，加入蛋黄酱拌匀。
3. 用盐和胡椒粉调味，最后撒上辣椒粉。

芝麻油也能让沙拉升级

京水菜银鱼干沙拉

197 kJ　盐分0.3 g

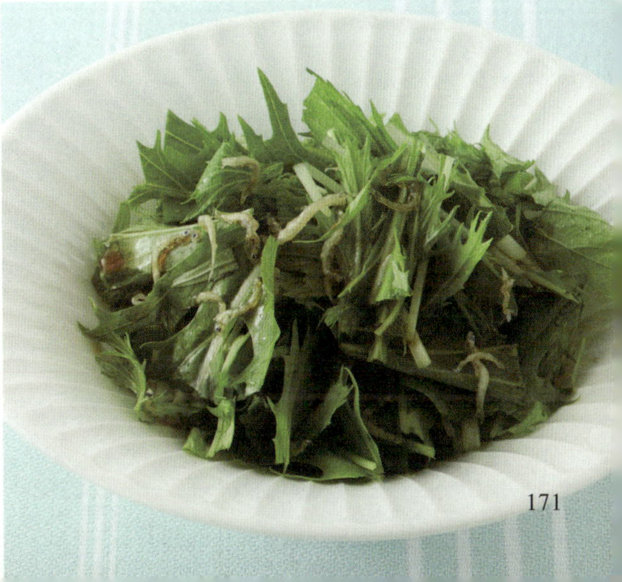

食材（1人份）

京水菜（切成段）……1棵（30 g）
银鱼干……2小匙
柚子醋……1/2大匙
芝麻油……1/2小匙

做法

1. 锅中热芝麻油，煸炒银鱼干。
2. 将京水菜与1混合盛入餐具中，淋上柚子醋。

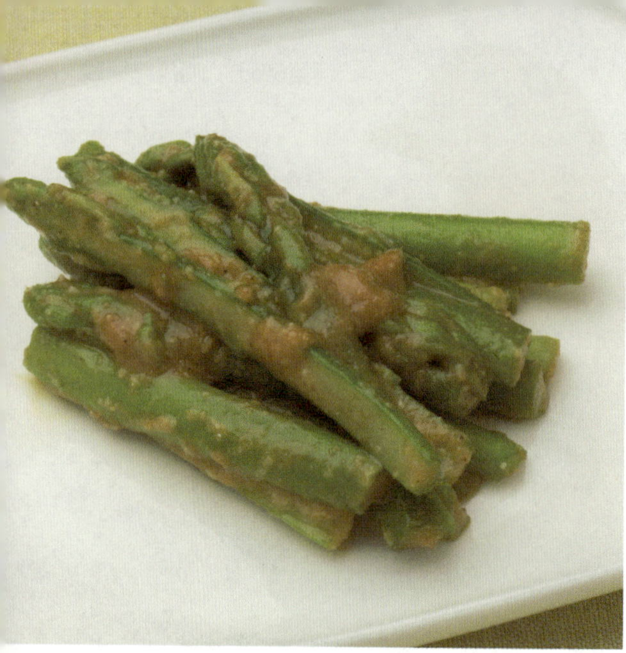

这道菜维生素 E 满满

芝麻味噌拌芦笋

197 kJ　盐分0.3 g

食材（1人份）

芦笋（去筋，切成3等份）……4根

A
- 味噌……1小匙
- 白砂糖……2/3小匙
- 料酒……1/2小匙
- 白芝麻……1/2小匙

做法

芦笋焯熟，余热散尽后放入 A 拌匀。

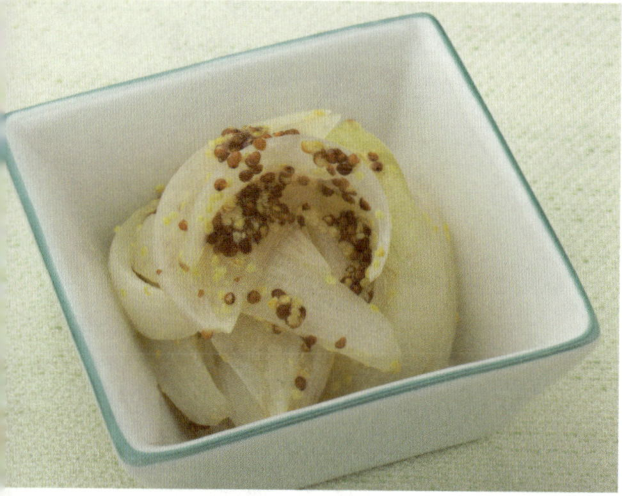

洋葱的甘甜和芥末是绝配

芥末粒拌洋葱

205 kJ　盐分0.8 g

食材（1人份）

洋葱（切成月牙状）……80 g

白葡萄酒……1大匙

A
- 芥末粒……1小匙
- 味醂……1/2小匙
- 盐、胡椒粉……各少许

做法

1. 耐热盘中均匀放上洋葱，淋上白葡萄酒，轻轻盖上保鲜膜，用微波炉加热 2 分钟。
2. 把 1 的汁液与 A 混合后，加入洋葱拌匀。

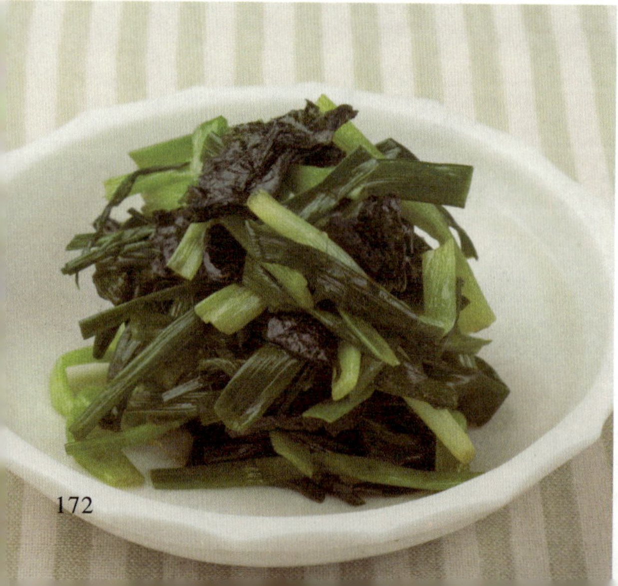

柔嫩的小葱与芝麻风味的海苔

小葱拌海苔

155 kJ　盐分0.8 g

食材（1人份）

小葱（切成4 cm长段，用微波炉加热1分钟）……40 g

烤过的海苔……1/3张

A
- 芝麻油……1/2小匙
- 柚子醋……1/2大匙

做法

1. 碗中放入 A 混合均匀。
2. 将余热散尽的小葱与撕成小片的海苔放入碗中，并搅拌均匀。

意大利风味的低热量蘑菇

油煎蘑菇

184 kJ　盐分0.8 g

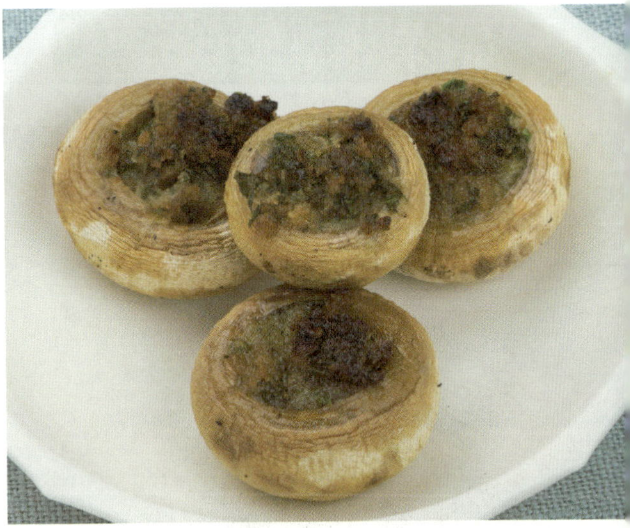

食材（1人份）

口蘑（去蒂）……4个

A　面包糠……1小匙
　奶酪粉……1小匙
　橄榄油……1/2小匙
　盐、胡椒粉……各少许

欧芹（切成末）……少许

做法

1. 将A与欧芹混合，均匀塞入蘑菇的内侧。
2. 将1放入烤箱中烤6～7分钟。

富含纤维的彩椒片十分爽口

彩椒凉拌西红柿

176 kJ　盐分0.6 g

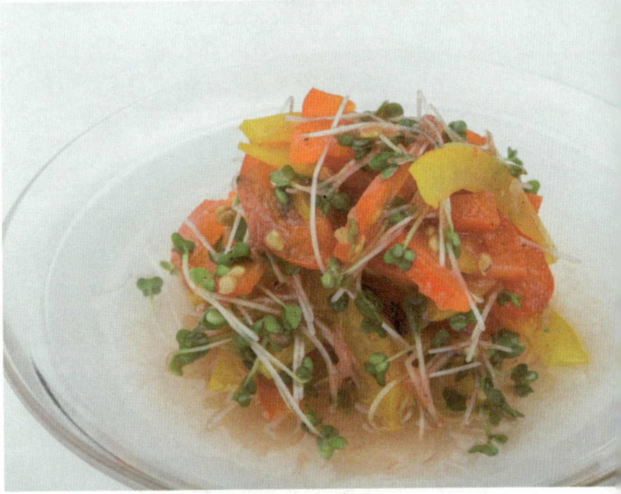

食材（1人份）

红彩椒（切成薄片）……1/4个

黄彩椒（切成薄片）……1/4个

豆苗（去根）……8 g

西红柿（捣碎）……1/2个

A　柠檬汁……1小匙
　白砂糖……1/2小匙

盐、胡椒粉、塔巴斯哥辣酱……各少许

做法

1. 西红柿放入碗中，与A充分混合。
2. 用水焯一下彩椒，等余热散尽后，连同豆苗一起放入1中。

梅肉干和辣椒的组合很奇妙

胡萝卜丝炒梅肉

176 kJ　盐分1.0 g

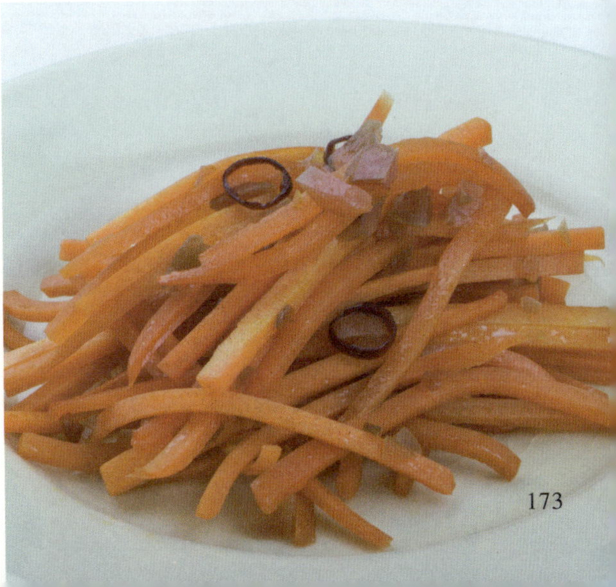

食材（1人份）

胡萝卜（切成细条状）……30 g

芝麻油……1/2小匙

红辣椒（切成小圈）……1/3个

梅肉（切碎）……2个

A　料酒……1小匙
　高汤……3大匙
　味醂……1小匙

做法

1. 锅中放入芝麻油与红辣椒，开小火加热。
2. 烧热油后加入胡萝卜与梅肉，整体炒熟后加入A，炒至收汁。

副菜(低热量)

感到意犹未尽时，可以享用这些低热量又能带来十足饱腹感的副菜。

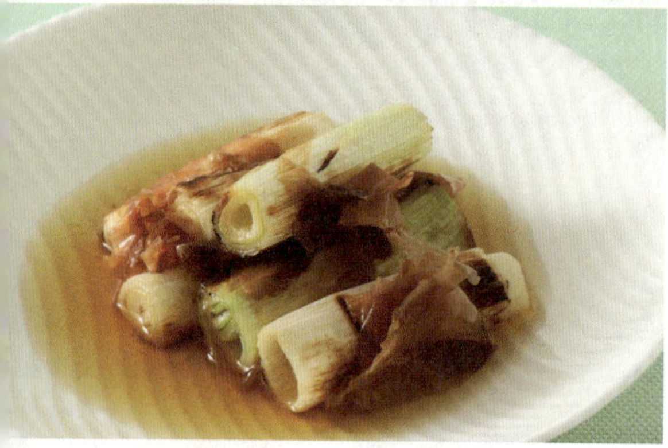

烤一烤，大葱的甜味又多了几分

汤浸烤大葱

88 kJ　盐分0.5 g

食材(1人份)

大葱……半根(30 g)
高汤……5小匙
酱油、味醂……各1/2小匙
木鱼花……适量

做法

1. 大葱切成 4 cm 长段，烤至焦黄。
2. 混合高汤、酱油、味醂，淋在 1 上，最后撒上木鱼花。

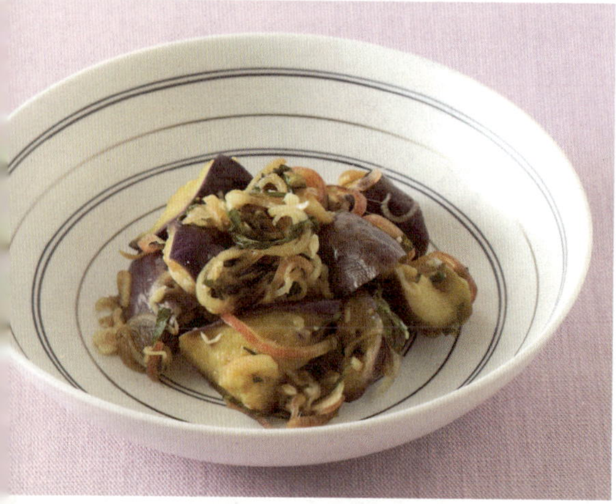

紫苏与阳荷的风味是重点

紫苏拌茄子

96 kJ　盐分0.5 g

食材(1人份)

茄子……1根(80 g)
紫苏……2片
阳荷(切成小圈)……1个
柚子醋……1小匙

做法

1. 茄子用微波炉加热 2 分 30 秒，切成适口大小。
2. 混合全部食材并拌匀。

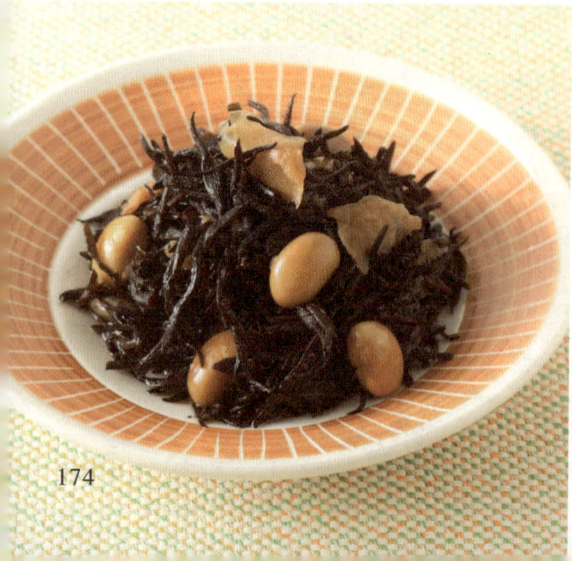

富含膳食纤维的家常小菜

梅干煮大豆羊栖菜

126 kJ　盐分1.3 g

食材(1人份)

大豆(水煮罐头)……10 g
羊栖菜……5 g
梅干……1/2个
高汤……1/2杯
酱油、味醂……各1/2小匙

做法

1. 用水泡发羊栖菜。梅干去核切碎。
2. 锅中放入所有食材，慢火炖入味。

简单好做的健康副菜

姜味裙带菜拌黄瓜

46 kJ 盐分0.9 g

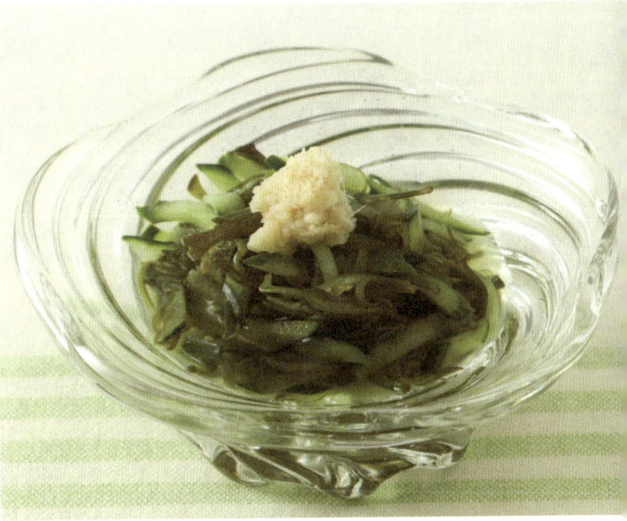

食材(1人份)

裙带菜……30 g
黄瓜……1/4根
生姜……半块

做法

1. 黄瓜切丝。生姜捣成泥。
2. 裙带菜泡发后与黄瓜拌匀，最后放上生姜泥。

花椒粒配甜辣的青椒正合适!

花椒煮青椒

113 kJ 盐分0.5 g

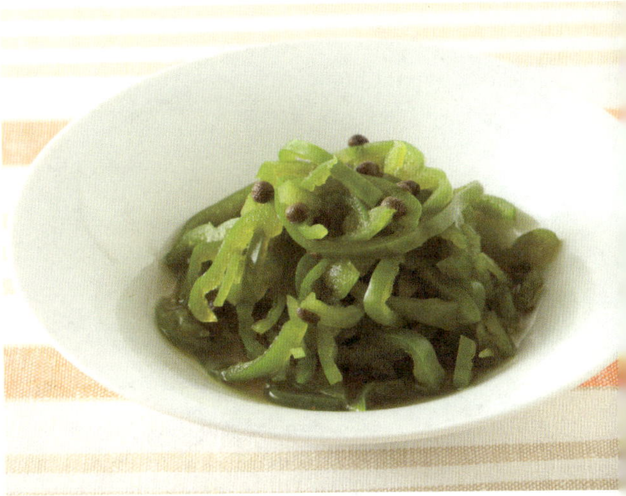

食材(1人份)

青椒(切丝)……2个
高汤……1/4杯
酱油、味醂……各1/2小匙
花椒粒……1/2小匙

做法

锅中放入高汤、酱油、味醂并加热，炖煮青椒，变软后加入花椒粒快速煮一下捞出。

享用四季豆的鲜绿与口感

橄榄拌四季豆

55 kJ 盐分0.4 g

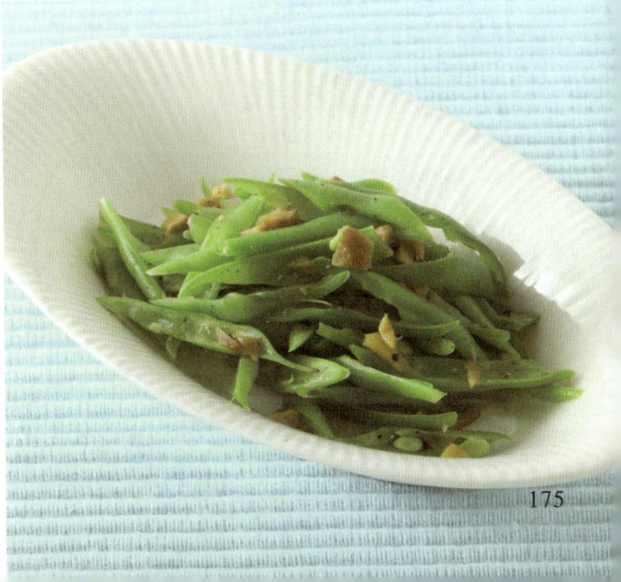

食材(1人份)

四季豆……5根
橄榄……2颗
盐、胡椒粉……各少许

做法

1. 快速焯熟四季豆，斜切丝。橄榄去核并切碎。
2. 混合所有食材并拌匀。

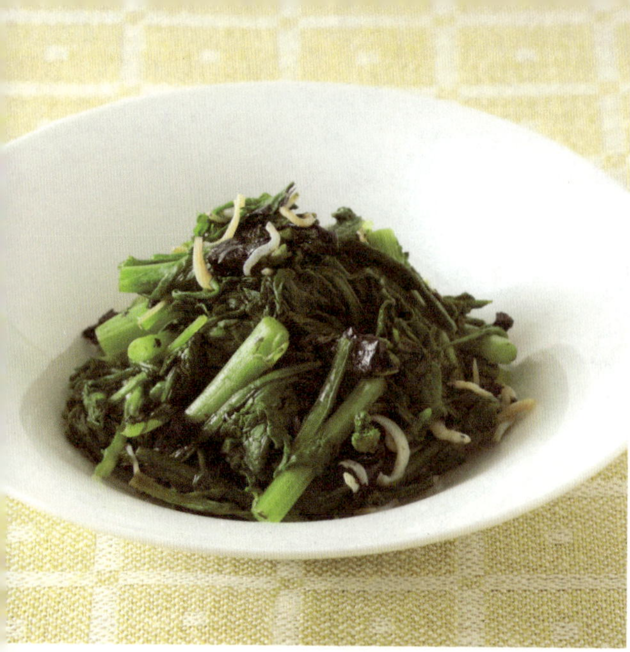

茼蒿特有的味道与海味是绝配

海苔拌茼蒿

113 kJ　盐分0.5 g

食材（1人份）

茼蒿……100 g
海苔（切碎）……1/4张
银鱼干……1小匙
酱油、高汤……各1/4小匙

做法

1. 茼蒿快速焯熟，切成 3 cm 长段。
2. 所有食材混合在一起拌匀。

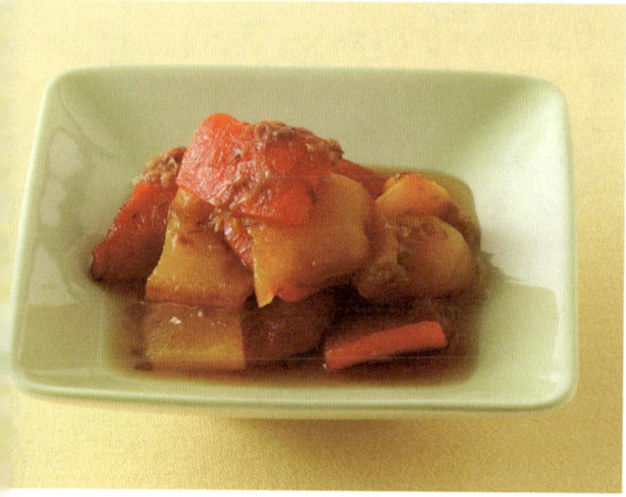

享用烤彩椒的别样风味

汤浸烤彩椒

122 kJ　盐分0.5 g

食材（1人份）

彩椒（红、黄）……各1/4个（30 g）
高汤……2大匙
酱油、味醂……各1/2小匙
木鱼花……适量

做法

1. 用电烤箱烤彩椒，再切成适口大小。
2. 混合高汤、酱油、味醂、木鱼花，浇在 1 上。

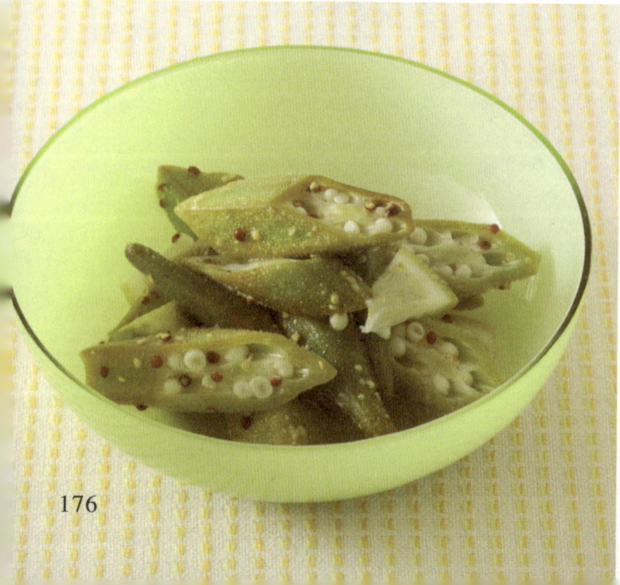

黏黏的秋葵搭配柠檬汁十分爽口

柠檬汁拌秋葵

96 kJ　盐分0.4 g

食材（1人份）

秋葵……3根
柠檬……1片

A
柠檬汁……1/2大匙
芥末粒……1/2小匙
盐……少许

做法

1. 秋葵快速焯熟，斜切成 1 cm 宽段。柠檬切成扇形小片。
2. 混合 A 做成调味汁，与秋葵、柠檬拌匀。

美味又健康的懒人沙拉

豆腐沙拉

121 kJ 盐分0.6 g

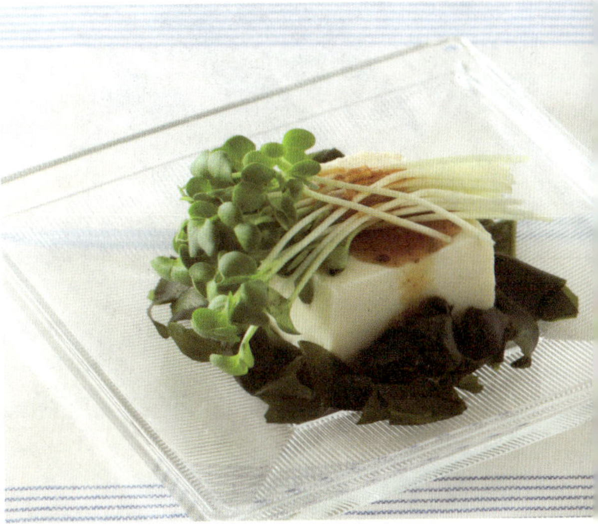

食材（1人份）

内酯豆腐……40 g
萝卜苗……少许
裙带菜……10 g
无油沙拉调味汁……1小匙

做法

1. 裙带菜切成适口大小。
2. 混合所有的食材，淋上沙拉调味汁拌匀。

享受温润的口感吧

煮菌菇

126 kJ 盐分1.3 g

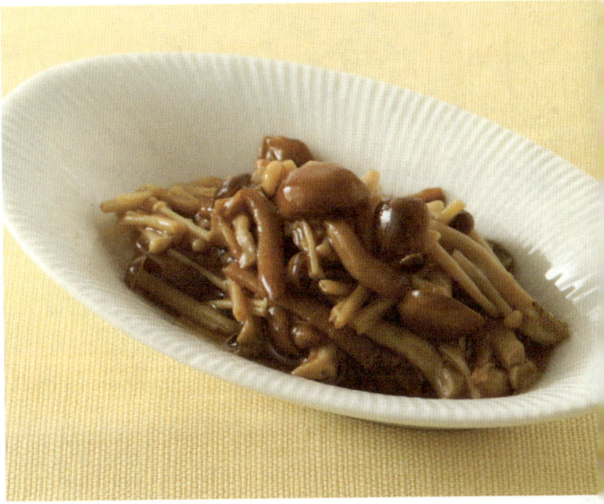

食材（1人份）

金针菇……25 g
蟹味菇……25 g
滑子菇……25 g
酱油、味醂、料酒……各1/2大匙

做法

1. 金针菇切成 3 cm 长段，蟹味菇撕开，用水冲洗滑子菇。
2. 锅中放入全部食材，煮沸，然后再煮 5 分钟，煮到汤汁剩一半。

海带高汤与梅干的酸味相得益彰

梅干煮海带丝与炸鱼饼

109 kJ 盐分1.8 g

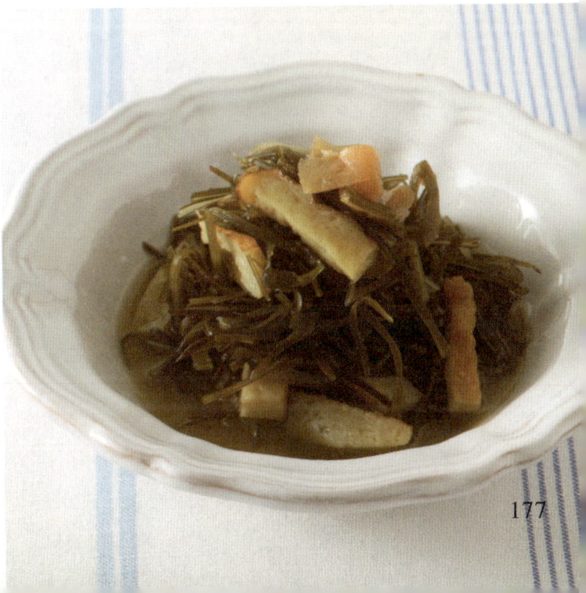

食材（1人份）

海带丝 ……5 g
炸鱼饼……1/3块
梅干……1/4个
泡发海带的汁水……1/2杯
味醂……1/2小匙

做法

1. 海带丝用水泡发。炸鱼肉饼切成长条。梅干去核切碎。
2. 锅中放入所有食材煮熟后捞出，摆盘。

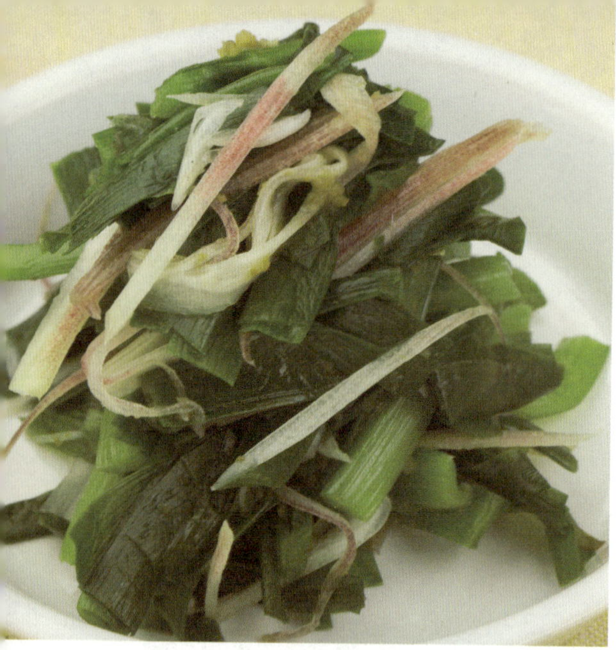

柚子胡椒与阳荷的爽口二重奏

柚子胡椒拌韭菜

71 kJ　盐分0.6 g

食材(1人份)

韭菜(切成4 cm长段，用微波炉加热1分钟)……40 g

阳荷(切丝)……1个

A | 柚子胡椒粉……1/2小匙
　| 味醂……1/3小匙

做法

碗中放入A混合，加入沥干水分的韭菜、阳荷并拌匀。

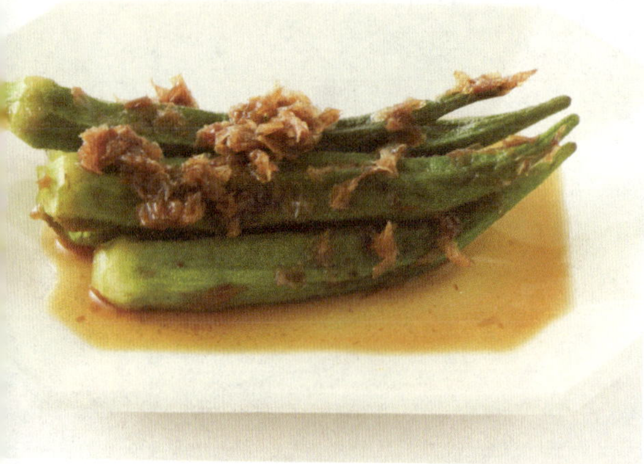

木鱼花可提鲜

酱油拌秋葵

105 kJ　盐分0.9 g

食材(1人份)

秋葵……4～5根

高汤……1/2杯

酱油、味醂……各1小匙

木鱼花……3 g

做法

1. 秋葵去芯，撒上少许盐(分量外)在菜板上揉搓。
2. 锅中放入高汤、酱油、味醂并煮开，放入秋葵快速焯熟。
3. 停火，加入一半木鱼花并拌匀。盛入餐具中，再撒上剩下的木鱼花。

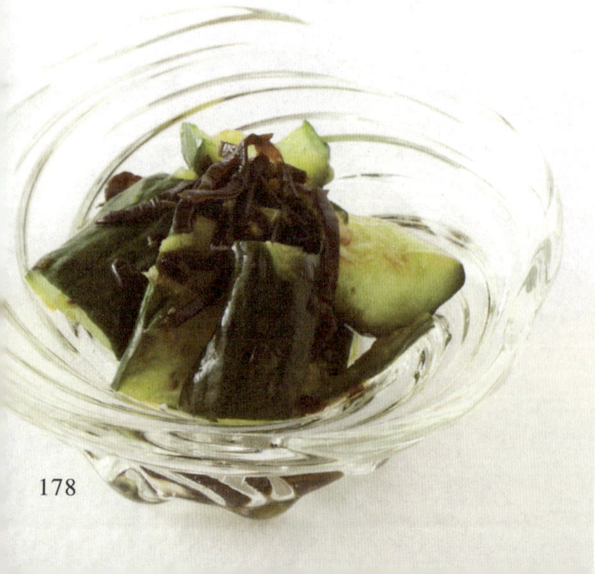

拍黄瓜的口感非常脆

腌海带拌黄瓜

38 kJ　盐分0.4 g

食材(1人份)

黄瓜(切成3 cm长段)……50 g

腌海带……2小撮

做法

1. 黄瓜放入食品袋中拍碎。
2. 将腌海带放入1中并拌匀。

晶莹剔透的果冻中可爱的圣女果隐约可见

蔬菜果冻

117 kJ　盐分0.6 g

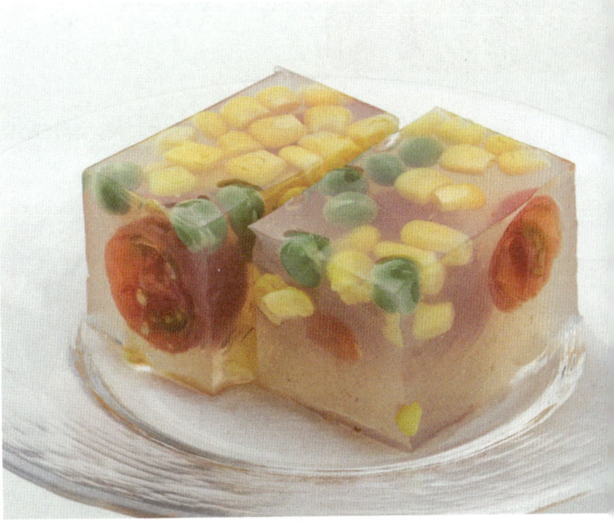

食材（4人份）

圣女果（去蒂并用开水烫皮）……10颗
玉米粒……50 g
豌豆（水煮）……30 g
A 水……2杯半
　西式高汤颗粒……1小匙
　盐、白胡椒粉……各少许
寒天粉……4 g

做法

1. 锅中放入A与寒天粉，加热煮沸后转小火，一边搅一边煮1～2分钟。
2. 将1过滤后加入蔬菜并混合。
3. 开始凝结后盛入容器，放入冰箱使之凝固，食用前切成适口大小。

干香菇搭配健康食材海带

海带炖香菇

109 kJ　盐分1.0 g

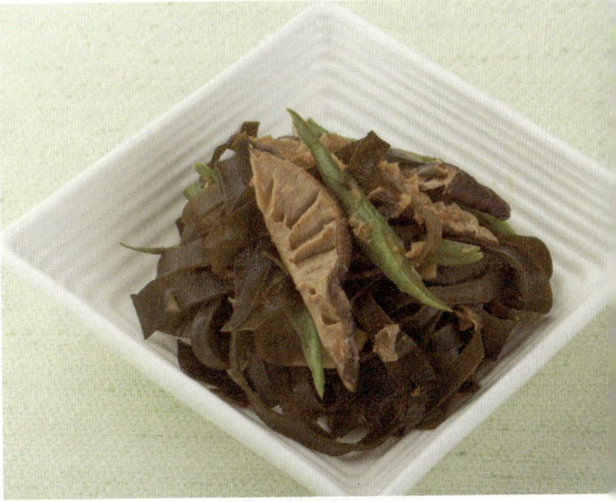

食材（4人份）

干香菇（用水泡发，然后切成5 mm宽细条）……4朵
海带丝（剪成1 cm宽的条状）……15 g
四季豆（斜切成段）……6根
生姜（切丝）……10 g
A 高汤……1杯
　料酒……1大匙
　味醂……1大匙
　酱油……1大匙
木鱼花……3 g

做法

1. 锅中放入A与泡发干香菇的水、香菇、海带、生姜并加热。
2. 煮沸后改中火，撇去泡沫后继续煮10～12分钟。
3. 加入四季豆，再煮2～3分钟。
4. 装盘后撒上木鱼花。

推荐膳食纤维摄入不足的时候吃

醋拌黄瓜裙带菜

54 kJ　盐分0.8 g

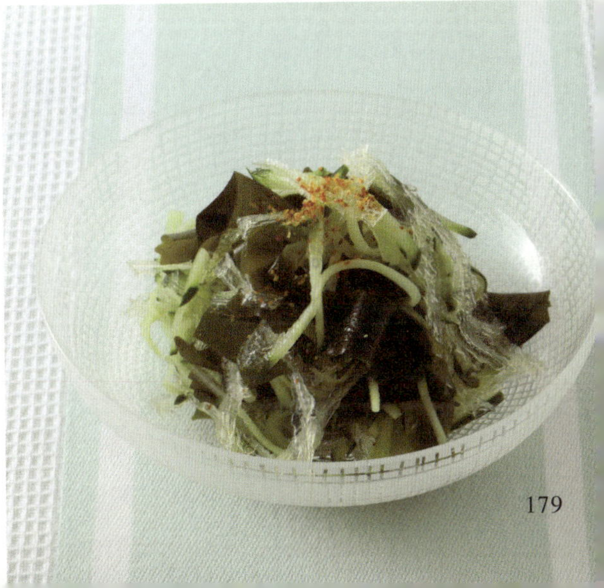

食材（1人份）

黄瓜……1/4根
裙带菜……30 g
寒天丝……2 g
醋……1小匙
盐……少许
辣椒粉…… 少许

做法

1. 黄瓜切丝，裙带菜切成适口大小。
2. 寒天丝用水泡发，切成3 cm长。
3. 混合醋与盐，拌入黄瓜、裙带菜、寒天丝，盛入餐具中并撒上辣椒粉。

汤

感觉还是想吃点什么的时候，汤品是一种很好的选择。下面介绍既控盐又能让人有饱腹感的汤。

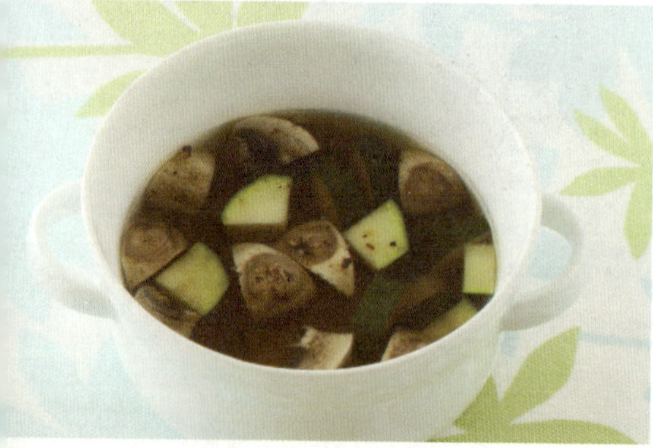

低热量的意式靓汤

西葫芦蘑菇汤

63 kJ　盐分1.2 g

食材（1人份）

西葫芦……1/4根
口蘑……2个
水……3/4杯
西式高汤颗粒……1/2小匙
盐、胡椒粉……各少许

做法

1. 西葫芦切成容适口的扇形，每个口蘑切成4块。
2. 锅中放入西葫芦、口蘑、水、西式高汤颗粒并加热，待蔬菜煮熟变软后放入盐和胡椒粉调味。

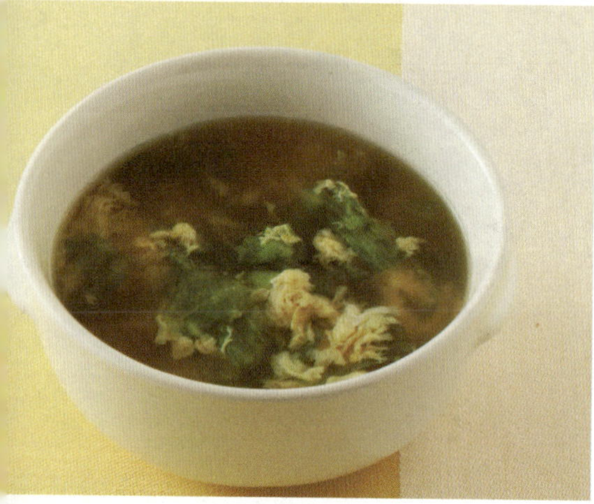

味道清淡但蚝油提味让人满足

生菜蛋花汤

184 kJ　盐分0.4 g

食材（1人份）

生菜（撕碎）……1片
鸡蛋……1/2颗
水……3/4杯
鸡精、蚝油……各1/4小匙
盐、胡椒粉……各少许

做法

锅中放入水、鸡精并加热，然后放入生菜、蚝油，加入打散的鸡蛋并搅拌。最后加盐和胡椒粉调味。

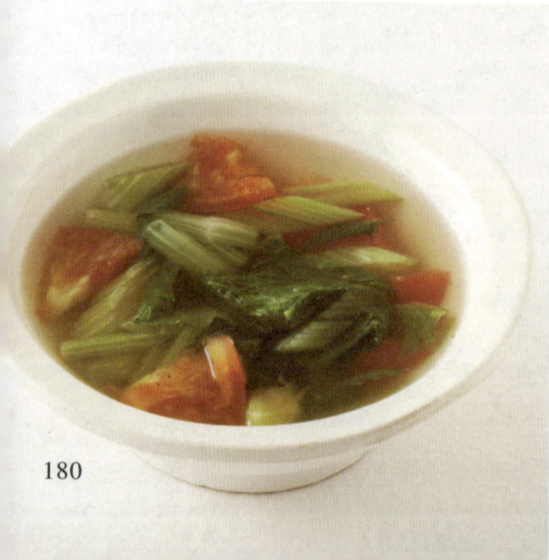

西芹的清香与西红柿的酸是最佳组合

西红柿西芹汤

100 kJ　盐分1.0 g

食材（1人份）

西芹……1/2根
西红柿……40 g
水……3/4杯
鸡精……1/2小匙
酱油、胡椒粉……各少许

做法

1. 西芹斜切成小块，西芹叶切碎，西红柿切成小块。
2. 锅中放入水、鸡精、西芹并加热。
3. 2中加入西红柿，加入酱油、胡椒粉调味。盛入餐具中，最后放入西芹叶。

滑子菇与山药黏黏的口感十分新奇

滑子菇山药味噌汤

234 kJ　盐分1.3 g

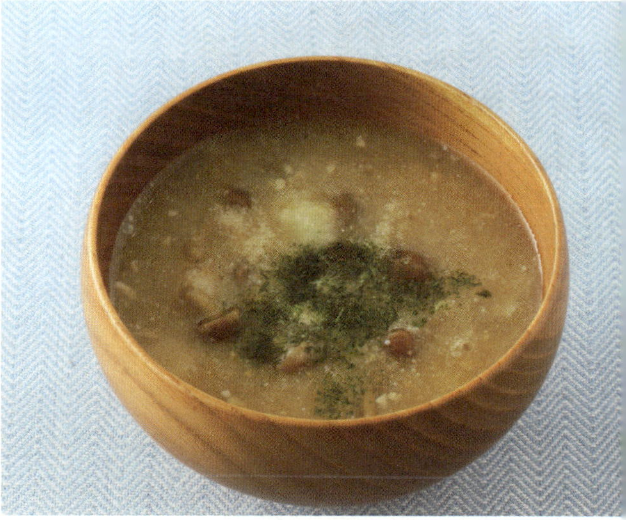

食材（1人份）

滑子菇……25 g
山药……50 g
高汤……3/4杯
味噌……1/2大匙
海苔碎……少许

做法

1. 用水迅速冲洗滑子菇。山药擦成泥。
2. 锅中放入高汤、滑子菇并加热，煮沸后放入味噌使其化开，最后加入山药泥，撒上海苔碎。

膳食纤维丰富

秋葵蟹味菇味噌汤

121 kJ　盐分1.3 g

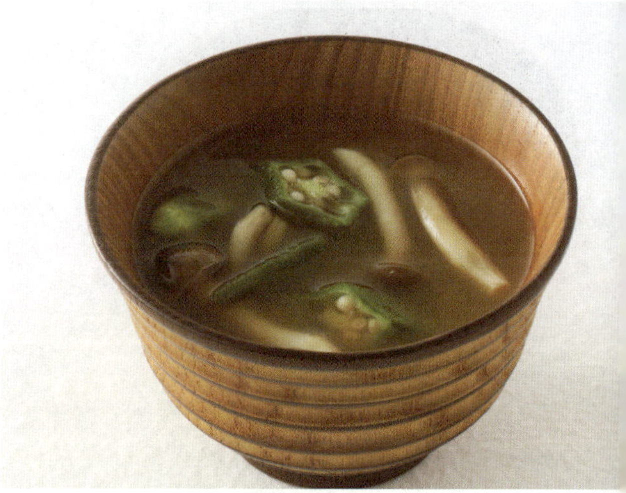

食材（1人份）

秋葵（切成适口大小）……2根
蟹味菇（拆散）……25 g
高汤……3/4杯
味噌……1/2大匙

做法

1. 小锅中倒入高汤并加热，放入秋葵、蟹味菇煮熟。
2. 在 1 中放入味噌化开。

凉汤与蔬菜的绝佳搭配

西红柿风味西班牙冷汤

197 kJ　盐分1.2 g

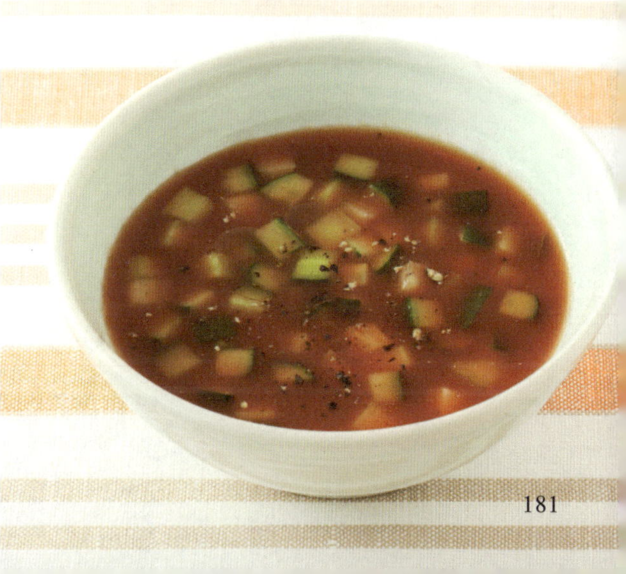

食材（1人份）

黄瓜……20 g
西芹……20 g
西红柿汁……3/4杯
西式高汤颗粒……1/2小匙
盐、胡椒粉、橄榄油……各少许

做法

1. 黄瓜、西芹切成小丁。
2. 用一小匙开水（分量外）化开西式高汤颗粒。
3. 混合所有食材并充分冷却。

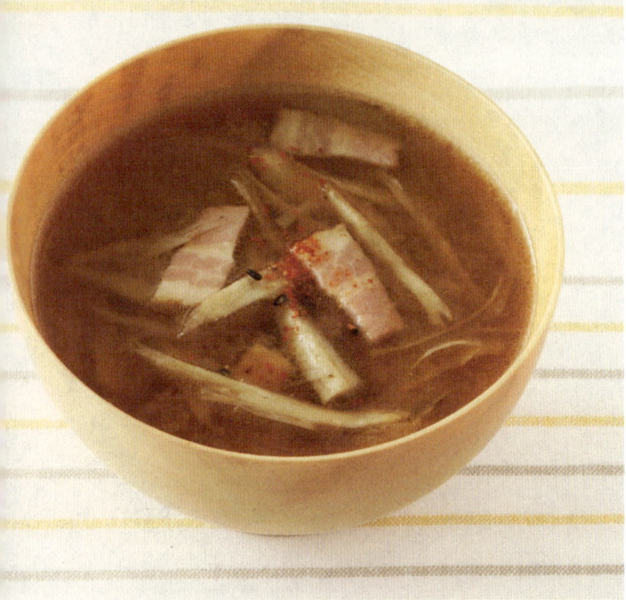

好喝到让人想再喝一碗

牛蒡培根味噌汤

289 kJ　盐分1.4 g

食材（1人份）

牛蒡……30 g
培根……1/4片
高汤……3/4杯
味噌……1/2大匙
色拉油……少许
辣椒粉……少许

做法

1. 牛蒡切成薄片放入水中。培根切成5 mm细条。
2. 锅中热油，炒培根，炒出油脂后加入牛蒡快速翻炒。
3. 牛蒡整体过油后放入高汤中煮沸，放入味噌化开，盛入餐具中，最后撒上辣椒粉。

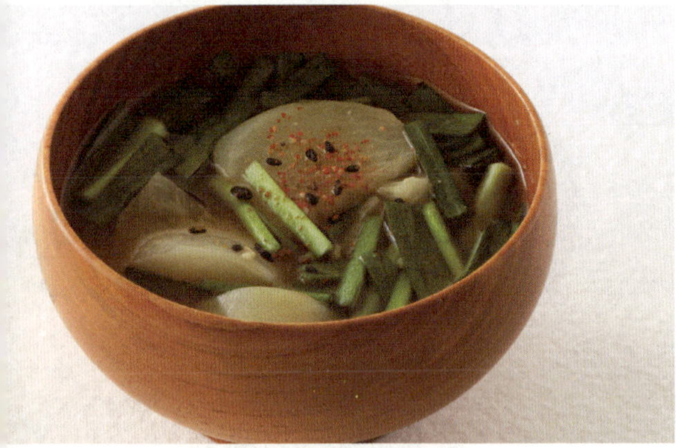

芜菁的温润与韭菜的香气是绝配

芜菁韭菜味噌汤

167 kJ　盐分1.3 g

食材（1人份）

芜菁（去掉叶子后切成块）…… 70 g
韭菜（切成适口的长度）……1/4把
高汤……3/4杯
味噌……1/2大匙
辣椒粉……少许

做法

1. 锅中加热高汤、芜菁，芜菁变软后加入韭菜。
2. 煮沸后改小火，加入味噌使其化开，最后盛到碗中，撒上辣椒粉。

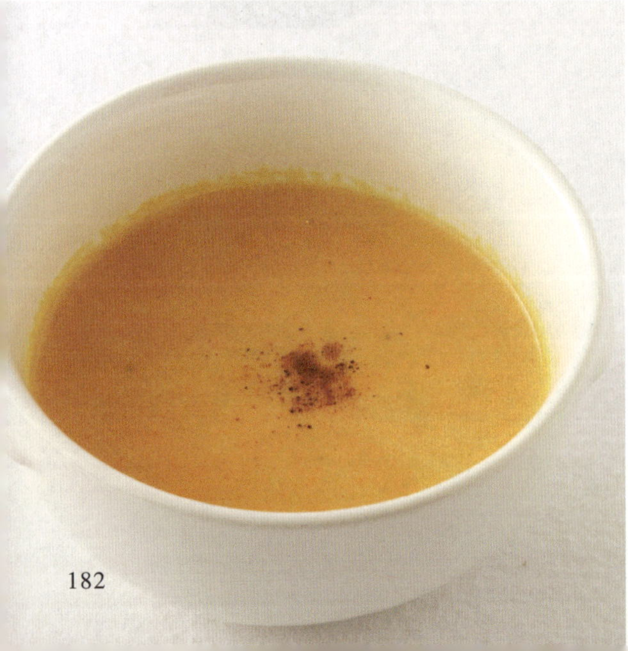

可大量摄入胡萝卜素的健康靓汤

胡萝卜浓汤

306 kJ　盐分1.3 g

食材（1人份）

胡萝卜……90 g
水……3/4杯
西式高汤颗粒……1/2小匙
月桂叶……1片
牛奶……1/4杯
盐、胡椒粉……各少许
肉豆蔻……少许

做法

1. 胡萝卜切成1 cm厚的半月形。
2. 锅中放入水、西式高汤颗粒、胡萝卜、月桂叶并加热，煮到胡萝卜变软。
3. 2的余热散尽后，捞出月桂叶，放入搅拌机。待打顺滑后再倒回锅中，加入牛奶，稍微煮一下后放入盐和胡椒粉调味。盛入碗中并撒上肉豆蔻。

第 7 部分

在外如何用午餐

理想的午餐是自带便当

理想的午餐是自己家做的盒饭。这样能严格控制一餐的营养均衡与热量。和早餐、晚餐一样，要在主菜、副菜搭配，实现营养均衡方面动脑筋。用圣女果、水煮蔬菜等做点缀，既增加了色彩和食欲，又能摄入均衡营养。

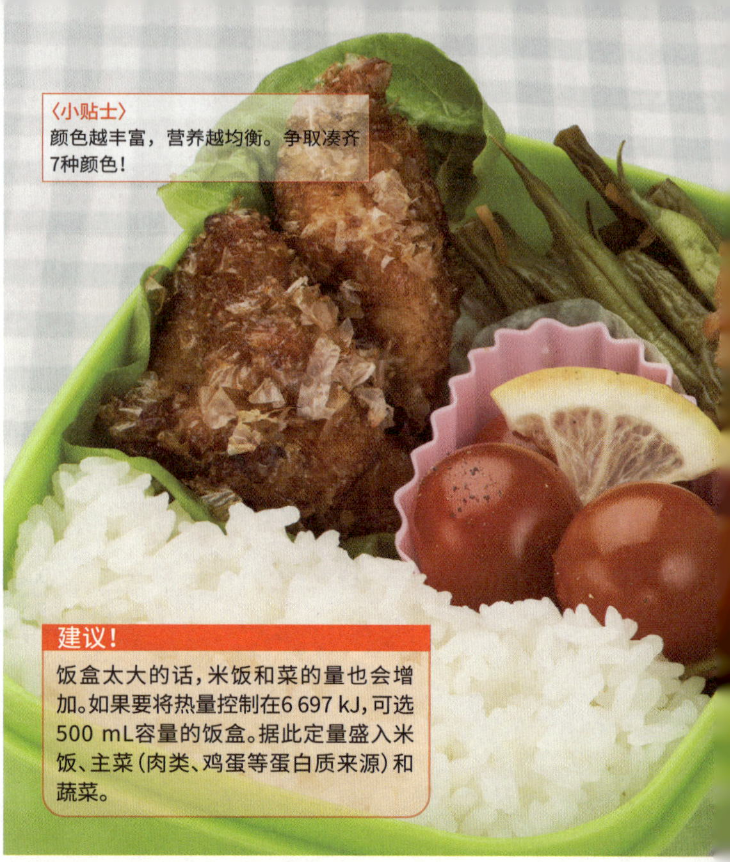

〈小贴士〉
颜色越丰富，营养越均衡。争取凑齐7种颜色！

建议！

饭盒太大的话，米饭和菜的量也会增加。如果要将热量控制在6 697 kJ，可选500 mL容量的饭盒。据此定量盛入米饭、主菜（肉类、鸡蛋等蛋白质来源）和蔬菜。

清淡的鲣鱼风味，无论味道还是分量都让人十分满足

鲣鱼风味炸鸡块便当

2 235 kJ　盐分2.5 g

主食 米饭

846 kJ　盐分0.0 g

米饭……120 g

主菜 鲣鱼风味炸鸡块

1 134 kJ　盐分1.0 g

食材（1人份）

鸡腿肉（斜切成块）……80 g

A
- 料酒……1小匙
- 味醂……1小匙
- 酱油……1小匙
- 淀粉……1/2小匙

木鱼花……少许

煎炸用的油……适量

生菜叶……2片

做法

1. 混合 A，加入鸡肉揉搓腌渍，放置 10 分钟。
2. 鸡肉表面裹上木鱼花，放入170°C的热油中煎炸至金黄。
3. 饭盒底铺上生菜叶，放上炸好的鸡肉块。

副菜 煮四季豆

59 kJ　盐分0.7 g

食材（2人份）

四季豆（切成三等份）……50 g

生姜（切丝）……6 g

A
- 高汤……3/4杯
- 日式面露……2小匙

做法

1. 锅中放入 A 和生姜、四季豆并加热。
2. 1 煮沸后改中火，充分混合后翻炒至收汁。

副菜 西式圣女果泡菜

197 kJ　盐分0.8 g

食材（2人份）

圣女果（洗净去蒂，扎几个小孔）……10颗

A
- 苹果醋……3大匙
- 水……2大匙
- 柠檬汁……1大匙
- 白砂糖……2小匙
- 盐、黑胡椒粉……各少许

柠檬（切成扇形）……4片

做法

1. 锅中放入 A 与柠檬并煮沸。待白砂糖、盐融化后停火，等余热散尽。
2. 容器中放入圣女果并浇上 1，放入冰箱使其入味。也可以提前一天做好。
3. 放入饭盒，点缀柠檬片。

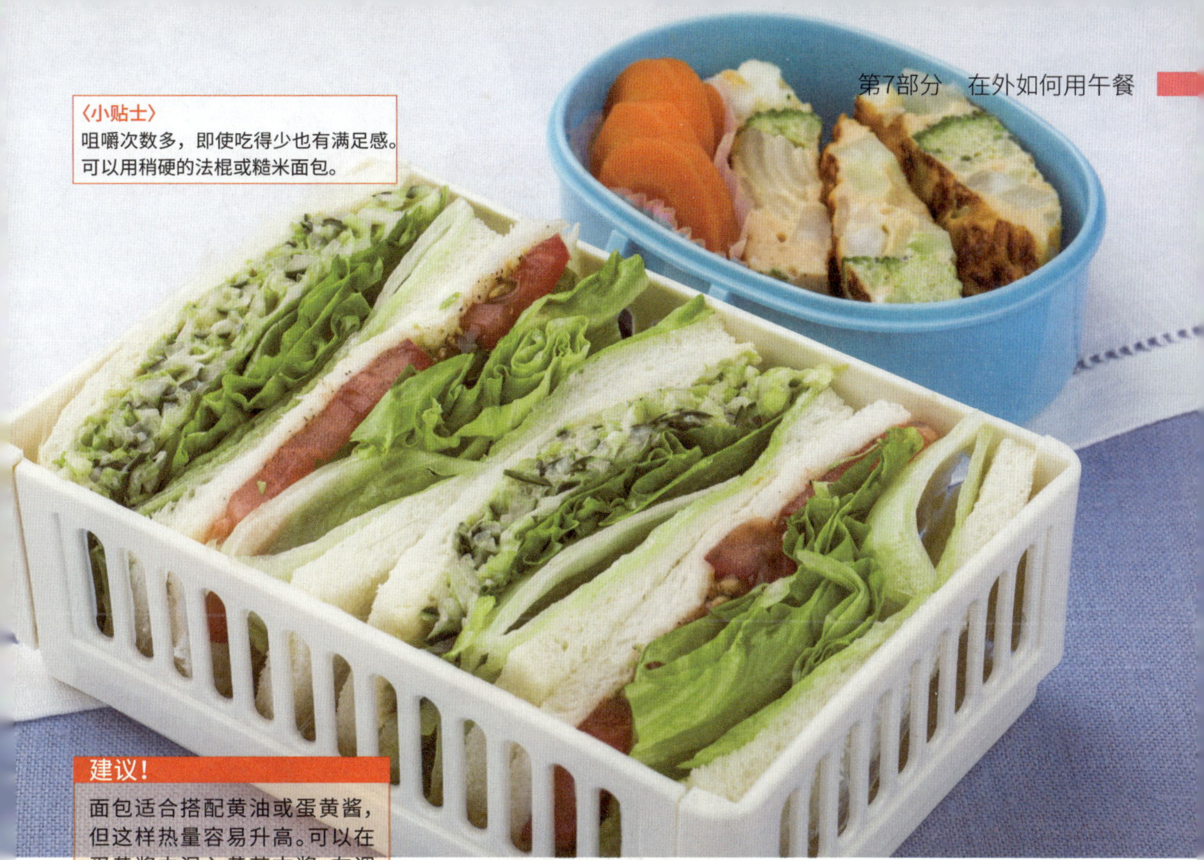

〈小贴士〉
咀嚼次数多，即使吃得少也有满足感。可以用稍硬的法棍或糙米面包。

建议！
面包适合搭配黄油或蛋黄酱，但这样热量容易升高。可以在蛋黄酱中混入黄芥末酱，在调味料上动点脑筋降低热量。

蔬菜足量、营养均衡的多彩便当

杂蔬三明治套餐

2 177 kJ 盐分3.2 g

主食+主菜 杂蔬三明治

2 177 kJ 盐分2.4 g

食材（1人份）

做三明治用的吐司（去边）……4片（80 g）
黄油……1小匙
生菜……2片
西红柿（切成薄片）……1/2个
卷心菜（切丝）……1片
黄瓜（切丝）……1/3根
盐……少许
A 日式沙拉调味汁……2小匙
蛋黄酱……1小匙
黑胡椒粉……少许

做法

1. 面包上涂上黄油。
2. 碗中放入卷心菜与黄瓜，撒上盐，过5分钟后沥水。
3. 将A与2拌匀。
4. 按照生菜、西红柿的顺序叠放在1上，再塞入3。

副菜 西班牙煎蛋卷

716 kJ 盐分0.8 g

食材（2人份）

鸡蛋……3颗
花椰菜（分成小朵）……60 g
西蓝花（分成小朵）……60 g
洋葱（切成块）……1/4个
A 牛奶……1大匙
番茄酱……2小匙
盐、胡椒粉……各少许
橄榄油……1小匙

做法

1. 蔬菜放入微波炉加热1分30秒。
2. 碗中打散鸡蛋并与A混合，再加入1混合均匀。
3. 锅中热橄榄油，加入2的三分之一的量，从碗的边沿倒入锅里。
4. 半熟后再加三分之一，再等半熟后倒入剩下的蛋液。
5. 蛋液全部加完后盖上盖子焖煎2分钟。然后翻边再焖煎2分钟。

副菜 蜂蜜煮胡萝卜

151 kJ 盐分0.0 g

食材（2人份）

胡萝卜（切成圆片）……80 g
蜂蜜……2小匙
柠檬汁……2小匙
水……1杯

做法

1. 锅中放入胡萝卜、柠檬汁与水，盖上锅盖加热。
2. 煮沸后改中火，继续煮7～8分钟。
3. 关火，待温度降至温热后加入蜂蜜并搅匀。

在外就餐的选法与吃法

在外就餐时，饭菜一般调味都较重口，高盐、高脂肪、高热量、蔬菜少，很容易导致营养不均衡。在这里，我们向大家介绍在外就餐时代表性餐食的热量与盐分、吃法的诀窍。经常在外就餐的人一定要参考。

建议！

我们将一天摄入的热量设定为6 697 kJ或7 535 kJ。午餐标准可设为2 512～2 930 kJ，注意不要吃过多主食，因此，米饭、面类一开始就要少选些，或者剩下。

猪排盖饭

热量3 600 kJ　盐分3.5 g

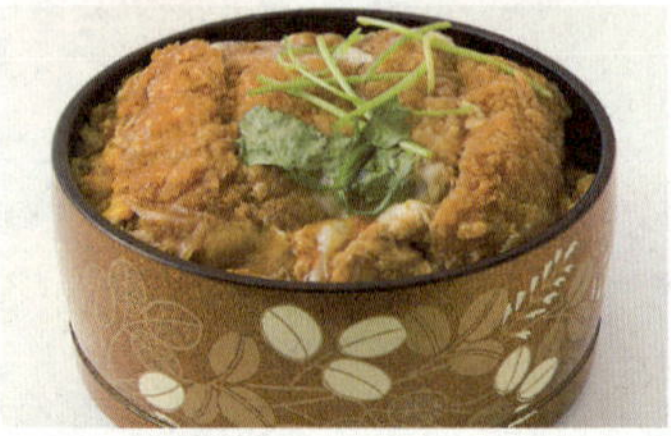

盖饭高盐、高热量，应尽可能避免。吃的时候，米饭要少吃一些，渗入汤汁的部分要剩下。

虾仁炒饭

热量3 725 kJ　盐分4.8 g

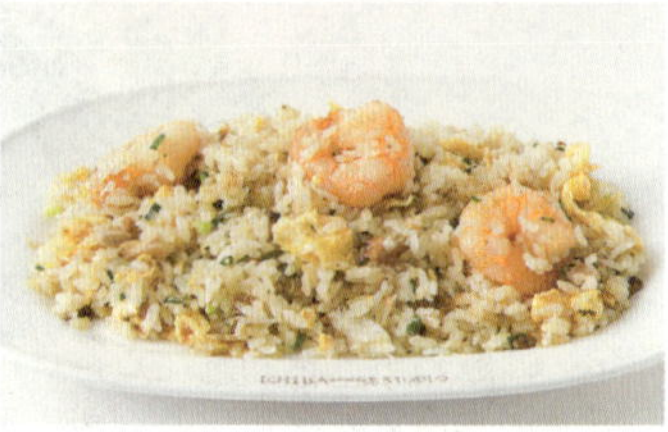

炒饭等经烹饪调味的米饭要剩下 1/5 左右。只吃一份炒饭往往营养不足，要选择配菜丰富多样的。

天妇罗荞麦面

热量2 679 kJ　盐分3.8 g

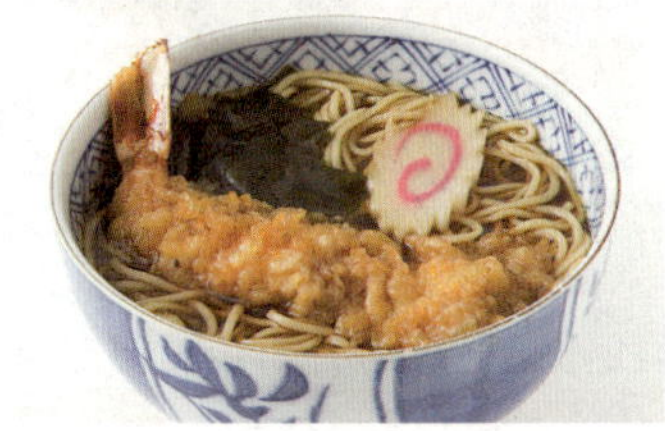

裹天妇罗的面皮热量就有 1 005 kJ。可剥掉一半左右的面皮来减少热量。面汤不要喝。

青花鱼套餐

热量3 223 kJ　盐分6.2 g

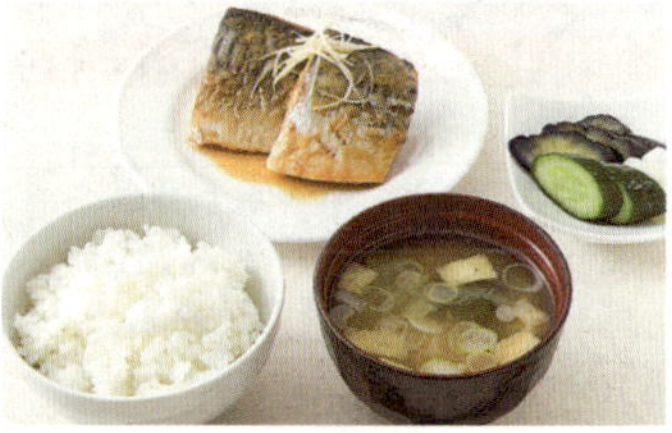

从鱼中可获得优质蛋白质，但如果是炖煮的鱼，盐分、糖分含量也高。炖鱼汁尽量不要吃，小咸菜、味噌汤的汤要剩下。

肉酱意面

热量3 893 kJ　盐分2.8 g

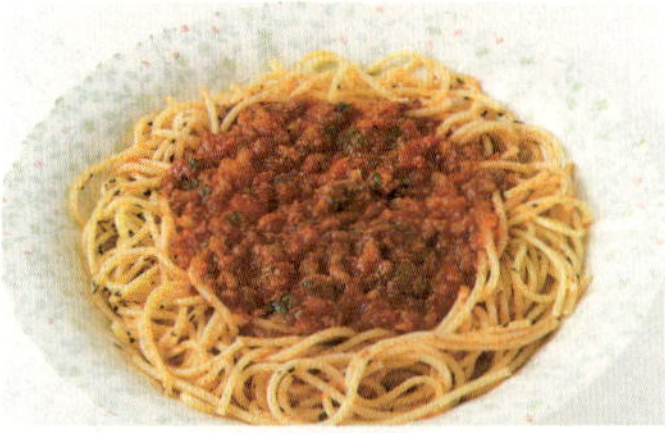

吃意面时，建议选择油脂相对较少、配菜多的番茄酱而不是肉酱。面要剩下 1/5 ～ 1/4。

寿司拼盘

热量3 139 kJ　盐分4.5 g

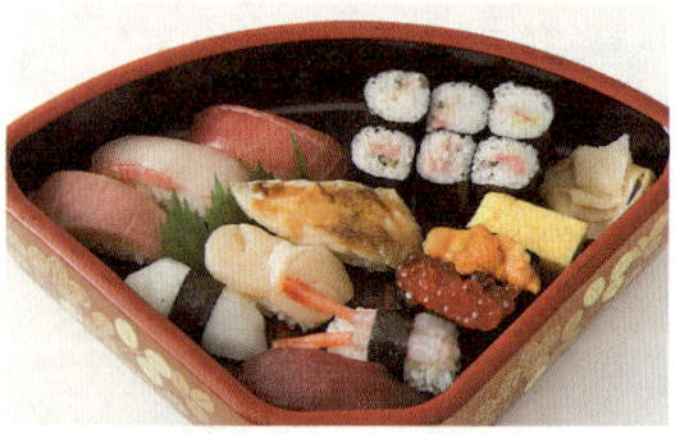

考虑到米饭的量，寿司最好只吃 8 ～ 10 个。寿司米饭也含盐。蘸寿司的酱油要极力避免，甜醋姜片也要少吃。

蔬菜炒肉套餐

热量3 098 kJ　盐分7.4 g

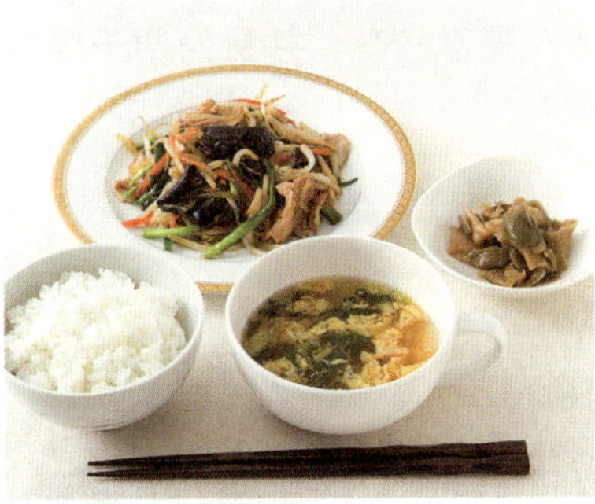

这道套餐可以吃到很多蔬菜，建议选择。炒菜里的汤汁尽量不要吃，菜汤里的汤汁和小菜榨菜要剩下。

牛肉盖饭

热量4 060 kJ　盐分3.5 g

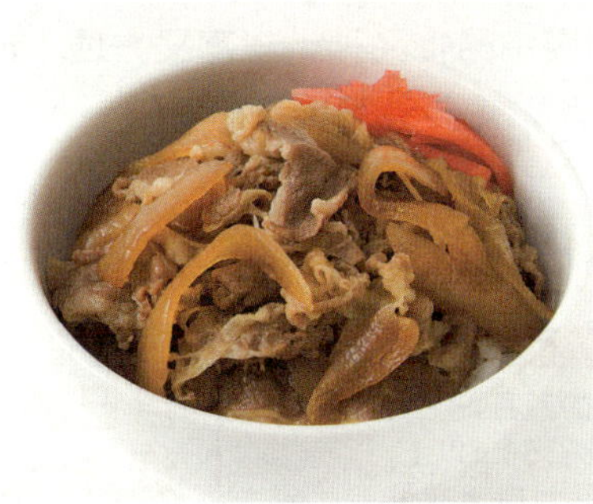

牛肉盖饭热量高的原因是米饭的量大，以及使用脂肪较多的肥牛肉片。汤汁、红姜不要吃。

拉面

热量2 009 kJ　盐分4.8 g

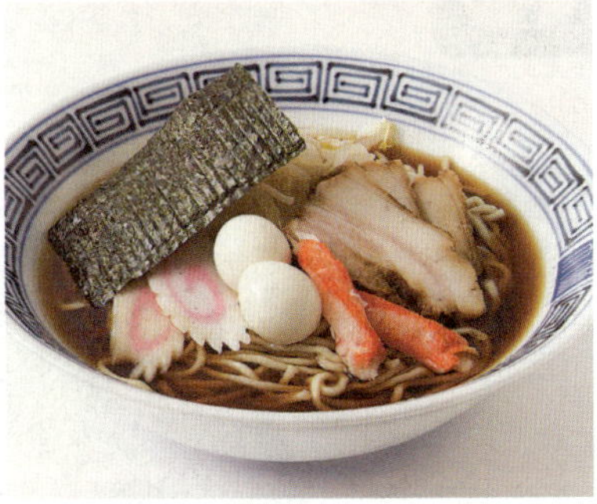

拉面含盐多、蔬菜少，因此可以添一道蔬菜，或者餐后喝蔬菜汁。汤不要喝。

汉堡牛肉饼套餐

热量3 851 kJ　盐分4.4 g

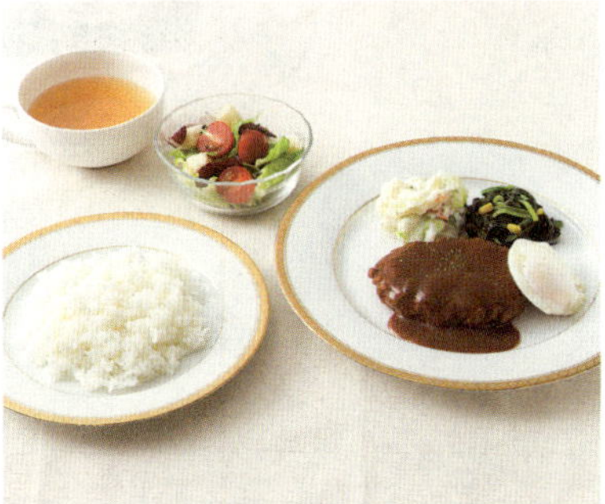

汉堡牛肉饼是代表性的高脂肪、高热量食品。正在减肥或可能有脂质代谢异常的人要尽量少吃。汤不要喝。

什锦火锅乌冬面

热量2 553 kJ　盐分5.2 g

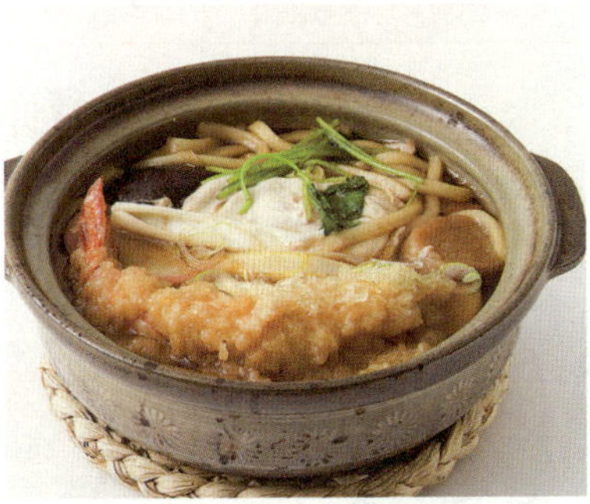

配菜很多，可以说是面类中营养相对均衡的，但面汤要剩下。

牛肉咖喱饭

热量3 935 kJ　盐分3.7 g

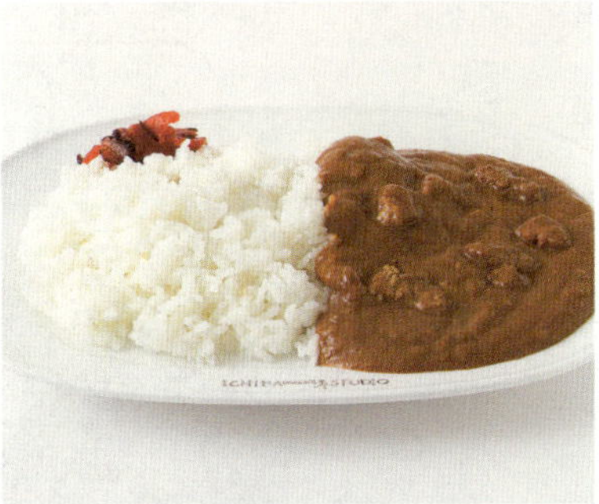

米饭量大，因此可剩下 1/3，或者一开始就点小份米饭。小酱菜不要吃。

便利店餐食的选法与吃法

便利店中的食品种类丰富又方便，但一般热量都较高，并且为便于保存，往往也高盐。因此，需要注意选法与吃法。

建议！

我们设定的蔬菜摄入量目标是一天350 g以上，因此，午餐希望大家能摄入100 g以上。但在外用餐、便利店餐食的特点就是蔬菜少。要想方设法增加盒饭中的蔬菜或喝蔬菜汁。

自己加佐料时，调味汁、酱油要减量

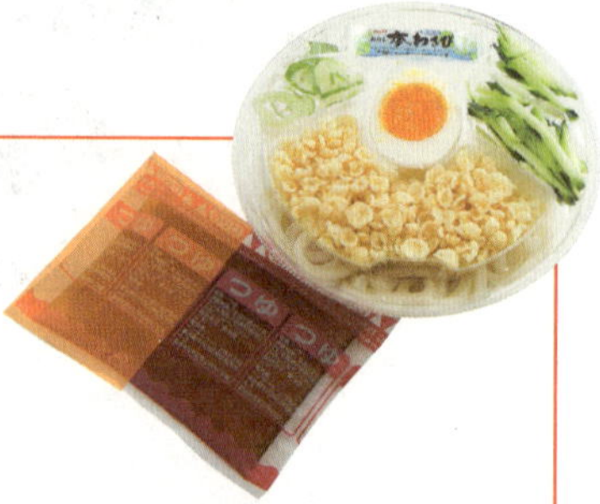

冷面

热量2 424 kJ　盐分2.2 g

面条本身就含盐。浇的面汁用一半即可，并且不要吃完。

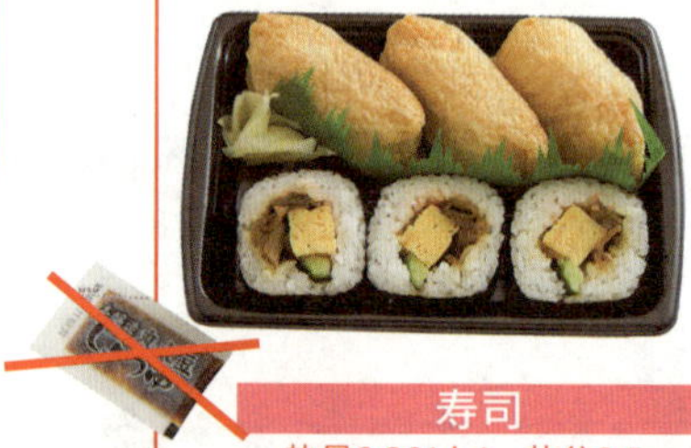

寿司

热量2 361 kJ　盐分2.5 g

寿司里的米饭含盐量高，粗卷或油炸豆腐寿司已调过味，因此不要蘸酱油。

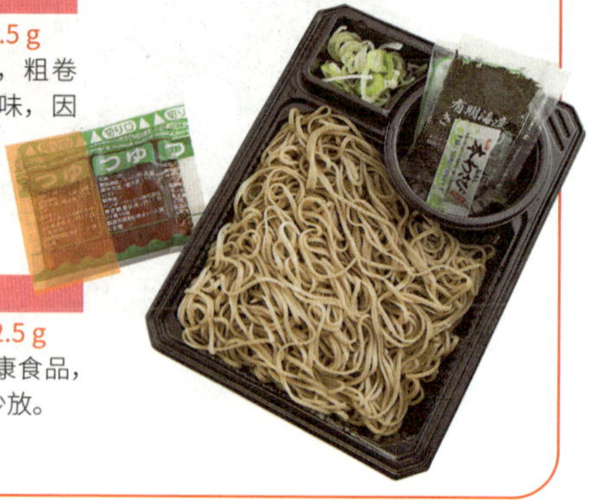

荞麦面

热量1 377 kJ　盐分2.5 g

荞麦面给人的印象是健康食品，但面汁含盐多，因此要少放。

即食味噌汤中味噌的量要减半

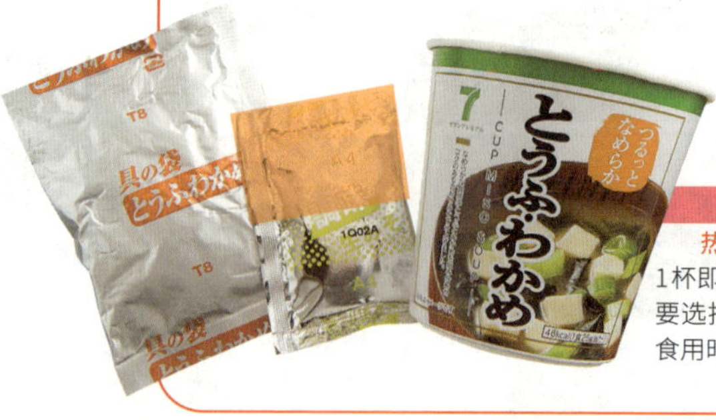

即食味噌汤

热量184 kJ　盐分2.3 g

1杯即食味噌汤的含盐量为2 g。要选择味噌和配菜分开的类型，食用时味噌量要减半。

为补充便当中蔬菜的不足，可以搭配些蔬菜汁或沙拉

便当

热量3 098 kJ　盐分3.8 g

为避免脂质过剩，需要动一番脑筋，如炸虾的面衣可以剥掉一半左右，米饭可以剩下。

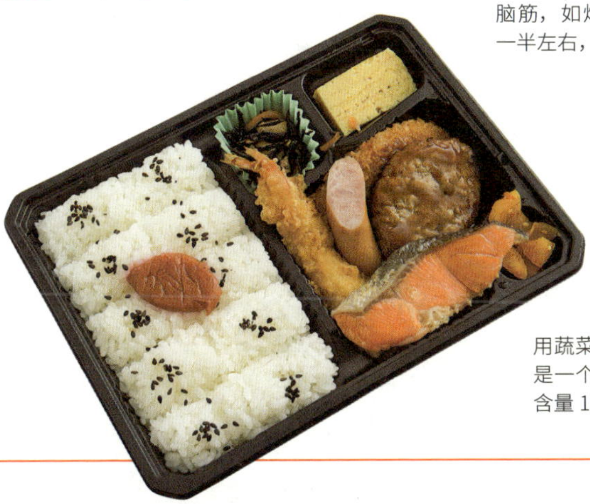

+

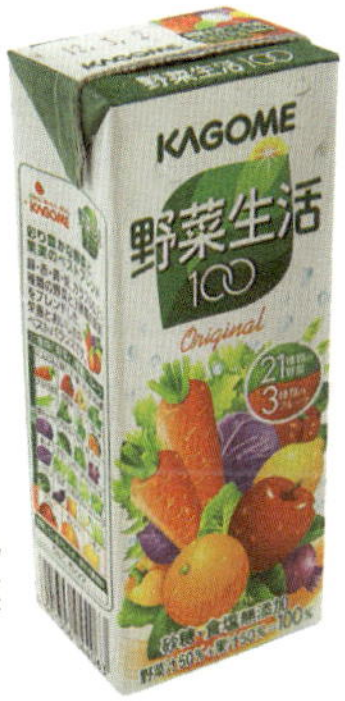

用蔬菜汁补充蔬菜不足也是一个办法。要选择蔬菜含量100%的纯蔬菜汁。

吃沙拉，选调味汁时要注意

选择调味汁单卖的那种，选调味汁时也要注意。

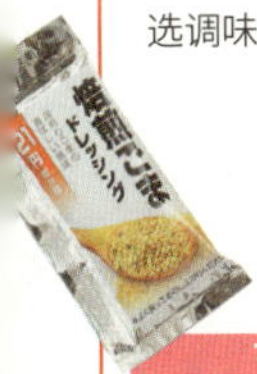

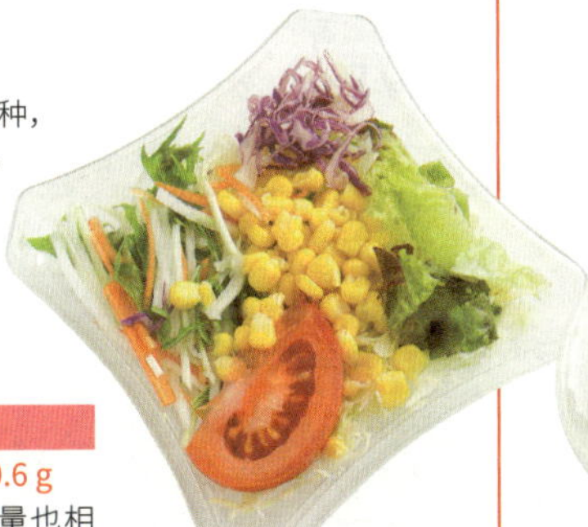

芝麻调味汁

热量481 kJ　盐分0.6 g

不含油的调味汁含盐量也相对高。尽量选择油类调味汁。

柠檬、胡椒粉

柠檬汁和胡椒粉更能衬托蔬菜的味道。仅用这两种佐料也能让人胃口大开。

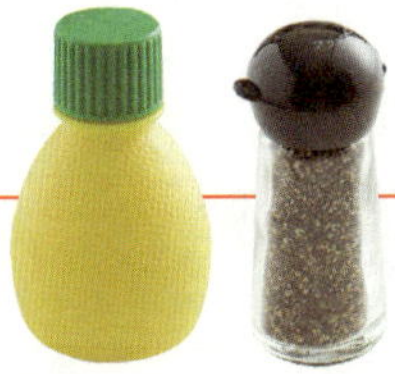

饭团的选法

要选富含膳食纤维、矿物质等的糙米而不是精白米，吃的时候要充分咀嚼。

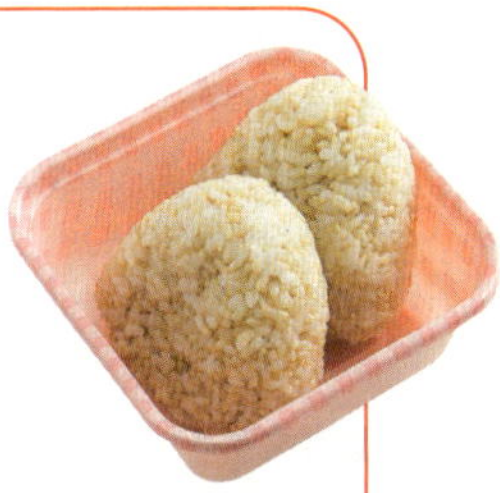

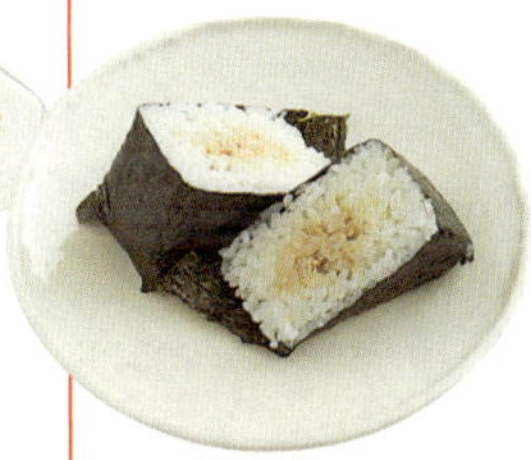

选择含优质蛋白质、富含维生素和矿物质等营养元素的海苔卷饭团。

金枪鱼蛋黄酱

热量829 kJ　盐分1.0 g

建议用含盐量少的金枪鱼蛋黄酱，但胆固醇高的人要注意。

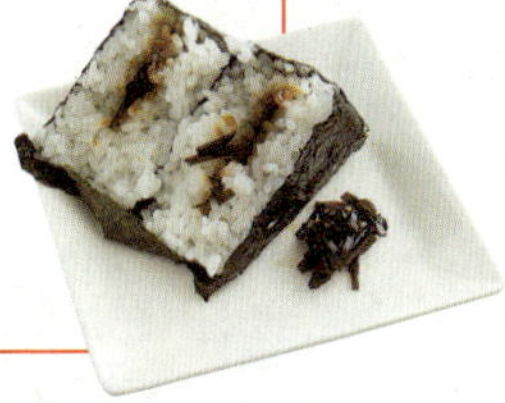

选海带、梅干等配菜能取出的饭团，不吃配菜。

菜单索引

主菜

肉

鱼虾贝类

大豆和豆制品

鸡蛋

主食＋主菜

副菜

209 kJ以上

菜单索引

快读·慢活®

《血糖管理》

你可能已经步入“糖尿病前期”，血糖管理要趁早！

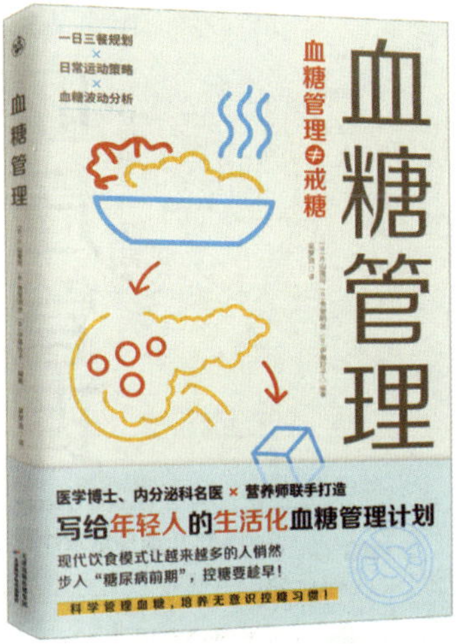

食欲旺盛、吃饱就饿、多饮多尿、视力模糊、嗜睡、易疲劳……你可能已经步入“糖尿病前期”，血糖管理要趁早！

书中介绍了 107 道血糖友好型菜肴，从主食、主菜到副食与汤，一日三餐，规划详细；特别设计每日 30 分钟阶梯式运动计划，从散步到抗阻训练，匹配不同体力人群；提供血糖日记模板、77 种食物热量速查表等实用工具，帮你随时掌握血糖管理情况；还有糖尿病的治疗方法与用药指导，帮你了解疾病本质，预防并发症。

科学管理血糖，培养无意识控糖习惯！